清热解毒法治疗风湿病

张鸣鹤 著

中国中医药出版社

北京

图书在版编目（CIP）数据

清热解毒法治疗风湿病/张鸣鹤著. —北京：中国中医药出版社，2017.3（2017.12重印）

ISBN 978－7－5132－3751－2

Ⅰ.①清⋯　Ⅱ.①张⋯　Ⅲ.①风湿性疾病－中医治疗法　Ⅳ.①R259.932.1

中国版本图书馆 CIP 数据核字（2016）第 264284 号

中国中医药出版社出版

北京市朝阳区北三环东路 28 号易亨大厦 16 层
邮政编码　100013
传真　010 64405750
廊坊市晶艺印务有限公司印刷
各地新华书店经销

开本 880×1230　1/32　印张 9　字数 233 千字
2017 年 3 月第 1 版　2017 年 12 月第 2 次印刷
书　号　ISBN 978－7－5132－3751－2

定价　36.00 元
网址　www.cptcm.com
社长热线　010 64405720
购书热线　010 64065415　010 64065413
微信服务号　zgzyycbs

书店网址　csln.net/qksd/
官方微博　http://e.weibo.com/cptcm
淘宝天猫网址　http://zgzyycbs.tmall.com

作者简介

　　张鸣鹤系山东中医药大学附属医院风湿免疫科教授、主任医师，全国名老中医药专家。1955年毕业于山东医学院医疗系，1961年毕业于山东中医学院"西医学习中医班"。曾任山东中医药大学中医内科教研室主任兼附院内科主任，中国中医风湿病学会副主任委员兼山东省中医风湿病专业委员会主任委员。现任中华中西医结合风湿病专业委员会顾问，国际中医药学会联合会风湿病专业委员会顾问，山东省中医风湿病专业委员会名誉主任委员。

　　长期以来，张教授一直从事中医内科的教学工作和中西医结合的临床工作，对内科许多疾病的治疗积累了丰富的临床经验。1964年起他就着手创建风湿病专科，逐渐摸索出一套独特的治疗方法，对风湿、类风湿、强直性脊柱炎、红斑狼疮、皮肌炎、大动脉炎、白塞病、血管炎、痛风、银屑病、哮喘、干燥症等风湿免疫性疾病尤为擅长。

　　由他主持研究的"中西医结合治疗类风湿关节炎"曾获1978年山东省科学大会成果奖。1991年、1998年又分别以"清热解毒法治疗类风关"及"风湿如意片治疗类风关的研究"为课题两次获得山东省科委科技进步三等奖。由他参与研制的"复方牵正膏"曾获得山东省医药科技进步二等奖。张教授又首创采用工具牵引结合麻醉下手法牵拉矫治关节疾病引起的四肢大关节屈曲固定畸形，并已通过专家鉴定。由他主持研究的"金蚣浸膏片治疗系统性红斑狼疮"的课题也已通过专家鉴定，达到了国内领先水平。国家"十五"科技攻关计划"名老中医学术思想经验传承研究"也已通过专家鉴定。1985年，他曾受卫生部指派代表我国出席在日本京都召开的第四届国际东洋医学会，并在会上发表了题为"中医学与免疫"的特别演讲，受到了日本汉医界的高度评价并给予荣誉证书。从 1979 年起他开始带教硕士研究生，并带教高徒。他曾主编了《中医内科学》，参编了《实用中医风湿病学》等大型著作 8 部；曾发表题为"论痿痹""成人黏多糖病""清热解毒法治疗类风湿性关节炎"等论文 40 余篇。

他曾两次被评选为山东省优秀科技工作者，山东省卫生系统先进工作者。中央有关部局授予他"全国卫生系统模范工作者"称号，山东省总工会授予他"山东省职业道德标兵"称号。2003 年 12 月山东省人事厅、卫生厅授予他"山东省有突出贡献的名老中医药专家"称号，并荣记三等功，享受国务院政府特殊津贴。现在正为由国家中医药管理局出资筹建的全国名老中医工作室所下达的任务而继续忙碌地工作着。

序 一

风湿病古称"痹病"，是临床常见而又多发的一类难治性疾病。因其发病与自身免疫有关，病变范围常涉及皮肤科、骨科、内分泌科、血液科等多学科领域，致使原本顽固难愈、尚缺乏特效根治手段的疾病难以得到规范有效的治疗。辗转久延的就医过程使许多患者致残、致穷，甚至致命，亦给患者家庭和社会造成了沉重的经济和精神负担。

1964 年，张鸣鹤教授创建了山东省中医院风湿免疫科，成为我省乃至全国最早成立的专科科室之一。该科经过 50 余年的风雨积淀，已经发展成为一个老中青结合、学术梯队完善、专业素质良好、中医特色突出的临床科室。目前，风湿科月门诊量已达 5000 多人次，平均月住院量近 100 人次，其中 45％以上为外埠患者，具有广泛的社会影响力。2013 年，该科室成为山东省痹病重点专科。

张鸣鹤教授博学多识，毕生致力于中医内科的临床、教学和科研工作，学贯中西医理论，始终坚持"活到老，学到老，用到老"和"临床疗效是硬道理"的理念，并获得了各界认可。张教授多次被授予"全国卫生系统模范工作者""山东省职业道德标兵"等荣誉称号。2003 年 12 月被山东省人事厅、山东省卫生厅授予"山东省有突出贡献的名老中医专家"，并荣记三等功。现虽已近耄耋之年，仍活跃于临床与教研一线前沿，真可谓"老骥伏枥，志在千里"。其首先提出的"热毒致痹"学说和首倡"清热解毒法治疗活动期风湿病"的理论观点，得到了省内外越来越多医界同道的赞同。以清热解毒法为主治疗风湿免疫性疾病的理论体系和其首创的"麻醉下手法牵拉矫治四肢大关节屈曲强直畸形"的技术方法均在《清热解毒法治疗风湿病》一书中得以充分阐释、展现，同时又汇集了作者大量临床实用、行之有效的治疗经验及验案，为广大医务工作者和中西医风湿病爱好者提供了"看得懂，用得上"的解决方案。

著述"立言"为古人所追求的人生三不朽之一。仲景勤求古训，博采众方，写就《伤寒杂病论》；王焘《外台秘要》"十载始厥工"；张景岳《类经》一书，"凡历岁者三旬，易稿者数四，方就其业"；李时珍《本草纲目》也是"岁历三十稔，书考八百余家，稿凡三易"；张璐《张氏医通》更是达到了"颖秃半床，稿凡十易"的程度。而今张鸣鹤教授不但在"立德""立功"方面为我们做出了表率；在著述"立言"方面，上承黄帝内经，仲景伤寒，下启近现代医学科技前沿，倾其数十年的临床积累和心血，"数易其稿，方成此就"，堪称实践人生三不朽之目标与境界的光辉典范。

约30年前，《风湿性疾病概要》（第八版）在其中文翻译的序言中曾高屋建瓴地指出："每名医学生或年轻的临床医生，一旦与风湿病接触，他的目光自然地扩大起来，似是必然的结果。"诚然，应用风湿病临床思维和辨治模式，时而或可陷入看似"山穷水尽"的疑难重症，最终却能获得"柳暗花明"的新生。通览全书，其新颖的学术观点、清晰的疾病诊治思路、切实可验的临证实效，使人心中了然，也不失为诊治疑难重症疾病的良师益友。

山东中医药大学副校长
山东中医药大学附属医院党委书记　高毅

序 二

　　2015 年 11 月上旬，在南昌举行的"中华中医药学会第十九届全国中医风湿病学术大会暨第七届国际中医风湿病学术大会"期间，张鸣鹤教授向来自全国及世界各地的 400 多位风湿病同道就"鹤膝风的诊疗经验"做了专题演讲。会下向张老求教者众多，我也见缝插针，不愿失去宝贵的学习机会。期间张老提出让我为他所著的《清热解毒法治疗风湿病》新作作序，我既高兴又惶恐，高兴的是，我将有机会学习张老更多的经验，提高自己的诊疗水平，造福风湿病患者；惶恐的是，张老是全国中西医结合风湿病界的泰斗，又与家父娄多峰教授同龄，既是父辈又是老师，岂不诚惶诚恐？

　　2016 年 1 月 22 日，我到济南参加由山东中医药大学附属医院风湿科刘英主任承担的国家中医药管理局标准化项目"骨关节炎、多发性肌炎诊疗指南"的专家咨询会，张老是该科的创始人，刘主任称自己是第四代，现已"五世同堂"。这次咨询会上，张老的意见与建议，又使我获益匪浅；更让我高兴的是，拿到了张老新作的大样。

　　《清热解毒法治疗风湿病》有太多需要我们认真学习、深入领会的内容，其中有三个方面更需要我们中青年医生认真学习与传承。

　　第一是"创新"。创新是人类社会进步的灵魂，面对风湿病这一世界性疑难疾病，因循守旧是没有前途的，唯有创新才有出路。单从著作形式上看就很新颖，如书名让人耳目一新，目录突破同类著作老套，正文既有高屋建瓴的理论又有掷地有声的临床实践。大作最突出的是学科理论的创新——"因炎致痛、炎生热毒、热灼则痛"，在此理论的基础上立"清热解毒"之治法；基于长期临床实践又将其分为 18 个证型，每型又有对应的方药。理法方药一脉相承，丝丝入扣，形成了一个完整的学科体系。创新的目的是为了解决前人没有解决的问题，是为了提高临床疗效。

第二是"实用"。开篇有关新思路、常用药物及叠加配伍等的论述，使读者从整体上对清热解毒疗法治疗风湿病建立新观念，把握正确方向，不偏总体原则，活用具体技巧。接着列举临床常见疑难风湿病及症候群近 20 种，每病分临证心法、验案举例、临证备要。每病的"临证心法"在继承的基础上重点突出理论创新，并列若干证候及其主症、辨证、治则、处方、方解，或列该病常见临床情况的处理，指导临床诊疗，纲举目张。"验案举例"是张老临床的真实写照，每案都从不同角度反映了该病异质性的诊疗过程，实为珍贵，使读者在辨证论治的操作层面获益。针对患者的不同情况，还配合一些特殊疗法，如强直性脊柱炎病例一，配合"关节牵拉矫形"法改善关节功能；系统性红斑狼疮病例十，配合"反流式输液"法消除水肿等，实用效切，让人脑洞大开。"临证备要"似对若干临床验案的总按语，多有升华，让人耳目一新、拍案叫绝、百读不厌。由此，大作的实用性可见一斑，尤其在当今社会多有浮躁的背景下，坚持实事求是的科学精神，追求实用效切，毫不保留地将自己的经验和盘托出，难能可贵，可敬可佩。

第三是"责任"。责任二字浸润于多个层面。临床验案浸润着尽力为患者解除病痛，力求使患者回归社会的职业责任；内容与结构浸润着对不同层次、不同级别医生都有益的授业传道责任；从整体到分病的诊疗思路浸润着为促进风湿病这一新兴学科发展的责任。归根结底，是一种社会责任。也许正是这种"责任"，铸就了上述的"创新"与"实用"。社会责任乃为医之大德！张老大作极具特色，"创新""实用""责任"三者相互交融，浑然一体，为近年来同类著作所罕见。

对张老之大作，不敢言序，只能暂时谈些粗浅的学习体会，期待大作早日付梓，再系统学习，认真传承。《清热解毒法治疗风湿病》的出版乃患者之幸、中青年学者之幸，并带来清新的学术风气。相信大作问世之日，定洛阳纸贵，有力地推动学科发展，造福更多风湿病患者。

河南风湿病医院院长
《风湿病与关节炎》杂志编辑部主任　娄玉铃
2016 年 3 月 30 日于郑州花园口

编写说明

　　风湿科是一个新兴的学科。风湿病所涵盖的病种多数是常见病、多发病，而且以中青年患者居多，可使许多患者的劳动能力受到很大损失。作为一名风湿科的医生，肩负的责任重大。能够为广大的风湿病患者献计献策、竭诚服务是我们应尽的义务。中医中药在这一领域应该是大有作为的。早在两千多年前的《黄帝内经》和《金匮要略》中就有关于"痹证"与"风湿"的专论。历代医家对此更有诸多学术理论和临诊经验的论述，为我们提供了许多有益的参考。然而，由于许多风湿类疾病的发病原因至今不明，病情复杂多变，治疗难度很大，需要我们不断地去研究探索加以改进。本着"百家争鸣"的原则，在发掘中医药宝库的基础上把我们所做的工作加以整理成册，以资交流，不当之处，敬请贤达予以指正。

　　所有风湿类疾病都是慢性病，不可能在短期内彻底治愈；疗效的判定也不可能在短期内加以定论。在所举的病例中拟用的方药，往往需要连续1～3个月以后才能确定其确切的疗效。不难看出，诸多疾病如强直性脊柱炎、类风湿关节炎、白塞病、皮肌炎、多发性肌炎、银屑病关节炎、幼年特发性关节炎、结节性红斑、结节性脂膜炎、过敏性紫癜、硬皮病，甚至是系统性红斑狼疮都是有望根治的。但是对于某些疾病，如硬皮病、强直性脊柱炎、类风湿关节炎等，必须争取及早治疗，才能防止出现后遗症。

　　2015年10月，党的十八届五中全会胜利召开。全会为"十三五"规划绘制了新的蓝图，为实现"两个一百年"奋斗目标，号召全国人民奋发图强，努力拼搏，为全国经济达到

"全面小康"而努力奋斗。在怎样实现这一宏伟目标的措施中，"创新"二字成为发展理念之一，作者对此深有感悟。

清热解毒法治疗风湿病就是用新的思维、新的辨证、新的治疗法则，独辟蹊径地去应对所有风湿类疾病。辨证与辨病相结合，又根据各种风湿类疾病可能出现的种种病情变化，于是萌发了"清热解毒十八法"的新思路，可能会有利于扩大临诊的视野和应对措施。

此书的主轴是应用辨证论治使用中药汤剂来治疗各类风湿疾病，但也不排除其他治疗方法，尤其是使用小剂量的肾上腺皮质激素口服，同时对关节严重强直、肿胀的患者使用倍他米松或曲安奈德进行关节腔注射或手指关节周围注射治疗，有极佳的疗效。关节牵拉矫形对强直性脊柱炎、类风湿关节炎、幼年特发性关节炎、鹤膝风所引起的髋、肘、膝等大关节屈曲固定畸形的患者具有很高的科学性和实用性。"关节疾病牵拉矫形的研究"曾经通过专家鉴定，确认为国内首创。这对于此类患者是一项非常简便易行而又费用低廉的矫治方法，可使许多年轻患者能够免除或减轻终身残疾的痛苦，值得加以推广。

经络段伏针长线灌注疗法和毫针经络伏刺疗法，又是一项创新治疗方法，其针具已获得国家专利授权。应用此项技术治疗颈椎病、腰椎病、类风湿关节炎、强直性脊柱炎、白塞病、狼疮肾炎等疾病均有显著疗效。这又给风湿病增添了强有力的辅助性疗法。

在每一类疾病中所举的验案病例各有其特点，可以帮助读者应对各种不同类型的病情。本书立足于"实用"二字，对于不同层次、不同级别的从事风湿科疾病工作的医生都是有益的参考。

创新才能使医学事业蓬勃发展，也只有创新才能使学术思想继往开来，推陈出新。愿与同道们共同努力，继续不断地创新。

本书在编写过程中得到了很多人的帮助，其中付新利、张立亭、李作强参与了资料收集、分析和部分编写工作；尚逊、高严彬、李仓廪进行了手稿到电子稿的录入、复核校对及联系出版事宜的工作。对于他们的辛勤付出，在此表示衷心的感谢。

目　录

第一章 清热解毒法治疗风湿 免疫性疾病的新思路

炎症是人体最常见的病理变化，多数疾病都与炎症有关。同时，炎症又是机体最重要的保护性反应，如若没有炎症反应，感染会无法控制，器官和组织的损害会持续发展。许多炎症可以由感染细菌、真菌、病毒、支原体、衣原体、囊虫、包虫、恙虫、阿米巴原虫等引起。但也有不少炎症并非是由于感染病原体而引起的，如某些化学或物理性刺激或自身免疫因素，而这类炎症不是使用抗生素一类的消炎药所能解决的。这就需要我们从发病机理上去认识炎症，阻断其产生的过程，从而从根本上解决炎症。

一、风湿病发生发展的核心关键是自身免疫性炎症

无论是病原微生物感染，还是理化因素下的自身组织变性，都易触发自身免疫机制产生炎症反应。且感染性炎症与自身免疫等非感染性炎症之间互相促进，相互影响，共同促使风湿病反复无常，难以控制。因此，炎症反应，特别是各种致病因素促成的自身免疫性炎症，成为风湿病发生发展的核心关键。

自身免疫性炎症产生的机理是多种多样的，综合起来大致有以下几个方面：

（一）发病机制核心

1. 抗体依赖型细胞毒作用

在致炎因子的启动下，体内自然性杀伤细胞可以通过自身抗体的介导杀伤自身的抗原细胞（ADCC），由效应细胞释放的组胺、前列腺素、溶酶等炎性介质产生炎症而造成组织的

损伤。

2. T细胞介导的细胞免疫损伤（TCMI）

未活化的小淋巴细胞在受到特异性抗原刺激后发生母细胞化，可分化增殖为致敏的T细胞。当组织中再次出现相应的抗原时，它就可以向抗原所在部位游走，并与抗原相互作用，在巨噬细胞等的协同下启动TCMI，同时释放出多种淋巴激活素。淋巴激活素可以激活巨噬细胞，释放干扰素造成炎症和组织损伤[1]。

在调节TCMI过程中，淋巴激活素又可活化肥大细胞和嗜酸性粒细胞，并使其释放具有强烈致炎作用的活性介质组胺。这种炎症介质再进一步刺激单核巨噬细胞释放前列腺素E，即可造成炎症和组织损伤。

3. COX或LOX途径的致炎作用

花生四烯酸（AA）是人体必需的脂肪酸。AA在体内可转化为一系列具有多种生理活性的代谢物。其途径主要有两条，即环氧化酶（COX）途径和脂氧化酶（LOX）途径。

COX途径：COX有两种同工酶，即COX-1和COX-2。前者为固有型结构酶，主要合成生理需要的前列腺素，维持自身平衡，如保护胃黏膜、调节外周血管阻力、维持肾血流量、调节血小板聚集等。后者为诱导型要素性蛋白酶，正常情况下存在于大多数细胞中。一旦这些细胞接触了内毒素、致炎因子或脂多糖后，就会迅速释放出COX-2，促使AA合成大量致炎的前列腺素（如PGE_2），从而造成炎症。

LOX途径：AA也可以通过LOX的作用而生成致炎因子白三烯，诱使中性粒细胞聚集到呼吸道而发生脱颗粒，释放出激肽、5-羟色胺等造成炎症和哮喘。

COX和LOX途径存在着一定的平衡制约关系。若COX途径受阻，会有更多的AA进入LOX途径，促使白三烯合成增多，易加重哮喘和呼吸衰竭。相反，如果LOX途径受阻，也会有更多的 AA 进入 COX 途径，促使 PGE_2 增多，使炎症更为加重[2]。

4. 免疫复合物的致炎作用

自身抗体与自身抗原结合可形成免疫复合物，这种免疫复合物可以沉积于血管的基底膜，在结合补体并促使其活化后产生聚合因子，继而致中性粒细胞和血小板聚集，补体 C_{3a}、C_{5a} 可使中性粒细胞和嗜碱粒细胞脱颗粒，释放组胺等炎性介质从而产生炎症。故自身抗体与自身抗原二者均可造成组织损伤。

5. 细胞因子的致炎作用

在致炎因子启动下的多种细胞，如巨噬细胞、活化 T 细胞、成纤维细胞、内皮细胞、单核细胞、破骨细胞等均可分泌多种多样的细胞因子。在这些细胞因子中，白细胞介素-1（IL-1）、白细胞介素-6（IL-6）、肿瘤坏死因子（TNF）等都是重要的炎症介质，能诱导前列腺素 E_2 的合成，刺激骨和软骨的分解代谢，活化淋巴细胞引起关节炎症和组织破坏[3]。

只有有效地控制炎症、消除炎症，才能促使自身免疫性疾病的缓解或痊愈。

（二）现代医学治疗核心

针对自身免疫性炎症，从早期人们用消炎止痛药乙酰水杨酸开始，到当前生物制剂的推广应用；从初期非甾体抗炎药（NSAIDs）的单药使用到改善病情抗风湿药物（DMARDs）的联合优选，包括对糖皮质激素使用的褒贬不一、重新审视。风湿病的治疗真可谓一波未平，一波又起。其诊治方案和用药策略虽改了又改，换了又换，新指南和新共识层出不穷，推陈出新，但围绕解决以"炎症"为核心的问题始终没有改变。

1. 非甾体类抗炎药

NSAIDs 常作为风湿病治疗的一线用药而逐步成为品种剂型多样、全球最大最常用的治疗药物品种之一。

虽然 NSAIDs 种类繁多，但不同种类的 NSAIDs 具有相同的作用机制。它们都是通过抑制环氧化酶的活性，进而抑制花生四烯酸生成前列环素（PGI_1）、前列腺素（PGE_1、PGE_2）和血栓素 A_2（TXA_2）而发挥药理作用。正是由于 NSAIDs 的这种抑制前列腺素合成的作用，致使 NSAIDs 在发挥抗炎镇痛作用的同时，前列腺素的许多生理功能得不到有效释放和发挥。各种 NSAIDs 的疗效相近，不良反应却千差万别。特别在胃肠道、肝肾损害和神经毒性方面，抗炎作用强度越大，使用品种越多，其毒副反应亦越明显。

针对这些突出的临床问题，许多新型药物应运而生。首先是剂型上的改造，如将 NSAIDs 改为缓释剂、控释剂、栓剂或外用剂型，避免了口服药物产生的胃肠道副作用。其次，将传统的 NSAIDs 与胃肠道保护剂或其他功能基团合成为复方制剂，既保留了前者的抗炎作用，又能最大限度降低胃肠道、肝肾和神经毒性。最后，从药物作用机制入手，开发出许多以抑制 COX-2 为主，较少抑制或几乎不抑制 COX-1 的新型制剂。这类药物，既具有 NSAIDs 高效持久的抗炎镇痛效果，又具有较少发生毒副作用的优势。COX-2 是诱导酶，同样也是结构酶。肾脏、胃肠和脑在生理状态下均有 COX-2 的存在。因此，在使用 NSAIDs 时，不但可导致胃肠道不良反应，而且有的还会增加心血管意外、肾功能受损和下肢水肿等风险，加之不同患病个体的用药差异，选择性 COX 抑制剂的使用仍处于一个理想化的状态。

2. 改变病程的抗风湿药物（DMARDs）

20 世纪 90 年代，国际抗风湿联盟正式确立 DMARDs 为治疗类风湿关节炎（RA）一线用药后，国内外风湿病治疗观念发生了颠覆性的革命和变化。许多研究发现，RA 滑膜炎在最初 1～2 年内快速进展，70％关节软骨与骨破坏在此时发生。如采用金字塔治疗方案，先选用 NSAIDs 治疗一段时期，如效果不满意，再加用 DMARDs，常使很多患者在 1～2 年内出现关节软骨及骨破坏，失去最佳治疗机会。故一旦确诊 RA，就应及时早期治疗，甚至必要时联合应用 DMARDs，以控制病情发展。特别对重症或有预后不良因素的患者，更应提倡联合治疗，以期在不同的环节阻止细胞和组织的免疫性炎症损伤，达到不良反应不重叠、疗效相加或协同的效果。

DMARDs 包括十余种药物，许多药物在通过减少免疫复合物形成或细胞毒作用而间接控制炎症反应的同时，其药物本身就具有直接的抗炎镇痛作用，故临床应用倍受青睐，组合方案可达几十种。常用药物主要有羟氯喹、甲氨蝶呤、来氟米特、柳氮磺胺吡啶、环磷酰胺、硫唑嘌呤、青霉胺、金制剂、沙利度胺、米诺环素。新型药物尚包括艾拉莫德、环孢素、吗替麦考酚酯和他克莫司等。

由于不同 DMARDs 的作用机制不同，其疗效和不良反应存在较大差异。严格掌握其适应范围和禁忌证，特别是兼具免疫抑制作用的 DMARDs，一方面其影响细胞代谢，可使生长旺盛的细胞，如胃肠道、骨髓、生殖系统的细胞受累较大；另一方面免疫细胞受抑制，尚有继发感染和诱发肿瘤的潜在危险。几乎所有药物均经肝脏代谢、肾脏排泄，故肝肾功能状态对药物毒副作用的发生具有很大影响，应用时应予警惕。

3. 糖皮质激素

糖皮质激素（GC）治疗风湿病，最早可追溯到 1949 年，美国的 Hench 等应用可的松对一例 RA 患者进行治疗。此后，GC 凭借其强大的抗炎作用和免疫抑制作用被广泛应用于多种风湿病的治疗中。尤其在应对具有系统性损害的自身免疫疾病时，如 SLE、DM 或 PM、SS 等，更具有快速良好的治疗效果，因而常作为首选药或必需的治疗措施，在治疗中具有不可动摇的地位。但因其众所周知的不良反应，临床应用依据多来自于经验的积累，缺少循证医学证据，不规范用药仍比较常见等原因，故多数学者认为它是一把"双刃剑"。GC 成为风湿病治疗中争议最多的药物之一。

在经历了数十年滥用或不用的激烈对峙后，近年来对 GC 在风湿病中的应用也发生了观念上的变革。即确定是否用药，一定要根据病情，评估其利弊。对于存在使用禁忌而又病情笃重、内脏损伤明显，甚至危及患者生命等急重情况时，仍要以挽救患者生命为重，采取针对禁忌证的预防措施，在医患沟通基础上制定积极合理的用药方案。尽可能做到不滥用，即能不用时尽可能不用，能小剂量尽可能不用大剂量，能短疗程尽可能不长期应用，能局部用药尽可能不全身用药。并根据病情随时调整用药，以免引发更多的并发症，防止因掩盖病情误导临床疗效的准确判断，为调整治疗方案带来困难，真正做到有的放矢。

4. 生物制剂

1998 年，被誉为"生物导弹""定点爆破"的生物制剂和靶向性药物的出现，为风湿病治疗领域带来了一场前所未有的重大革命。以抗肿瘤坏死因子（TNF-α）治疗 RA 为代表的，针对免疫炎症反应重要致炎因子的生物靶向药物，在风湿病治疗进展中具有划时代的意义；为控制风湿病，特别为 RA 和 AS 提供了强有力的治疗武器。

目前应用于临床的生物制剂，根据作用机制和靶点部位的不同，分为拮抗细胞因子制剂、分别针对 T、B 淋巴细胞的拮抗免疫细胞制剂和拮抗免疫应答信号分子制剂三大类。在拮抗细胞因子制剂中，TNF-α 抑制剂，包括依那西普、英夫利昔单抗、阿达木单抗、戈利木单抗。赛妥珠单抗是最有代表性、应用最多的生物制剂。白介素-1（IL-1）受体拮抗剂阿那白滞素和白介素-6（IL-6）受体拮抗剂赛妥珠单抗均对 RA 显示良好的缓解控制作用。针对 B 细胞制剂的抗 CD_{20} 单抗、利妥昔单抗可清除 B 细胞，主要用于 TNF-α 抑制剂疗效欠佳的活动性 RA。靶向 T 细胞的生物制剂阿巴西普，是新的共刺激分子调节剂，已被证实治疗 RA 的疗效优于甲氨蝶呤，而不良反应极少。在拮抗免疫应答信号分子制剂中，酪氨酸激酶（JAK）抑制剂托法替尼，临床治疗 RA 预示有广阔前景，单药或联合甲氨蝶呤，口服方便，安全有效。其他尚有针对不同致病环节的破骨细胞拮抗剂，RANKL 单抗以及可供口服的 p38 丝裂原活化蛋白激酶（p38 MAPK）拮抗剂等新型生物制剂。

由于生物制剂受生产工艺、储存运输和不同作用环节等诸多因素的影响，故各生物制剂间的作用机制、疗效和副作用存在巨大差异。根据药物使用的有效性、安全性和经济性原则，生物制剂尚面临上市时间短；远期使用的安全性有待确定；患者停药时机；停药后复发；不同生物制剂间转换；诱发感染、结核、肿瘤和其他自身免疫疾病风险等诸多问题，加之价格昂贵和经济性因素的限制，生物制剂的广泛普及应用仍任重而道远。

综上所述，NSAIDs 主要作用为抗炎镇痛，不能阻断病情进展而多作为缓解疼痛症状的药物。DMARDs 相比 NSAIDs 治疗效果有所进步，能部分阻止病情进展，但有效率有限，同时毒性比较大。糖皮质激素虽然强效、使用方便，但有很多人体难以耐受的严重副作用。生物制剂又多受安全性和经济因素制约，在控制风湿病自身免疫反应性炎症，进而达到控制病情的同时，常常是疗效与风险相伴，机遇与挑战并存。

控制自身免疫反应性炎症，达到病情缓解，围绕以自身免疫反应炎症发生发展过程，开发新型药物，仍然是今后一个时期风湿病研究的主旋律。

二、风湿病自身免疫性炎症的中医解读

炎症在炎性因子作用下，发生血管扩张，局部血流增加。抗炎细胞（如白细胞）被释放到组织间隙中吞噬炎性因子。由于血流增加，局部温度升高；体液渗出，局部出现水肿。炎性因子的毒性作用还使局部发生疼痛，进而导致功能障碍。当致炎因子长时间过度强烈表达，超过机体承受能力，又容易引发组织细胞的变性坏死，给机体造成损害，有的危及生命甚至造成死亡。如细菌、病毒等病原微生物引起各种感染性炎症；理化及生物因素可导致烧烫伤、冻伤或放射性损伤。自身免疫机

制对人体自身组织的攻击或异常剧烈的免疫反应又常引发各种过敏性疾病和风湿类疾病等。炎症这种既有保护又有破坏的双重生物学意义贯穿于生命活动的全过程。

在中医学领域，我们应如何认识和理解炎症这种保护和损伤的双重生物学意义呢？

（一）炎症和热毒

炎症一词，由来已久。希腊医学在希波克拉底之后，发展到亚历山大时期达到顶峰，且不久即开始渗入罗马。大概在古罗马时期的公元前38年，古罗马医学家塞尔萨斯在其用拉丁文写的《论医学》一书中明确提出炎症的概念，意思是患病部位发热，好似火焰燃烧。炎症特征具有发红、肿胀、发热和疼痛四大主症。此后，在古代医学史上曾产生重要影响，被誉为仅次于希波克拉底的希腊医生盖伦（Galen），在红、肿、热、痛的炎症四大主症基础上，提出炎症机能障碍为第五主症，并以器官名称命名为炎症，认为人体75%的疾病为炎症性疾病。从炎症的英文翻译看，inflammation本身也是燃烧的意思，词根flame根本就是火的意思。可见，炎症自古罗马时期就被赋予火热之性，其英文就已是西方医生通用的描述红肿热痛现象的统称。

炎症在中医古代书籍中没有记载，但就炎症性疾病的病机过程来讲，总不外乎邪正斗争、阴阳失调、升降失常。多数情况下，中医的"火热证"或"热毒证"，类似于炎症表现，也具有红、肿、热、痛、机能障碍五大主症，与西方医生最初的炎症定义和英文翻译不谋而合，故在民间对炎症反应即有"上火""发炎"等描述和名称。由于中西医理论体系的差异，中医的"火热证""热毒证"虽不可与炎症反应完全等同，但二者之间无论从概念本身、临床特点，还是辨证治疗中，确实存在内在联系。充分认识二者之间的区别联系，对疾病的发生、发展、演变以及治疗转归均有重要的指导意义。

首先，炎症性疾病虽然错综复杂、千变万化，但这些变化的实质是机体的免疫防御与致病因素的矛盾斗争和客观反映，与中医学"正气存内，邪不可干""邪之所凑，其气必虚"的矛盾过程认识一致。在面对炎症性疾病时，中西医存在着认知方法和治疗方向的严重差异。如现代医学针对感染性炎症，只要能够找到专门杀死某种细菌、病毒等病原微生物的抗生素，炎症就会消失。如果找不到某种特定的化学药物，那就只好等待新的实验结果。殊不知，人体内部就是一个百万细菌的生态俱乐部，即便找到了某种特效抗生素，在杀死致病微生物的同时，也会杀死起正常作用的其他细菌微生物，使人体内环境发生破坏，产生广泛副作用。风湿病自身免疫性炎症也是如此，无论是 NSAIDs、糖皮质激素，还是 DMARDs 或生物制剂，在有效对抗炎症的同时对机体内环境也造成严重的影响。中医处理与火热证或热毒证相类似的炎症反应，不管是感染性还是非感染性，均特别强调内环境（内因正气）的重要保护作用，同时也不忽视外部环境因素（外因邪气）的致病作用，根据因人、因时、因地三因制宜原则，尽力做到祛邪不伤正，扶正不留邪。

其次，中医上火与体内炎症息息相关，上火实际上也是体内有炎症的表现。若要认识上火的实质，探究火热证或热毒证的形成及其与炎症的关系，就必须对生命之火——阳气有一个全面而正确的认识。

人体本身是有火的，即所谓的生命之火。从某种意义上说，生命之火有助于人体的生命活动，阳气在一定范围内是必需的。正所谓有火则生，无火则死，没有火生命也就停止了。《素问·生气通天论》"阳气者，若天与日，失其所则寿折而不彰"；明代张景岳在注释《内经》时更进一步指出"天之大宝，只此一丸红日，人之大宝，只此一息真阳""天之阳气，惟日为本，天无此日，则昼夜无分，四时失序，万物不彰矣。其在于人，则自表自里，自上自下，亦惟此阳气而已。人而无阳，犹天之无日，欲保天年，其可得乎"。可见阳气乃生命之火，对生命健康至关重要。一般情况下，维持人体正常生理需要的生命之火通常称为少火或文火。少火之气可内养脏腑，外充皮毛，正常条件下与人体内之阴精处于相对平衡状态，是一种正常的维持生理活动所必需的生气之火。当体内阳热火气积蕴过多，打破人体阴阳平衡，超过人体承受范围，故而造成损害。病理情况下，通常称为壮火、武火或邪火，是一种损伤机体、耗损正气的亢奋病理之火。《素问·阴阳应象大论》曰："壮火之气衰，少火之气壮，壮火食气，气食少火，壮火散气，少火生气。"精辟地阐述了气火之间，正常时相互转化，异常时相因为病的关系。因此，病理状态下壮火、邪火亢盛，无论是外感，还是内伤，均容易化火成毒，形成热毒证或火毒证。"热为火之渐，火为热之极"，故临床出现红、肿、热、痛、机能障碍等炎症表现。

最后，中医辨治炎症性疾病，常与火热证或热毒证相联系，多数应用清热泻火药或清热解毒药治疗，即可获得理想的效果，故对许多炎症反应具有治疗作用。由于炎症性疾病在其发展演变中，火热之邪常因机体阴阳偏盛偏衰而出现实火和虚火的差异，加之火热毒邪还与风寒湿或痰浊瘀血交互兼夹，助纣为虐，单用清热药未必就能取得相应的效果，甚至可出现相反的作用。故在处理这类疾病时，除需分清疾病不同阶段的寒热虚实之外，还必须根据邪气的不同性质和不同兼夹灵活辨证论治。

总之，炎症反应贯穿于热毒产生的全过程，而热火毒作为病邪，又常与风、寒、湿、痰浊、瘀血诸邪毒结合，诱发机体病理反应。

（二）风湿病与热痹

风湿病的发生，多与自身免疫机制相关。一方面自身免疫性炎症具备炎症反应的特点，与中医疾病中的"热痹"主症相吻合。

对于热痹的论述早在《素问·四时刺逆论》中就指出：

"厥阴有余病阴痹，不足病生热痹。"《素问·痹论》又指出："风寒湿三气杂至，合而为痹……其热者，阳气多，阴气少，病气胜，阳遭阴，故为痹热。"

在《金匮要略》中首先提到风湿的病名："病者一身尽痛，发热，日晡所剧者，名风湿。"朱丹溪又提出了痛风的病名，在《丹溪心法》中提出："又有痛风而痛有常处，其痛处赤肿灼热，或浑身壮热。"说明风湿热痹不仅可以出现红肿热痛，还可以出现全身发热的症状。《类证治裁·痛风》指出："初因寒湿郁痹阴分，久则化热攻痛。"《叶选医衡》所引沈仲圭所著的《痹证析微论》中对热痹的病机转化有较深的认识，文中指出："若邪郁病久，风变为火，寒变为热，湿变为痰，即当易辙寻之，以降火清热豁痰为主……安可全作三气治哉。"

尤在泾在《金匮翼》论曰："所谓阳遭阴者，脏腑经络先有蓄热，而复遇风寒湿气客之，热为寒郁，气不得伸，久则寒亦化热，则群痹燔然而闷也。"这说明热痹的病因是感受热毒，或内生热毒，或由其他病因转化形成的。病者若阳气偏盛或素有蓄热，即使感受风寒湿邪也可以郁久化热或从阳化热，转化而成为热痹。

关于疼痛的机理，古人认为"痛则不通，通则不痛"；或因气血亏虚，脏腑、肢体、筋骨、关节失于荣养，不荣则痛。如今我们可以运用中西医结合的观点提出"因炎致痛""炎生热毒"。由于热毒烧灼肢体经络关节，灼伤则痛，热灼则痛。西医应用非甾体类消炎止痛药不就是通过消炎来达到止痛的目的吗？

自身免疫引起的炎症和化脓性感染并不完全相同。它可以出现高热，但也可以不发热；局部可以出现红肿热痛，也可以不出现红肿热痛，尤其是深部的炎症或血管的炎症更是如此。

需特别指出的是，风湿病不同于一般痹证，除具有热痹致病特点和表现外，尚有毒邪致病的特点。

对毒的认识："毒"是人们日常生活中经常用的一个字，

因使用场合的不同，而赋予不同的含义。现代生活中常言病毒、中毒、毒气、毒物等，即是把进入有机体，跟有机体发生化学反应，破坏体内组织和生理机能的物质统称为毒。如《周易·噬嗑》："六三，噬腊肉，遇毒。"毒的本义多为中毒、毒物之义，进而引申到对思想意识有害的东西，如封建遗毒、流毒等。除此之外，毒还指毒品，如吸毒、贩毒、戒毒等；作动词使用，尚有毒害之义，更有祸患、罪恶等近 20 种含义。

"毒"在传统医学的应用中也具有十分广泛的含义。什么叫毒？其实中医说的"毒"，即指对人体不利的一些有害物质，譬如浊气、宿便、浊水，都称为外来之毒。

外来之毒来源于外界，主要包括六淫（风、寒、暑、湿、燥、火）过甚，久而不除，积蕴成毒。诚如《素问·五常政大论》王冰注所云"夫毒者，皆五行标盛暴烈之气所为也"。除此之外，还包括现代工业废气、农药、噪声、电磁波、装修材料以及各种气候环境异常等致病因素。中医所谓气毒、水毒、药毒、食毒、虫兽毒、漆毒、疫疠瘴毒等，均属外毒范畴。

内生之毒系指由内而生之毒，其中包含因脏腑功能失常，或七情过极，气机逆乱，气血津液运行失调，致使在人体代谢过程中自身体内滋生的各种废物或病理产物，如水湿、痰浊、瘀血等。由于内毒多在疾病过程中产生，既是原有疾病的病理产物，又作为新的致病因素加重原有病情，产生新的病症，故使病情错综复杂，缠绵难愈。如《中藏经》云："五疗者，皆由喜怒忧思，蓄其毒邪，浸渍脏腑，久不滤散，始变为疗。"宋《太平圣惠方》指出："夫痰毒者，由肺脏壅热，过饮水浆，积聚在于胸膈，冷热之气相搏，结实不消，故令目眩头旋，心腹痞满，常欲呕吐，不思饮食，皆由痰毒壅滞也。"

无论是内毒、外毒，在体内蕴积日久，其对机体正常的生理活动所起的破坏作用，是相当严峻的。它既能破坏人体气血津液的正常运行，使气血失去协衡，又可侵蚀人体的脏腑，导致疾病持续进展，甚至危及生命。内毒与外毒常相互作用，互为因果。

按照毒的性质，又有阴毒、阳毒、寒毒、热毒（火毒、温毒、暑毒）之分。《金匮玉函要略辑义·百合狐惑阴阳毒病证治第三》中说："毒者，邪气蕴蓄不解之谓。阳毒非必极热，阴毒非必极寒，邪在阳者，为阳毒，邪在阴者，为阴毒也，而此所谓阴阳者，亦非脏腑气血之谓，但以面赤斑斑如锦纹，咽喉痛唾脓血。其邪着而在表者，谓之阳；面目青，身痛如被杖，咽喉痛，不唾脓血，其邪隐而在表之里者，谓之阴耳。故皆得辛温升散之品，以发其蕴蓄不解之邪，而亦并用甘润咸寒之味，以安其邪气。"

根据毒之所依和病症特点，毒又有酒毒、胎毒、脏毒、疔毒、丹毒、燥毒、疫毒等多种名称。如《元亨疗马集·疮黄疔毒论》中记载有十毒，即阴毒、阳毒、心毒、肝毒、脾毒、肺毒、肾毒、筋毒、气毒、血毒。十毒之中唯阴毒和阳毒的表现有其特殊性。

在当前的国际疾病分类标准编码 ICD-10 查询系统的中医病证编码中，毒证类证候达 54 种之多。由此可见，毒邪在疾病发生发展和演变过程中发挥着不可低估的重要作用。

"热"与"毒"二者关系密切，在中医的理论和实践中显得尤为突出和重要。一般认为"热毒"是指具有火热之性的毒，由于热盛可以化火，火盛可以化毒，即热常化毒，毒常蕴热，故"热毒"是"毒"最常见的存在方式。《洞天要旨》谓："火郁之极，蕴必变而为毒。"又谓："热乃化毒……火盛则毒旺，火盛则毒亦盛。"在疾病的发生发展过程中，热、毒既可单独作为致病因素存在，也可合而致病，并同时反映病机变化过程，由热致毒，因毒生热，互为因果，贯穿于疾病发展始终。故在中医学领域，"热毒"既是某些疾病的证候表现，又可以是某些疾病的致病因素，而这在温热病中显得尤为突出。《灵枢·刺节真邪篇》指出："虚邪与卫气相搏，阳胜者为热。"《素问·五常政大论》曰："热气偏胜而为毒者……太阳在泉，热毒不生。"

热毒在来源上同毒的来源一样，既可外来，又可内生。六淫邪气，郁而化火，或外感温毒、疫疠之邪，火热邪气过极则为毒热。如《重订通俗伤寒论》言"火盛者必有毒"，也就是说，火邪盛易于化毒，火热病邪易郁结成毒。余霖《疫疹一得》谓："瘟即曰毒。"因此在温病学中常有"瘟疫""疫毒""温毒"等提法，说明温、疫、毒三者有较密切的联系。外邪、七情、饮食、劳倦等均可导致机体脏腑功能紊乱，气血阴阳失调，机体生理代谢产物不能及时排出或病理产物蕴积郁滞日久化为内毒。中医所谓"气有余，便是火"和"五志化火"等，即是对机体脏腑气机运行失常导致"火毒"内生的表述。外来之邪无论何种病邪（包括风、寒、湿）蕴蓄发展到化毒阶段，必兼热象。内生毒邪又最易与火热病邪相兼为病。热毒致病，在性质上除了具备属阳、从热、从火的特性外，还多具有起病急骤，来势凶猛；传变迅速，变化多端；致病力强，危害严重；病变范围宽泛；易毒害脏腑；常以气血为载体，无所不及；壅滞气机，败伤血分；易夹痰夹瘀，顽固难愈等毒邪的病理特性和致病特点。其病情多呈急、危、疑难之象。因此，热毒作为一种病因，在疾病发生发展中占有主导作用，是所有毒邪致病中最重要的致病因素，即所谓"毒寓于邪，毒随邪入，邪由毒生，变由毒起"。

古代医家较多注重外来邪毒的致病作用，对"热毒"的形成多从外来之邪毒立论。如《诸病源候论·毒疮候》谓"此由风气相搏，变成热毒"；陈平伯《外感温热病篇》曰"风湿热毒，深入阳明营分，最为危候"。随着现代社会、生活环境的改变，现代医家对内生热毒有了更加深入的认识。饮食结构改变之饮食失调、心理压力和社会竞争的加大加剧引发的情志失调，均可使脏腑气血功能紊乱、代谢失常，精微物质无从化生，代谢产物无以排出，必然导致热毒内蕴。加之气候环境的污染加重，食品污染添加剂的滥用，社交应酬烟酒过度，更易使体内火热炽盛，变生热毒。朱丹溪说："五脏各有火，五志激之，其火随起。"喻嘉言谓毒有内外之别，"外因者，天时不正之时毒也，起居传染之秽毒也；内因者，醇酒厚味之热毒也，郁怒横决之火毒也"。《类证治裁》中还指出："历节久痛者，系邪毒停留。乳香定痛丸、活络丹。"

无论是内毒、外毒，对机体的正常生理活动所起的破坏作用都是相当严峻的。由此可见，在中医学中，"毒"字的应用不仅非常广泛，且其含义也是不确定的，在具体应用时，必须与其他词连用，才能确切地表达其真正含义。

在历代中医的著作中，有许多疾病的发生发展与临床表现与风湿类疾病极为相似，而其病因病机又与"热"和"毒"有着千丝万缕的联系，临床应用清热解毒法治疗每获良效。因此，热毒与风湿类疾病密切相关。

（三）中医风湿病疼痛机制再认识

疼痛是风湿类疾病最常见的临床表现之一，几乎所有的风湿病都出现疼痛症状或以疼痛为主诉。自古至今，疼痛的治疗一直是备受关注的重要课题。1995 年，世界疼痛学会主席 James Campbell 提出将疼痛列为继体温、心率、呼吸、血压之后的第五大生命体征。疼痛与炎症反应一样，具有两方面的生物学意义：一方面机体通过疼痛可以使我们避开危险，通过防御性反射而发挥预警作用；另一方面，剧烈疼痛可诱发休克等一系列机体功能的改变，慢性疼痛又常常使人痛不欲生，是致病、致残，甚至致死的重要原因。中医学根据"痹病"或"癌症"引起的疼痛特性将其归结为"不通则痛"和"不荣则疼"虚实两端，临床分别采取祛邪通经活络法和补益养生扶正法治疗。

随着社会的发展、生活质量的提高以及对疾病认识的进步，我们发现，许多风湿病，特别是活动期弥漫性结缔组织病，不但其临床特点和演化转归与《素问·痹论》所言"风寒湿三气杂至合而为痹"的一般风湿痹证不同，临床多具有病情顽烈、缠绵难愈、多种病理因素交织复杂、易致残致死等特点，而且在疼痛性质的辨治方法上与通常所言的痹证也存在很大差异。

首先，风湿病疼痛程度多与疾病活动期的炎症反应程度呈正相关，即风湿病炎症反应越重，其疼痛程度越剧烈。风湿病疼痛症状常随着炎症反应的控制而逐步得到缓解或消失。

其次，传统的"不通""不荣"致痛机制不能完全阐释炎热症反应下的疼痛表现，许多具有动、静脉阻塞表现、并发脑血栓等情况以及病入膏肓的衰竭状态时并没有出现疼痛的症状，所以"不通则痛"或"不荣则痛"并不能够完全解释所有疼痛的病因病机，其中风湿类疾病尤为明显。

临床应用"通经活血"和"补益扶正"治疗很难使风湿病患者达到理想的镇痛效果，而根据热毒致痹理论结合清热解毒法进行治疗，不但常可使活动期风湿患者病情缓解，且其疼痛表现亦明显减轻或消失。既然大多数风湿病疼痛与炎症反应密切相关，与中医学"热毒致痹"认识一致，那么从中西医结合的观点出发，我们大胆提出，风湿病疼痛存在"因炎致病""因炎致痛""炎热灼痛"的机制。这也为临床应用清热解毒治疗风湿病奠定了良好的理论基础。

1. 不通则痛

正常情况下，人体依靠经络把五脏六腑、四肢百骸、五官九窍、皮脉肉筋骨联络成一个整体，使人体各部功能活动得以保持协调平衡。故《灵枢·海论》指出："十二经脉者，内属于脏腑，外络于肢节。"经络对人体的重要作用，《内经》就已作了较为完整的阐释。《灵枢·经别》明确指出："夫十二经脉者，人之所以生，病之所以成，人之所以治，病之所以起，学之所始，工之所止也。"《灵枢·经脉》更强调说："经脉者，所以决死生，处百病，调虚实，不可不通。"后世医学更是发出了"经络阻塞，百病丛生""医者不明经络，犹人夜行无烛""学医不知经络，开口动手便错"的感慨。可见人体经脉气血的"流行不止，环周不休"对维持生命活动是何等重要。致病邪气，无论是外感风寒湿热，还是内生痰浊瘀血，均可壅遏气血，致气血运行不畅，气血为邪所闭塞，邪阻经络、筋脉、关节，痹阻不通而"不通则痛"。有关疼痛的理论，早在《黄帝内经》中即见于《素问》《灵枢》的多篇，其中尤以《素问·举痛论》最为完备而具有代表性，"经脉流行不止，环周不休，寒气入经而稽迟，泣而不行，客于脉外则血少，客于脉中则气不通，故卒然而痛"。自《内经》之后，历代医家对疼痛的认知与治疗无不秉承《内经》之精神，奠定了中医学"通则不痛，痛则不通"之实性痛证的病机关键。风湿病之痹证的实性疼痛同样不离邪气阻滞经络，气血不畅使然。诚如《中医内科辨证学》所言："痹者，闭也，为血气闭而不通，通则不痛，痛则不通，气血为邪所闭。"

2. 不荣则痛

"不荣则痛"是指由于气血阴阳的虚损，人体脏腑、经络失于温养、濡润、充达而引起的疼痛症状，是对虚性痛证病机的高度概括。

《素问·举痛论》云："脉泣则血虚，血虚则痛。"《灵枢·论痛》指出人的体质不同，对疼痛的耐受性不同，说："人之骨强、筋弱、肉缓、皮肤厚者耐痛，其于针石之痛、火焫亦然。"《灵枢·阴阳二十五人》记载："血气皆少则喜转筋，踵下痛。"张仲景虽没有明确提出"不荣则痛"，但其对"虚痛"的阐述比较深刻，并创建了诸多如小建中汤、八味丸等一系列治疗虚痛的方剂。明代医家张景岳突破前人"痛无补法"的禁区，以温补法治痛，正式提出"不荣则痛"理论和虚证疼痛论治。其在《叶选医衡·痛无补法辨》中说："凡治表虚而痛者，阳不足也，非温经不可，里虚而痛者，阴不足也，非养营不可；上虚而痛者，心脾实伤也，非补中不可；下虚而痛者，脱泻亡阳也，非速救脾肾，温补命门不可。"在《质疑录·论肝无补法》中说："肝血不足，则为筋挛，为角弓，为抽搐，为爪枯，为目眩，为胁肋痛，为少腹痛，为疝痛诸症。凡此皆肝血不荣也。"进一步阐明了"不荣则痛"理论。此后以"不荣"病理来解释痛的论述比比皆是，如《医医偶录》就以"血不荣筋"解释胁痛，以"血不能充髓海"来解释头痛等。《金匮翼》以"血虚脉空"解释血虚而痛，以"清阳气虚不能上升"解释气虚头痛，以"精气不足，则经脉虚而痛"解释腰痛的发生，以"阴虚血燥，则经脉失养而痛"来阐明胁痛的病机。

由此可见，"不荣则痛"的理论与实践基础源远流长。对风湿痹病疼痛而言，脏腑不足，气血亏虚，营卫失调，特别是肝脾胃三脏的亏损，更易因虚失荣致发疼痛。因脾主四肢肌肉，为气血化生之源；肝主筋，为"藏血"之脏；肾主骨生髓，主藏精。若脾气亏虚，气血化源不足；肝血虚，血不养筋；肾精不足，骨失充养，均可使机体的脏腑组织器官失于濡养，形成肢体痿废疼痛失用。《千金方》曾指出："腰背痛者，皆是肾气虚弱。"《医学心悟·腰痛》亦云："有外邪、瘀血，皆标也；肾虚，其本也。"

总之，"不通则痛"与"不荣则痛"虽然从病机上概括了风湿病疼痛虚实不同的两个方面，但具体到每一个风湿病患者，其致痛机理往往不是单一的，多是两种或两种以上机理同时或交替发生作用；且"不通"与"不荣"不能全然分开，二者相互依存，相互影响，互为因果，在某种情况下也可错杂出现，甚至发生转化。一方面，"不荣"为痹痛发生的基础和条件，即正气不足，气血亏虚，营卫失调，易招致外邪入侵，致"不通则痛"；另一方面，邪阻经脉，又反过来损耗正气，形成"正虚—感邪—正更虚—虚实夹杂"的恶性循环。如张景岳所说："凡人之气血犹源泉也，盛则流畅，少则壅滞，故气血不虚则不滞，虚则无有不滞者。"说明"不通"和"不荣"息息相关，互为因果，在痹病疼痛发生发展过程中共同发挥作用。

3. 炎热灼痛

临床观察，许多血管炎的患者，若周围动脉闭塞，可因"不通"而出现剧烈疼痛。而周围静脉闭塞，如下肢深静脉血栓形成，往往是肿胀明显，疼痛却轻微或无疼痛，故"不通"也不一定造成疼痛。叶天士分析脑中风时说"精血耗衰，水不涵木……肝阳偏亢，内风时起"。近代医学家张伯龙、张山雷、张寿甫认为，脑中风的发生原因在于"肝阳化风，气血并逆，直冲犯脑，上下气血运行受阻，经络、肌肤、筋脉失常，而导致'不通则不痛'"。有些急性心梗患者"不通不痛"时，临床更需警惕。华佗创制麻沸散阻碍气血运行，从而屏蔽痛觉信号的传导，以便于进行外科手术，其原理也是"通则痛，不通则不痛"。消瘦、贫血患者，甚至在部分处于衰竭状态的危重患者，在很多"不荣"的情况下也未见到疼痛。故"不通则痛"和"不荣则痛"不能阐释风湿类疾病痹痛发生的全部。

现代药理学研究中，观察某种药物的止痛效果，经常使用铁板法疼痛耐受试验。健康小白鼠既没有"不通"，也没有"不荣"的病理因素，在受到烧热铁板之炎热灼伤的刺激下，迅速出现疼痛反应。众所周知，风湿类疾病的发生机制，大多是由于自身免疫炎症反应所造成的病理组织损伤。其致痛机制与铁板法疼痛耐受试验中的炎热灼伤有相似之处。只不过铁板法试验中的炎热火毒因素来自外部，而风湿病痹痛的炎热火毒因素既可来自机体外部，又可来自机体内部。在风湿病活动期，疼痛随炎症反应的强弱而增加或减低，至病情稳定后，疼痛亦随着炎症反应的终止而消失。因此，风湿病痹痛除"不通则痛""不荣则痛"外，尚有"因炎致病""因炎致痛""热灼则痛"的第三大致痛机制，即炎热火毒烧灼肌肤、筋脉、关节而导致疼痛。

风湿病活动期多属"热痹"范畴。临床以清热解毒为基础的治疗，既可以消除因炎热灼伤所引起的疼痛症状，又针对热毒等致炎因素，进而消除致痛之因，达到标本兼治的目的。

三、风湿病中医诊治新思路

笔者认为风湿病的辨治不能仅仅停留在症状学基础上，应借助免疫学、病理学去审视风湿病。所有的痹证都离不开一个"炎"字。

临床上来医院看病的风湿病患者绝大多数属于活动期。从中西医结合的角度分析，风湿类疾病活动期主要是免疫变态反应性炎症期，病变性质多属于热、毒。热毒偏盛，火热邪毒攻注关节、脏腑是风湿免疫性疾病的主要病机。

风湿免疫性疾病多数属于第三型变态反应，即免疫复合物为主要发病机理的自身免疫病。致病的抗原或自身抗体都可以看作是一种"邪毒"。活动期痹证的病因病机焦点为邪毒攻注。

正因为自身免疫性炎症的发病与热毒相关，我们就完全有理由提出用清热解毒方法作为治疗一切风湿免疫性疾病的主要治则大法。1991年，我曾以"清热解毒法治疗类风湿关节炎"作为课题进行研究，获得了山东省科技进步三等奖。当时我们曾用以清热解毒药为主的复方进行基础实验，结果证明此类复方具有明显的抑制大鼠佐剂性关节炎和抗棉球肉芽肿的作用。

辨证要与辨病相结合。只要我们有证据确定患者得的是风湿免疫性疾病，临床上不必见有红肿热痛、舌苔黄腻、脉数等热象，都可以采用清热解毒法作为该病的治疗基础，而这并不等于说不需辨证论治。经过长期的临床实践，风湿免疫性疾病使用清热解毒法辨治，大致有以下几个配伍用药方法：

1. 清热祛风解毒法

主症：肢体关节或肌肉酸痛，游走不定，关节屈伸不利，恶风，或有低热，或见皮肤瘾疹，瘙痒不适，苔薄白，脉浮或弦。

主治：风湿性关节炎、纤维肌痛综合征、风湿热、过敏性血管炎等。

治则：清热解毒，祛风通络。

方药：银翘散加减。

金银花、连翘、丹皮、羌活、川芎、川牛膝、荆芥、防风、蝉蜕、干姜、甘草。

2. 清热散寒解毒法

主症：肢体关节或肌肉疼痛，痛有定处，遇冷加重，得温痛减，关节屈伸不利，局部皮色苍白或紫红，皮温较低或肢体局部皮肤顽厚，有紧缩感，苔薄白，脉弦紧。

主治：风湿寒性关节痛、类风湿关节炎、纤维肌痛综合征、骨关节炎、雷诺病、硬皮病等。

治则：清热解毒，温经散寒。

方药：桂枝芍药知母汤加减。

桂枝、熟附子、防风、赤芍、金银花、大血藤、虎杖、鬼箭羽、白芥子。

3. 清热利湿解毒法

主症：肢体关节或肌肉重着酸痛，痛有定处，手足沉重，关节肿胀或有关节积液，活动障碍，或有肌肤麻木，或有口腔、外阴溃疡，苔白厚或腻，脉濡缓。

主治：类风湿关节炎、幼年特发性关节炎、骨关节炎、痛风、滑膜炎综合征、白塞病等。

治则：清热解毒，祛风除湿。

方药：四妙丸加减。

金银花、白术、薏苡仁、黄柏、田基黄、猪苓、独活、猫眼草、土茯苓、荜澄茄。

4. 清热养阴解毒法

主症：口干或兼眼干，燥热不宁，关节疼痛，皮肤干燥或有鳞屑样皮疹，或红斑，或有口腔溃疡，舌质干红，无苔或少苔，脉细数。

主治：干燥综合征、风湿热、斯蒂尔病、成人斯蒂尔病、白塞病、银屑病关节炎、系统性红斑狼疮、强直性脊柱炎等。

治则：清热解毒，养阴通络。

方药：沙参麦冬汤加减。

金银花、连翘、丹皮、沙参、麦冬、玉竹、知母、石斛、羌活、川牛膝。

5. 清热凉血解毒法

主症：发热，低热或高热，关节或肌肉疼痛，皮肤出现鲜红或紫红色斑或疹，局部灼热，痒或不痒，或有口舌溃疡，舌质红或绛，苔少，脉弦细数。

主治：盘状红斑狼疮、系统性红斑狼疮、皮肌炎、银屑病关节炎等。

治则：清热解毒，凉血活血。

方药：清瘟败毒饮加减。

连翘、丹皮、栀子、黄连、紫草、生地黄、水牛角、荜澄茄、防风、蝉蜕、干姜、甘草。

6. 清热益气解毒法

主症：全身或局部肢体沉重无力，不能抬举或行动困难，语言低沉，或有关节肌肉疼痛，苔薄白，脉沉弱或虚弦。

主治：系统性红斑狼疮、重症肌无力、多发性肌炎、皮肌炎等。

治则：清热解毒，补中益气。

方药：补中益气汤加减。

白花蛇舌草、半枝莲、连翘、丹皮、黄芪、西洋参、白术、当归、升麻、甘草、干姜。

7. 清热养血解毒法

主症：面色或爪甲苍白无华，心悸怔忡，心烦不宁，有出血倾向，月经短少或闭经，舌质淡，苔薄白，脉沉弱。化验有贫血或血小板总数明显减少。

主治：系统性红斑狼疮、血小板减少性紫癜、溶血性贫血（如血红蛋白尿等）、自身免疫性血小板减少症。

治则：清热解毒，养血和血。

方药：当归补血汤合四物汤加减。

黄芪、当归、熟地黄、贯众、蚤休、丹参、鸡血藤、川芎、何首乌、甘草。

8. 清热化痰解毒法

主症：胸闷憋喘，咳嗽多痰，动则加剧，或有发热，鼻塞流涕，或有皮下结节，苔白厚或腻，脉滑数。放射线或B超检查有肺炎、胸腔或心包积液，或活检确诊为脂膜炎者。

主治：狼疮肺或狼疮性浆膜炎、韦格纳氏肉芽肿、结节性脂膜炎、肺间质纤维化、间质性肺炎等。

治则：清热解毒，化痰逐饮。

方药：二陈汤合葶苈大枣泻肺汤加减。

鱼腥草、射干、蚤休、板蓝根、炙百部、橘红、半夏、茯苓、葶苈子、白芥子、大枣。

9. 清热软坚解毒法

主症：四肢或躯干皮下结节，局部皮色发红或不红，局部疼痛或压痛，或甲状腺肿大，但无心悸怔忡、易怒、失眠或两手震颤、血压增高等症状，苔白厚，脉弦。

主治：结节性红斑、脂膜炎，桥本氏病等。

治则：清热解毒，软坚散结。

方药：桃红饮加减。

连翘、丹皮、桃仁、红花、夏枯草、土贝母、山慈菇、浙贝母、半夏、莪术。

10. 清热活血解毒法

主症：关节疼痛强直畸形，屈伸受限，或有指、趾端发绀、坏死、溃疡，或有下肢浮肿，舌质暗红或有瘀斑、瘀点，苔白，脉沉细涩或无脉。

主治：类风湿关节炎、骨关节炎、强直性脊柱炎、痛风、系统性硬化病、骨坏死、系统性血管炎（如多发性大动脉炎、结节性多动脉炎等）。

治则：清热解毒，活血化瘀。

方药：身痛逐瘀汤加减。

金银花、大血藤、板蓝根、田基黄、羌活、川芎、桃仁、土鳖虫、红花、荜澄茄。

11. 清热通腑解毒法

主症：口舌溃疡频繁发作，皮肤红斑，或有皮下结节，关节红肿热痛，苔黄，脉弦数。

主治：白塞病、系统性红斑狼疮、痛风急性发作、反应性关节炎。

治则：清热解毒，通腑化湿。

方药：甘草泻心汤加减。

金银花、黄柏、田基黄、黄连、熟大黄、苦参、土茯苓、荜澄茄、吴茱萸、甘草。

12. 清热补肾解毒法

主症：颈项、腰背拘急疼痛，或两侧腰眼酸胀沉重不适，女子月经短少，男子遗精、阳痿，尿少或多尿，苔白，脉沉缓，两尺沉弱无力。化验或见血尿、蛋白尿。

主治：强直性脊柱炎、狼疮肾炎、风湿性多肌痛、成人黏多糖病等。

治则：清热解毒，补肾强督。

方药：左归丸加减。

葛根、金银花、大血藤、续断、杜仲、羌活、川芎、熟地黄、山茱萸、鹿角胶。

13. 清热利咽解毒法

主症：咽喉肿痛反复发作，声音嘶哑，或有喉蛾肿痛，四肢关节疼痛，游走不定，苔白，脉弦。化验抗"O"增高。

主治：风湿性关节炎、急性肾小球肾炎、幼年特发性关节炎、系统性血管炎和干燥综合征等。

治则：清热解毒，润喉利咽。

方药：普济消毒饮加减。

黄芩、玄参、板蓝根、桔梗、山豆根、木蝴蝶、麦冬、羌活、川芎、甘草。

14. 清热养肝解毒法

主症：全身乏力，关节或肌肉酸痛，常有低热，肝区隐隐作痛或两胁胀痛，腹胀，纳呆，苔白，脉弦。

主治：狼疮性肝病、自身免疫性肝病、多发性肌炎、皮肌炎等。

治则：清热解毒，祛风通络，柔肝养肝。

方药：一贯煎加减。

贯众、败酱草、大蓟、小蓟、白芍、沙参、麦冬、山茱萸、生地黄、羌活、川芎、丹参。

15. 清热通淋解毒法

主症：小便淋痛，尿频、尿少或会阴部坠胀不适，或有关节疼痛，目赤肿痛，苔白，脉弦细。

主治：赖特氏综合征、变应性肉芽肿性血管炎、反应性关节炎、显微镜下多血管炎等。

治则：清热解毒，通淋化浊。

方药：八正散加减。

瞿麦、扁蓄、小蓟、栀子、石韦、生地黄、竹叶、滑石、通草。

16. 清热固摄解毒法

主症：下肢或全身浮肿，尿血或蛋白尿，或长期腹泻、黎明泻，或有腹痛，但无里急后重感，腰痛或四肢关节痛。

主治：狼疮肾炎、紫癜性肾炎、肠病性关节炎。

治则：清热解毒，补肾固摄。

方药：五子衍宗丸加减或四神丸加减。

方一：贯众、蚤休、山萸肉、菟丝子、桑螵蛸、覆盆子、金樱子、枸杞子、五味子、芡实。（适用于狼疮肾炎或紫癜性肾炎）

方二：败酱草、白头翁、焦山楂、石榴皮、吴茱萸、肉豆蔻、补骨脂、熟附子、羌活、川芎、川牛膝。（适用于肠病性

关节炎)

17. 清热明目解毒法

主症：目赤肿痛反复发作，视物昏花，模糊不清，腰背拘急疼痛，或四肢大关节疼痛，或有小便淋痛不爽，苔黄，脉弦数。

主治：白塞病、强直性脊柱炎合并虹膜睫状体炎、干燥综合征、赖特氏综合征等。

治则：清热解毒，泻肝明目。

方药：龙胆泻肝汤加减。

夏枯草、龙胆草、蒲公英、栀子、生地黄、石斛、谷精草、青葙子、草决明、野菊花、干姜、甘草。

18. 清热除疹解毒法

主症：头面、前胸、项背或四肢出现红斑皮疹，表面有鳞屑，奇痒难忍，或有肌痛、肌无力，关节痛，舌红苔黄，脉弦数。

主治：皮肌炎、银屑病关节炎、过敏性血管炎等。

治则：清热解毒，散风活血。

方药：白疕除疹汤加减。

金银花、连翘、丹皮、紫草、生地榆、蝉蜕、槐米、地肤子、苏木、红花。

特别提醒：清热解毒药多苦寒，一定要顾护好脾胃。任何一种药物都有"宜"与"忌"，当用苦寒而不用，过于顾虑克伐脾胃，只在一些轻清之品中打圈子，会错过病机而延误疗效。所以应选用一些温中和胃之品，如荜澄茄、荜茇、川椒、小茴香、白芥子、片姜黄、生姜、大枣、砂仁等佐药顾护脾胃。对幼儿风湿病患者，古人有"夫苦寒药，儿科之大禁"之戒，故小儿和脾胃虚弱的患者更需配伍固护脾胃的药物。

参 考 文 献

[1] 李文敬. 实用风湿病学 [M]. 济南：山东科技出版社，1988：84-96.

［2］施桂英. 非甾体类抗炎药物的研究和风湿病治疗的进展 ［J］. 风湿病学杂志，1996，2：54-55.

［3］孙凌云. 分子风湿病学 ［M］. 呼和浩特：内蒙古人民出版社，1997.

第二章　常用清热解毒药

1. 金银花

别名：双花、二花、忍冬花、银花、金花、金藤花等。

性味：味甘，性寒。

归经：入肺、心、胃经。

功用：清热解毒，消痈散肿，凉血止痢。

主治：温病发热、热毒血痢、痈肿疔疮、喉痹丹毒。

药理作用：具有抗金黄色葡萄球菌、溶血性链球菌、痢疾杆菌，以及抗流感病毒、疱疹病毒作用。

适应证：一切风湿免疫性疾病。

常用量：15～30g。

2. 忍冬藤

别名：忍冬草、千金藤、水杨藤、通灵草等。

性味：味甘，性寒。

归经：入心、肺经。

功用：清热解毒，通络。

主治：温病发热、疮痈肿毒、热毒血痢、风湿热痹。

药理作用：同金银花。

常用量：10～30g。

适应证：一切风湿免疫性疾病。

3. 蒲公英

别名：蒲公草、蒲公丁、婆婆丁、仆公英、孛孛丁菜等。

性味：味苦甘，性寒。

归经：入肝、胃经。

功用：清热解毒，消痈散结。

主治：乳痈、肺痈、肠痈、痄腮、瘰疬、疔毒疮肿、目赤肿痛、感冒发热、咳嗽、咽喉肿痛、胃炎、肠炎、痢疾、肝炎、胆囊炎、尿路感染、癌肿、蛇毒咬伤。

药理作用：具有多种抗菌作用及抗肿瘤作用。

适应证：反应性关节炎、赖特氏综合征、白塞病、强直性脊柱炎、干燥综合征、血管炎、虹膜睫状体炎等。

常用量：15～30g。

4. 穿心莲

别名：一见喜、春莲夏柳、万病仙草、苦胆草、竹节黄等。

性味：味苦，性寒。

归经：入心、肺、大肠、膀胱经。

功用：清热解毒，泻火燥湿。

主治：风热感冒、温病发热、肺热咳喘、百日咳、肺痈、咽喉肿痛、湿热黄疸、淋证、丹毒、疮疡痈肿、湿疹、蛇毒咬伤。

药理作用：对金黄色葡萄球菌、溶血性链球菌等具有抑制作用；有抗氧化自由基损伤作用。

适应证：反应性关节炎、赖特氏综合征、风湿热、风湿性关节炎、斯蒂尔病、成人斯蒂尔病、血管炎等。

常用量：15～20g。

5. 蚤休

别名：重台、重楼、草河车、七叶一枝花、紫河车、白河车等。

性味：味苦，性寒。

归经：入肝经。

功用：清热解毒，消肿止痛，凉肝定惊，解蛇毒。

主治：痈肿疮毒、咽肿、喉痹、乳痈、蛇毒咬伤、跌打伤痛、肝热抽搐。

药理作用：有抗菌、抗炎、抗肿瘤及抗氧化作用。

适应证：反应性关节炎、赖特氏综合征、风湿热、风湿性关节炎、系统性红斑狼疮、血管炎等。

常用量：15～20g。

6. 连翘

别名：空翘、落翘、空壳、旱莲子等。

性味：味苦，性微寒

归经：入肺、心、胆经。

功用：清热解毒，消肿散结，排脓。

主治：风热感冒、温病、热淋尿闭、痈疮肿毒、瘰疬瘿瘤、喉痹。

药理作用：对多种细菌均有明显抑制作用；有抗氧化作用。

适应证：盘状红斑狼疮、系统性红斑狼疮、斯蒂尔病、成人斯蒂尔病、皮肌炎、多发性肌炎、结节性红斑、脂膜炎、银屑病关节炎、血管炎、白塞病。

常用量：15～30g。

7. 贯叶连翘

别名：过路黄、小钟黄、小队叶草、赶山鞭、千层楼。

性味：味苦、涩，性平。

归经：入肝经。

功用：清热解毒，收敛止血，利湿，调经，通乳。

主治：咽炎疼痛、目赤肿痛、口鼻生疮、痈疖肿毒、尿路感染、月经不调、乳汁不下、外伤出血、咯血、吐血、肠风下血、崩漏、黄疸、烫火伤。

药理作用：与连翘同。

适应证：盘状红斑狼疮、系统性红斑狼疮、斯蒂尔病、成人斯蒂尔病、皮肌炎、过敏性紫癜、脂膜炎、银屑病关节炎、反应性关节炎、赖特氏综合征、血管炎、白塞病。

常用量：10～20g。

8. 黄连

别名：王连，支连。

性味：味苦，性寒

归经：入心、肝、胃、大肠经。

功用：清热泻火，燥湿解毒。

主治：血热吐衄、湿热胸痞、泄泻、痢疾、心火亢盛之心烦失眠、胃热呕吐、肝火目赤肿痛、热毒疮疡、疔毒走黄、牙龈肿痛、口舌生疮、湿疹、烫伤。

药理作用：对多种细菌均有明显抑制作用；具有抗血小板聚集及抗肿瘤作用。

适应证：血管炎、白塞病、虹膜睫状体炎、肠病性关节炎、扁平苔藓、过敏性紫癜、赖特氏综合征等。

常用量：6~10g。

9. 紫花地丁

别名：地丁、地丁草、紫地丁、犁头草、羊角子、独行虎等。

性味：味苦、辛，性寒。

归经：入心、肝经。

功用：清热解毒，凉血消肿。

主治：疔疮痈疽、丹毒、痄腮、乳痈、肠痈、瘰疬、湿热泻痢、黄疸、目赤肿痛、蛇毒咬伤。

药理作用：具有抗炎、抗病毒及抗氧化作用；具有调节免疫作用。

适应证：反应性关节炎、赖特氏综合征、干燥综合征、肠病性关节炎、血管炎等。

常用量：15~20g。

10. 黄柏

别名：黄檗、檗木、檗皮等。

性味：味苦，性寒。

归经：入肾、膀胱、大肠经。

功用：清热燥湿，泻火解毒。

主治：湿热痢疾、泄泻、黄疸、梦遗、淋浊、带下、骨蒸劳热、痿痹、口舌生疮、目赤肿痛、痈疽疮毒、皮肤湿疹。

药理作用：对金黄色葡萄球菌、痢疾杆菌、伤寒杆菌等均有抑制作用；对某些真菌有抑制作用。

适应证：反应性关节炎、赖特氏综合征、肠病性关节炎、白塞病、痛风等。

常用量：6～15g。

11. 黄芩

别名：子芩、条芩、元芩、宿芩、黄文。

性味：味苦，性寒。

归经：入心、肝、胆、大肠经。

功用：清热泻火，燥湿解毒，止血。

主治：肺热咳嗽、热病烦渴、肝火头痛、目赤、湿热黄疸、泻痢、热淋、吐血、痈肿疔疮。

药理作用：对革兰阳性及阴性菌均有抑制作用；对流感病毒、乙肝病毒也有抑制作用。

适应证：白塞病、赖特氏综合征、痛风、自身免疫性肝病等。

常用量：5～15g。

12. 大黄

别名：将军、蜀大黄、锦纹、川军、生军、黄良。

性别：味苦，性寒。

归经：入肝、脾、大肠经。

功用：泻下攻积、清湿热、泻火解毒、退黄、下瘀血、破癥瘕。

主治：宿食停滞、便秘、热结胸痞、湿热泻痢、黄疸、淋病、目赤、咽喉肿痛、口舌生疮、胃热呕吐、吐血、衄血、咯血、便血、尿血、蓄血、经闭、产后瘀滞腹痛、癥瘕积聚、跌打损伤、热毒痈疡、丹毒、烫伤。

药理作用：对多种革兰阳性及阴性菌均有抑制作用；有止血、保肝、利胆作用。

适应证：血管炎、白塞病、盘状红斑狼疮、系统性红斑狼疮有明显红斑皮损者、银屑病性关节炎、皮肌炎、痛风、结节性红斑、脂膜炎等。

常用量：5～12g。

13. 田基黄

别名：地耳草、跌水草、雀舌草、寸金草、光明草、田边菊、观音莲。

性味：味甘、微苦，性寒。

归经：入肝、胆、大肠经。

功用：清热利湿，解毒散瘀，消肿止痛。

主治：湿热黄疸、痢疾、肠痈、肺痈、痈疖肿毒、乳蛾、口疮、跌打损伤、毒蛇咬伤。

药理作用：对金黄色葡萄球菌、乙型溶血性链球菌、伤寒杆菌、铜绿假单胞菌、白喉杆菌等均有不同程度的抑制作用。

适应证：血管炎、白塞病、反应性关节炎、赖特氏综合征、肠病性关节炎、痛风、骨关节炎、类风湿关节炎、滑膜炎。

常用量：15～20g。

14. 板蓝根

别名：靛青根、蓝靛根。

性味：味苦，性寒。

归经：入心、肝、胃经。

功用：清热解毒，凉血利咽。

主治：温毒发斑、高热咽痛、大头瘟疫、烂喉丹痧、丹毒、痄腮、喉痹、疮肿、水痘、麻疹、肝炎、流感。

药理作用：对多种革兰阳性及阴性菌有抑制作用；对流感病毒和乙肝病毒有抑制作用。

适应证：反应性关节炎、赖特氏综合征、风湿性关节炎、类风湿关节炎、系统性红斑狼疮、皮肌炎、多发性肌炎、幼年特发性关节炎、骨关节炎、血管炎、斯蒂尔病、成人斯蒂尔病、滑膜炎、自身免疫性肝病等。

常用量：15～20g。

15. 大青叶

别名：蓝叶、蓝菜。

性味：味苦，性寒。

归经：入心、肝、肺、胃经。

功用：清热解毒，凉血消斑。

主治：伤寒斑疹、瘟疫、时行热毒、丹毒、喉痹、泻痢、黄疸、口疮、痄腮、痈肿。

药理作用：有广谱抗菌作用；对流感病毒、腮腺炎病毒有抑制作用。

适应证：反应性关节炎、赖特氏综合征、血管炎、系统性红斑狼疮、皮肌炎、多发性肌炎、干燥综合征、斯蒂尔病、成人斯蒂尔病、自身免疫性肝病等。

常用量：15～30g。

16. 白花蛇舌草

别名：蛇舌草、蛇舌癀、千打捶、羊须草、鹤舌草、蛇针草。

性味：味苦、甘，性寒。

归经：入心、肺、肝、大肠经。

功用：清热解毒，利湿，抗癌。

主治：肺热喘咳、咽喉肿痛、痈肿疮疡、湿热黄疸、热淋涩痛、毒蛇咬伤、痢疾、肠炎、癌肿。

药理作用：抗菌作用较弱，有抗肿瘤作用及保肝、利胆作用。

适应证：系统性红斑狼疮、盘状红斑狼疮、血管炎、白塞病、皮肌炎、多发性肌炎、斯蒂尔病、成人斯蒂尔病、系统性硬化病、结节性红斑、风湿热、脂膜炎、过敏性紫癜等。

常用量：15～30g。

17. 半枝莲

别名：通经草、紫连草、并头草、牙刷草、偏头草、四方草。

性味：味辛、苦，性寒。

归经：入肺、肝、肾经。

功用：清热解毒，散瘀止血，利尿消肿。

主治：热毒痈肿、咽喉肿痛、肺痈、肠痈、瘰疬、毒蛇咬伤、跌打损伤、吐血、衄血、血淋、水肿、腹水及癌症。

药理作用：对金黄色葡萄球菌、铜绿假单胞菌、福氏痢疾杆菌、伤寒杆菌有抑制作用；有调节免疫作用。

适应证：系统性红斑狼疮、盘状红斑狼疮、血管炎、白塞病、原发性抗磷脂综合征、巨细胞动脉炎、复发性多软骨炎、结节性动脉炎、大动脉炎、结节性红斑、皮肌炎、脂膜炎、过敏性紫癜等。

常用量：15～30g。

18. 大血藤

别名：红藤、血藤、黄省藤。

性味：味苦，性平。

归经：入肝、大肠经。

功用：清热解毒，祛风除湿，活血止痛。

主治：肠痈、乳痈、痢疾、热毒疮疡、跌打损伤、风湿痹痛。

药理作用：对金黄色葡萄球菌、乙型链球菌、铜绿假单胞菌有抑制作用；能抑制血小板聚集。

适应证：风湿性关节炎、类风湿关节炎、幼年特发性关节炎、复发性多软骨炎、巨细胞动脉炎、风湿性多肌痛、纤维肌痛综合征、强直性脊柱炎、骨关节炎、颈椎病、腰椎病、滑膜炎等。

常用量：15～30g。

19．虎杖

别名：大虫杖、苦杖、酸杖、斑杖、杜中膝、斑根。

性味：味苦、酸，性微寒。

归经：入肝、胆经。

功用：清热利湿，解毒，活血散瘀，止咳化痰。

主治：风湿痹痛、疮疡肿毒、毒蛇咬伤、跌打损伤、水火烫伤、湿热黄疸、淋浊带下、肺热咳嗽、癥瘕积聚。

药理作用：对金黄色葡萄球菌、铜绿假单胞菌有抑制作用；有泻下、止咳、降压作用。

适应证：类风湿关节炎、强直性脊柱炎、骨关节炎、原发性抗磷脂综合征、幼年特发性关节炎、结节性红斑、复发性多软骨炎、巨细胞动脉炎、结节性多动脉炎、大动脉炎、血管炎等。

常用量：15～20g。

20．拳参

别名：紫参、拳头参、回头参、疙瘩参、刀剪药、刀枪药。

性味：味苦，性微寒。

归经：清热利湿，解毒散结，凉血止血。

主治：肺热咳嗽、痈肿疮毒、热病惊痫、赤痢热泻，吐血衄血，痔疮出血。

药理作用：对金黄色葡萄球菌、铜绿假单胞菌、溶血性链球菌、痢疾杆菌、脑膜炎双球菌有抑制作用；有止血作用。

适应证：风湿性关节炎、肠病性关节炎、痛风、过敏性紫癜。

常用量：15～30g。

21．垂盆草

别名：山护花、狗牙草、佛指甲、地蜈蚣草。

性味：味甘淡、微酸，性凉。

归经：入肺、肝、大肠经。

功用：清热解毒，利湿退黄。

主治：湿热黄疸、肺痈、淋证、疮疖肿毒、咽喉肿痛、口腔溃疡、毒蛇咬伤、水火烫伤、湿疹、带状疱疹。

药理作用：有保肝作用；能抑制 T 细胞介导的移植物抗宿主反应。

适应证：风湿性关节炎、反应性关节炎、赖特氏综合征、干燥综合征、系统性硬化病、白塞病、肠病性关节炎等。

常用量：15～30g。

22. 半边莲

别名：急解索、蛇利草、细米草、半边菊、半边线、半边旗。

性味：味甘，性平。

归经：入心、肺、小肠经。

功用：清热解毒，利水消肿。

主治：痈肿疔疮、扁桃体炎、湿热黄疸、毒蛇咬伤、跌打损伤、阑尾炎、肠炎、肾炎、湿疹、肝硬化腹水及多种癌症。

药理作用：有利尿作用及抗蛇毒作用。

适应证：系统性红斑狼疮、风湿热、风湿性关节炎、系统性硬化病、原发性抗磷脂综合征、肠病性关节炎、自身免疫性肝病、血管炎等。

常用量：15～30g。

23. 金钱草

别名：蜈蚣草、地蜈蚣、过边黄、铜钱草、对坐草。

性味：味甘、微苦，性凉。

归经：入肝、胆、肾、膀胱经。

功用：清热解毒，利水通淋，散瘀消肿。

主治：肝胆及泌尿系结石、湿热黄疸、肾炎水肿、疮毒痈肿、跌打损伤、毒蛇咬伤。

药理作用：有利胆作用及抑菌、抗炎作用。

适应证：狼疮肝、狼疮肾炎、自身免疫性肝病、白塞病、过敏性紫癜肾炎等。

常用量：15～60g。

24. 败酱草

别名：鹿肠、鹿首、马草、泽败、败酱、苦菜、观音菜。

性味：味辛、苦，性微寒。

归经：入肝、胃、大肠经。

功用：清热解毒，活血排脓。

主治：肺痈、肠痈、痢疾、产后瘀滞腹痛。

药理作用：有抗菌、抗肝炎病毒作用及抗肿瘤作用。

适应证：肠病性关节炎、自身免疫性肝病、狼疮性肝病。

常用量：15～30g。

25. 野菊花

别名：山菊花、千层菊、黄菊花。

性味：味苦、辛，性凉。

归经：入肺、肝经。

功用：清热解毒，疏风平肝。

主治：风热感冒、咽喉肿痛、疔疮痈疽、丹毒、目赤羞明。

药理作用：有抗菌、消炎作用及降血压作用；可增强吞噬细胞功能。

适应证：反应性关节炎、赖特氏综合征、风湿性关节炎、血管炎、白塞病、强直性脊柱炎合并虹膜睫状体炎等。

常用量：10～15g。

26. 四季青

别名：冬青叶、四季青叶。

性味：味苦、涩，性凉。

功用：清热解毒，活血止血，生肌敛疮。

主治：肺热咳嗽、咽喉肿痛、痢疾、腹泻、胆道感染、尿路感染、热毒痈肿、烧烫伤、外伤出血。

药理作用：有广谱抗菌作用及抗肿瘤作用。

适应证：风湿性关节炎、风湿热、血管炎、多发性大动脉炎等。

常用量：15～30g。

27. 金果榄

别名：金苦榄、金银袋、金牛胆、地苦胆、青牛胆。

性味：味苦，性寒。

归经：入肺、胃经。

功用：清热解毒，消肿止痛。

主治：咽喉肿痛、口舌糜烂、白喉、疟腮、热咳失音、痈疽疔毒、毒蛇咬伤。

药理作用：有抗菌、消炎作用。

适应证：风湿性关节炎、干燥综合征、白塞病等。

常用量：6～12g。

28. 射干

别名：乌扇、乌蒲、鬼扇、扁竹根、开喉箭。

性味：味苦、辛，性寒。

归经：入肺、肝经。

功用：清热解毒，祛痰利咽，消瘀散结。

主治：咽喉肿痛、痰壅咳喘、瘰疬结核、痈肿疮毒。

药理作用：有抗真菌作用；对流感病毒、疱疹病毒有抑制作用。

适应证：风湿性关节炎、干燥综合征、白塞病等。

常用量：10～20g。

29. 贯众

别名：贯节、贯渠、贯中、贯钟、贯仲、黄钟。

性味：味苦、涩，性微寒，有小毒。

归经：入肺、胃经。

功用：清热解毒，凉血止血，杀虫。

主治：风热感冒、温热斑疹、吐血、咯血、便血、崩漏、带下。

药理作用：有抗菌、抗流感病毒及抗肿瘤作用。

适应证：系统性红斑狼疮、皮肌炎、多发性肌炎、干燥综合征、系统性硬化病、多发性大动脉炎、斯蒂尔病、成人斯蒂尔病。

常用量：10～15g。

30. 山豆根

别名：苦豆根、广豆根、南豆根、小黄连。

性味：味苦，性寒，有小毒。

归经：入心、肺、胃经。

功用：清热解毒，利咽消肿，止痛，杀虫。

主治：咽喉肿痛、齿龈肿痛、肺热咳嗽、烦渴、黄疸、热结便秘、肿瘤、蛇毒咬伤。

药理作用：对金黄色葡萄球菌、痢疾杆菌、结核杆菌有抑制作用；有抗肿瘤及保肝作用。

适应证：风湿性关节炎、干燥综合征、扁平苔藓、白塞病等。

常用量：10～15g。

31. 地锦草

别名：血见愁草、草血竭、铁线草、血风草、马蚁草、奶花草。

性味：味辛，性平。

归经：入肝、大肠经。

功用：清热解毒，利湿退黄，凉血止血。

主治：痢疾、腹泻、黄疸、咯血、吐血、尿血、便血、崩漏、跌打肿痛、热毒疮疡。

药理作用：对金黄色葡萄球菌、溶血性链球菌、白喉杆菌、铜绿假单胞菌均有明显抑制作用；有止血、止泻作用。

适应证：肠病性关节炎、强直性脊柱炎、银屑病关节炎、痛风等。

常用量：10～30g。

32. 土茯苓

别名：白余粮、红萆薢、过山龙、土苓、红土苓。

性味：味甘、淡，性平。

归经：入肝、胃经。

功用：清热除湿，泄浊解毒，通利关节。

主治：恶疮痈肿、瘰疬、瘿瘤、淋浊、泄泻、湿疹疥癣。

药理作用：对金黄色葡萄球菌、溶血性链球菌、伤寒杆菌、铜绿假单胞菌、白喉杆菌均有抑制作用。

适应证：风湿性关节炎、类风湿关节炎、幼年特发性关节炎、骨关节炎、痛风、白塞病以外阴溃疡为主等。

常用量：15～30g。

33. 玄参

别名：重台、玄台、元参、野萝卜。

性味：味甘、苦、咸，性微寒。

归经：入肺、胃、肾经。

功用：清热凉血，滋阴降火，解毒散结。

主治：温热病热入营血、烦渴、发斑、吐血衄血、咽喉肿痛、瘰疬痰核、痈疽疮毒、目涩赤痛、津伤便秘。

药理作用：对金黄色葡萄球菌、乙型溶血性链球菌、白喉杆菌、铜绿假单胞菌、伤寒杆菌均有抑制作用；有增强免疫及抗氧化作用。

适应证：风湿性关节炎、干燥综合征、风湿热、系统性红斑狼疮、斯蒂尔病、成人斯蒂尔病、赖特氏综合征等。

常用量：10～15g。

34. 鸭跖草

别名：鸡舌草、鸭脚草、耳环草、竹叶草、蓝姑草。

性味：味甘、淡，性寒。

归经：入肺、胃、膀胱经。

功用：清热凉血，利水消肿。

主治：风热感冒、热病烦渴、痈肿疔毒、热淋涩痛。

药理作用：对金黄色葡萄球菌、痢疾杆菌有抑制作用；有解热、保肝作用。

适应证：风湿热、风湿性关节炎、干燥综合征、赖特氏综合征等。

常用量：15～30g。

35. 了哥王

别名：九信菜、九信药、了哥麻、山棉皮、山石榴。

性味：味苦、辛，性寒，有小毒。

归经：入肺、脾经。

功用：清热解毒，散结逐瘀，利水杀虫。

主治：肺炎、支气管炎、腮腺炎、咽喉炎、淋巴结炎、乳腺炎、风湿性关节炎、痈疽疮毒、水肿臌胀、跌打损伤。

药理作用：具有抗菌、抗炎镇痛、抗病毒及抗癌作用。

适应证：风湿热、风湿性关节炎、类风湿关节炎、幼年特发性关节炎、骨关节炎、强直性脊柱炎、痛风等。

常用量：10～20g。

36. 豨莶草

别名：火莶、豨莶、虎膏、猪膏莓、黏糊菜、风湿草。

性味：味苦、辛，性寒，有小毒。

归经：入肝、肾经。

功用：清热解毒，祛风湿，通经络。

主治：风湿痹痛、筋骨不利、腰膝无力、湿热黄疸、痈肿疮毒、风疹湿疮。

药理作用：对金黄色葡萄球菌有较强抑制作用；有镇痛及降压作用。

适用证：风湿性关节炎、骨关节炎、类风湿关节炎、幼年特发性关节炎、滑膜炎等。

常用量：10～20g。

37. 栀子

别名：木丹、枝子、支子、黄栀、山栀、越桃。

性味：味苦，性寒。

归经：入心、肝、肺、胃、三焦经。

功用：泻火除烦，清热利湿，凉血解毒。

主治：热病心烦、肝炎目赤、口舌生疮、湿热黄疸、疮疡肿毒、淋证、吐血、衄血、扭伤肿痛。

药理作用：具有解热、抗菌、抗流感病毒作用；有保肝、利胆作用。

适应证：风湿热、盘状红斑狼疮、系统性红斑狼疮、干燥综合征、赖特氏综合征、斯蒂尔病、成人斯蒂尔病、皮肌炎、银屑病关节炎、结节性红斑、痛风、白塞病、扁平苔藓、过敏性紫癜、痛风、血管炎等。

常用量：6～12g。

38. 白头翁

别名：白头公、野丈人。

性味：味苦，性寒。

归经：入肾、大肠经。

功用：清热解毒，凉血止痢。

主治：赤白痢疾、血痔、鼻衄、眼目赤痛、痈疮、瘰疬、湿疹、带下、阴痒。

药理作用：对金黄色葡萄球菌、铜绿假单胞菌、痢疾杆菌、伤寒杆菌、沙门氏杆菌有显著抑制作用；有抗阿米巴原虫作用。

适应证：赖特氏综合征、肠病性关节炎、结节性红斑、脂膜炎、痛风、血管炎等。

常用量：15～30g。

39. 猫爪草

别名：猫爪儿草。

性味：味甘、辛，性平。

归经：入肝、肺经。

功用：泻火解毒，化痰散结。

主治：瘰疬结核、咽炎、疔疮、蛇毒咬伤。

药理作用：对金黄色葡萄球菌、痢疾杆菌、结核杆菌有抑制作用；有镇咳祛痰作用及抗肿瘤作用。

适应证：风湿性关节炎、类风湿关节炎、幼年特发性关节炎、强直性脊柱炎、骨关节炎、银屑病关节炎等。

常用量：15～20g。

40.升麻

别名：周麻、鸡骨升麻、鬼脸升麻。

性味：味辛、甘，性微寒。

归经：入肝、脾、胃、大肠经。

功用：升阳举陷，清热解毒，发表透疹。

主治：中气下陷、时疫火毒、口疮咽痛、痈肿疮毒、麻疹不透、阳毒发斑、脱肛、子宫脱垂、久痢下重。

药理作用：对金黄色葡萄球菌、结核杆菌有抑制作用；有抑制血小板聚集、降低血压、减缓心率的作用。

适应证：皮肌炎、过敏性血管炎、过敏性紫癜、银屑病关节炎等。

常用量：10g。

41.马齿苋

别名：马齿草、马苋、马齿菜、五行草、九头狮子草。

性味：味酸，性寒。

归经：入肝、大肠经。

功用：清热解毒，凉血止痢，除湿通淋。

主治：热毒泻痢、疮疡痈疥、丹毒、痔血、热淋、赤白带下、崩漏、湿癣。

药理作用：对痢疾杆菌有显著的抑制作用；对金黄色葡萄球菌、伤寒杆菌也有抑制作用。

适应证：反应性关节炎、赖特氏综合征、肠病性关节炎等。

常用量：15～30g。

42.鱼腥草

别名：蕺菜、蕺。

性味：味辛，性微寒。

归经：入肺经。

功用：清热解毒，消痈排脓，通淋化浊。

主治：痈肿疮毒、肺痈痰喘、乳蛾、热淋。

药理作用：对金黄色葡萄球菌、肺炎链球菌、甲型溶血性链球菌、伤寒杆菌、结核杆菌、流感杆菌均有抑制作用；有利尿、止血作用。

适应证：风湿性关节炎、系统性红斑狼疮、赖特氏综合征、反应性关节炎、风湿热、肺间质纤维化、间质性肺炎等。

常用量：15～20g。

43. 千里光

别名：九里明、九里光、黄花母、九龙光、九领光。

性味：味苦，性寒。

归经：入肺、肝经。

功用：清热解毒，明目化湿。

主治：目赤肿痛、痈肿疮毒、风热感冒、湿疹、热痢。

药理作用：有广谱抗菌作用；对阴道滴虫有抑制作用。

适应证：强直性脊柱炎、白塞病合并有虹膜睫体炎者、干燥综合征、赖特氏综合征、系统性红斑狼疮。

常用量：15～30g。

44. 青黛

别名：靛花、青蛤粉。

性味：味咸，性寒。

归经：入肝经。

功用：清热解毒，凉血消斑，清泻肝火。

主治：温毒发斑、血热吐衄、火毒疮疡、小儿惊痫。

药理作用：对金黄色葡萄球菌、炭疽杆菌、痢疾杆菌、霍乱弧菌有抗菌作用；有抗癌、抗白血病作用。

适应证：系统性红斑狼疮、盘状红斑狼疮、银屑病关节炎、过敏性紫癜、结节性红斑、皮肤血管炎。

常用量：3～6g。

45. 漏芦

别名：和尚头、野兰、鹿骊、鬼油麻。

性味：味苦，性寒。

归经：入胃经。

功用：清热解毒，消痈肿，下乳汁。

主治：痈疽发背、瘰疬疮毒、乳汁不通。

药理作用：有显著抗氧化作用；可增强巨噬细胞吞噬作用；提高细胞免疫功能。

适应证：反应性关节炎、系统性红斑狼疮、血管炎、结节性红斑、脂膜炎、痛风、肠病性关节炎。

46. 山慈菇

别名：鹿蹄草、山茨菇。

性味：味甘、微辛，性凉。

归经：入肝、脾经。

功用：清热解毒，化痰散结。

主治：痈肿疮毒，瘰疬结核、咽喉肿痛、蛇虫毒、癥瘕积块。

药理作用：有抗癌、止咳、平喘及止痛作用。

适应证：系统性红斑狼疮、结节性红斑、脂膜炎、银屑病关节炎、白塞病、痛风、血管炎。

常用量：6～10g。

47. 水牛角

别名：牛角、丑角。

性味：味苦，性寒。

归经：入心、肝经。

功用：清热解毒，凉血定惊。

主治：温病高热、惊风、癫狂、血热斑疹、吐血衄血。

药理作用：有明显的解热、镇静、抗惊厥作用，还具有强心、降血压作用。

适应证：风湿热、系统性红斑狼疮、皮肌炎、成人斯蒂尔病、幼年特发性关节炎、银屑病关节炎、过敏性紫癜。

常用量：15～30g。

48. 羚羊角

别名：羚角、泠角。

性味：味咸，性寒。

归经：入肝、心经。

功用：清热解毒，平肝息风，清肝明目。

主治：高热神昏、惊痫抽搐、目赤肿痛、温毒发斑。

药理作用：有解热、镇静、抗惊厥作用；有降血压作用。

适应证：风湿热、系统性红斑狼疮、成人斯蒂尔病、幼年特发性关节炎、强直性脊柱炎、白塞病合并有眼炎症状者。

常用量：煎服 1～3g；研粉冲服 0.3～0.6g。

49. 白鲜皮

别名：千斤拔、白膻、金雀儿椒。

性味：味苦，性寒。

归经：入脾、胃、膀胱经。

功用：清热解毒，祛风燥湿。

主治：湿热疮毒、疥癣疮痒、风疹、湿疹、湿热黄疸、风湿热痹。

药理作用：有抗炎解热作用；对多种真菌有不同程度的抑制作用。

适应证：痛风、滑膜炎、银屑病关节炎、皮肤血管炎。

常用量：10～15g。

50. 苦参

别名：苦骨、地槐、水槐、野槐。

性味：味苦，性寒。

归经：入心、肝、胃、大肠、膀胱经。

功用：清热解毒，祛风燥湿。

主治：湿热泻痢、黄疸、湿疹、疥癣。

药理作用：对金黄色葡萄球菌、痢疾杆菌有明显抑制作用。对多种真菌有不同程度的抑制作用。

适应证：白塞病、肠病性关节炎、痛风。

常用量：10～15g。

参 考 文 献

［1］谢观. 中国医学大辞典［M］. 北京：商务印书馆，1934.

［2］南京中医学院，江苏省中医研究所. 中药学［M］. 北京：人民卫生出版社，1959.

［3］颜正华. 临床实用中药学［M］. 北京：人民卫生出版社，1984.

［4］周凤梧. 实用中药学［M］. 济南：山东科学技术出版社，1985.

［5］崔树德. 中药大全［M］. 哈尔滨：黑龙江科学技术出版社，1997.

［6］钟赣生. 中药学［M］. 第3版. 北京：中国中医药出版社，2012.

［7］山东中草药手册编写小组. 山东中草药手册［M］. 济南：山东人民出版社，1970.

第三章　清热解毒药的叠加配伍

清热解毒药的种类繁多，如何巧妙应用值得深思熟虑。用药如用兵，对于不同的疾病、不同的病情都要采取不同的战略战术。如何排兵布阵，需要充分发挥指战员的聪明智慧和作战经验，才能取得卓越的胜果。不能说用上一味或两味清热解毒药就算是会使用清热解毒法了。医者必须对每一味清热解毒药的药味、药性、药理作用、功能、主治以及适应证了如指掌，并对药味之间的叠加配伍有所了解，才能很好地发挥其协同作用，争取最佳的疗效。为此，笔者将常用的叠加配伍方法列举如下：

1. 金银花、大血藤叠加配伍

金银花药味甘寒清芳，性偏宣散，善治温病血热，内除脏腑之热毒，外治痈肿疮毒、斑疹疥癣，并无败胃伤正等副作用。其清热解毒之药力雄厚，几乎可以适用一切风湿类疾病。大血藤除了具有清热解毒作用外，还具有活血化瘀、祛风止痛功能，因此与金银花配伍，不仅可以增强清热解毒作用，更有助于改善风湿病症状。常用于风湿、类风湿、强直性脊柱炎、幼年特发性关节炎、痛风及骨性关节炎等。

2. 金银花、大血藤、虎杖叠加配伍

虎杖除了具有清热解毒作用以外，还兼有清利湿热、散瘀止痛功能，与金银花及大血藤配伍不仅能加强清热解毒作用，更有助于增强消肿止痛的功能。常用于类风湿关节炎、幼年特发性关节炎、骨关节炎、强直性脊柱炎、关节肿痛较为明显的患者。

3. 金银花、大血藤、虎杖、板蓝根叠加配伍

板蓝根除了具有较强的清热解毒作用外，还具有凉血消肿之功能，与金银花、大血藤、虎杖一起配伍，不仅极大地加强清热解毒作用，更有助于增强消肿散瘀的功能。常用于类风湿关节炎、幼年特发性关节炎、银屑病关节炎等关节有明显红肿疼痛者。

大血藤、虎杖、板蓝根等均为大苦大寒之品，容易碍胃滑肠，导致泄泻，因此，用药的同时必须配伍大剂温中和胃或温里补阳药，如荜澄茄、高良姜、吴茱萸、小茴香、附子、干姜、肉桂等，以确保用药稳妥。

4. 贯众、大青叶叠加配伍

贯众性苦微寒，善治时疫感冒，温毒发斑；大青叶善于凉血消斑。二者均具有较强的抗病毒作用，功能极为相似。其配伍可明显增强清热解毒作用，且有护肝作用。常适用于系统性红斑狼疮、皮肌炎、多发性肌炎、成人斯蒂尔病、自身免疫性血小板减少症、自身免疫性肝病。

5. 白花蛇舌草、半枝莲、连翘、牡丹皮叠加配伍

白花蛇舌草性味苦寒，其清热解毒之药力雄厚，兼有利湿通淋之功效，有抗肿瘤作用；半枝莲功同白花蛇舌草。二者配伍有协同作用。连翘清热解毒兼具清营凉血的功效，治疗温毒发斑功能突显。牡丹皮清热解毒、凉血活血，与连翘配伍，清热化斑之力更胜一筹。四药叠加对于盘状红斑狼疮及系统性红斑狼疮之红斑较为明显者最为适用；用于皮肌炎、结节性红斑、银屑病关节炎、皮肤血管炎、成人斯蒂尔病等也颇为贴切。

6. 白花蛇舌草、半枝莲、连翘、牡丹皮、青黛叠加配伍

青黛既可清热解毒，又善于凉血消斑，对于盘状红斑狼疮或系统性红斑狼疮红斑较为鲜艳者、皮肌炎及银屑病关节炎皮疹基底鲜红或属于红皮症类型者，与之配伍，药效定能凸显。

7. 白花蛇舌草、连翘、牡丹皮、水牛角、生石膏、羚羊角叠加配伍

水牛角功能清热解毒、凉血定惊，经常作为犀角代用品；羚羊角功能清热解毒、平肝息风与水牛角极为相似。二者配伍，清热凉血之力更胜一筹。生石膏功能清热泻火，与诸药配伍，对于系统性红斑狼疮或成人斯蒂尔病出现高热不退者最为适宜。

8. 金银花、大血藤、虎杖、猫爪草叠加配伍

猫爪草除具有清热解毒作用外，更具有化痰散结之功，与金银花、大血藤、虎杖配伍，不仅能增强清热解毒之功效，更有助于软坚散结，减轻骨摩擦。适用于骨质增生引起的各类骨性关节炎。

9. 金银花、大血藤、黄柏、田基黄叠加配伍

黄柏、田基黄除具有清热解毒作用外，还兼有燥湿、化湿之功效，与金银花、大血藤配伍，不仅能够增强清热解毒之功效，更有助于消肿除湿，对类风湿关节炎、骨关节炎、幼年特发性关节炎、痛风等下肢有明显关节肿胀或有关节积液者尤为适宜。

10. 黄芩、黄连、黄柏叠加配伍

三者均有清热解毒之功效。黄芩善清上焦火毒；黄连善清中焦实火；黄柏善除下焦湿热。三者合用，标本兼治，共奏清理三焦火热之功。对于白塞病、痛风、赖特氏综合征等最为适宜。

11. 黄芩、黄连、黄柏、熟大黄叠加配伍

大黄既有清热解毒作用，又兼具泻下利湿之效。与黄芩、黄连、黄柏配伍，不仅能增强清除三焦实热之功，更使邪有出路，随通便而得以清除，因此，更适用于白塞病兼有口腔或外阴溃疡的患者。

12. 苦参、龙胆草、金钱草叠加配伍

三药均有清热解毒、泻肝祛湿的作用，叠加配伍，适用于红斑狼疮性肝病或自身免疫性肝病、强直性脊柱炎或白塞病伴有眼炎症状者。

13. 黄芩、黄连、黄柏、熟大黄、苦参、龙胆草、金钱草叠加配伍

白塞病之重症，既有口腔溃疡又有外阴溃疡及虹膜睫状体炎。其病机属于湿热壅盛，非大苦大寒不能克其毒、制其热，故用四黄再加苦参、龙胆草、金钱草重叠使用，方可迅速控制症状。以上诸药均有碍胃滑肠的副作用，必须适当加入温中和胃药味，如荜澄茄、荜茇、吴茱萸、小茴香等；同时重用甘草，不仅益气和胃，且能起到免疫抑制的作用。

14. 白花蛇舌草、连翘、牡丹皮、山慈菇、漏芦叠加配伍

山慈菇功能清热解毒、化痰散结；漏芦功能清热解毒、消痈散结。二者功效极为相似，有叠加效果，与白花蛇舌草、连翘、牡丹皮等配伍，适用于结节性红斑、脂膜炎、硬皮病、具有红斑皮下硬结者、痛风伴有痛风结节者。

15. 射干、山豆根、四季青叠加配伍

射干功能清热解毒、祛痰利咽；山豆根清热解毒、消肿利咽。二者功用相似，有协同作有。四季青清热解毒药力更胜一筹。三者合用药性平和，无碍胃伤正之副作用，适用于各种风湿类疾病伴有慢性咽炎或扁桃体炎，或化验检查 ASO 持续增高者。

16. 射干、山豆根、穿心莲、金果榄叠加配伍

穿心莲性味苦寒，清热解毒，药力峻猛；金果榄清热解毒，善治痈肿疮毒、咽喉肿痛。四者合用，药力雄厚，适用于急性风湿热、幼年特发性关节炎全身型患者、成人斯蒂尔病伴有急性咽炎或扁桃体炎者。

17. 蒲公英、栀子叠加配伍

蒲公英功能清热解毒、消肿散结；栀子清热解毒、泻火除烦，二者合用治疗干燥综合征，效果极佳。从中西医结合的角度可以认为，蒲公英能够消除唾液腺的慢性炎症；栀子则可以清除内热，阻断耗精伤液之根源，从根本上进行治疗。

18. 玄参、胖大海、知母叠加配伍

干燥综合征经常会出现咽干、咳嗽、声音嘶哑等症状，这与咽炎、扁桃体炎不同，必须采用润肺利咽的方法方可治愈。玄参性味甘、苦、咸、微寒，功能清热解毒、滋阴降火；知母功能清热泻火、滋阴润燥。二者功用极为相似，具有协同作用。胖大海善于清热润肺、利咽开音。三者合用对该病干咳症状最为适用。

19. 蒲公英、夏枯草、野菊花、千里光叠加配伍

蒲公英善治湿热黄疸，有清肝明目作用；夏枯草、野菊花、千里光均有清肝泻火功能，善治目赤肿痛。四者合用，协同作用显著，适用于强直性脊柱炎、白塞病、干燥综合征、反应性关节炎等伴有眼炎症状患者。

20. 蒲公英、紫花地丁、板蓝根叠加配伍

紫花地丁功能清热解毒、凉血消肿，为治疗痈肿疔毒、瘰疬恶疮之圣药；与蒲公英合用，善治白塞病、系统性红斑狼疮、反应性关节炎等出现肛周脓肿、皮肤疖肿症状的患者。

21. 蚤休、鱼腥草叠加配伍

蚤休苦、微寒，具有清热解毒、消肿止痛功效，药理作用有抗肿瘤及抗氧化作用，善治咽喉肿痛、痈肿疔疮；鱼腥草也有清热解毒、消痈排脓的功效，善治肺痈吐脓、痰热喘咳。二者功能相似，有较好的协同作用，适用于一切风湿类疾病伴有间质性肺炎或肺间质纤维化患者。

22. 白头翁、败酱草、马齿苋叠加配伍

白头翁苦寒，功能清热解毒、凉血止痢，善治热毒血痢；马齿苋功能同白头翁；败酱草功能清热解毒、消肿排脓，善治肠痈、肺痈。三者配伍，适用于肠病性关节炎及反应性关节炎。

第四章 临证经验

第一节 红斑狼疮

【临证心法】

红斑狼疮有亚急性红斑狼疮（或称盘状红斑狼疮、皮肤型红斑狼疮）和系统性红斑狼疮（SLE）两种不同类型。前者只局限于皮肤的病变，没有内脏的损害；后者则是一种多系统、多脏器损害并伴有多种免疫学异常的自身免疫性疾病。本病多见于青壮年女性；起病方式不一，既可急性或暴发性起病，亦可呈慢性、隐匿性发病。中医病名统称为"蝶疮流注"。

中医治病当然要讲求辨证论治，这就要首先明确红斑狼疮的病因病机是什么。近代医家普遍认为，本病是因先天禀赋不足，感受外邪热毒，或内有蕴热，化生热毒，攻注肌肤，或损伤脏腑所致。如吴圣农教授认为"本病是先天肝肾不足而致内生阳毒邪火，气血阴阳之机失常，故肾阴亏虚为本病之本，邪毒亢盛为本病之标"。《赵炳南临床经验集》指出："本病发生多由于先天禀赋不足，或因七情内伤，劳累过度……致阴阳气血失于平衡，气血运行不畅，气滞血瘀，经络阻隔为本病的内因；另外，多数患者与曝晒于强烈日光有关……所以外受热毒是本病的条件，热毒入里，燔灼阴血，瘀阻经脉，伤于脏腑，蚀于筋骨则可以发病。""热伤血络，血热外溢，凝滞于肌肤，则见皮肤红斑；毒热凝滞，阻隔经络，则关节肿痛；毒热内攻犯脏，则五脏六腑均可以受累。""在治疗法则上以益气阴，调气血，活血化瘀通络，治其本；清热解毒，补肝肾养心安神，治其标"。这是非常精辟的总结，作者将这一治疗原则作为治疗本病的总纲，然后用以下的临床特点作为目，纲举目张，分而治之。

1. 皮肤红斑的治疗

皮肤红斑主要的病机是热壅血络，脉络破损，血凝肌肤。法当清热凉血，活血化瘀。但血热和血瘀亦有孰轻孰重之别。红斑色泽鲜艳者为血热甚于血瘀，应侧重于清热凉血。处方中应重用连翘、牡丹皮、水牛角、白花蛇舌草、栀子、紫草、大黄等，常用方剂如清瘟败毒饮、清营汤、凉营清气汤（丁甘仁方）。自拟处方如下：

白花蛇舌草20g，连翘20g，牡丹皮20g，栀子10g，水牛角15g，熟大黄10g，紫草15g，生地黄15g，赤芍20g，红花10g，荜澄茄12g，小茴香6g。

红斑色泽紫暗、色素沉着较为黯黑者为血瘀甚于血热，应侧重于活血化瘀。处方中应重用水蛭（或土鳖虫）、桃仁、红花等，常用方剂如大黄䗪虫丸加减方：

金银花20g，连翘20g，牡丹皮20g，半枝莲20g，熟大黄10g，土鳖虫10g，水蛭6g，桃仁10g，红花10g，赤芍20g，王不留行15g，荜澄茄12g。

一般用药3~6个月，皮肤红斑，尤其是颜面红斑可有明显改善。

手指及掌跖的红斑处理起来是比较棘手的，患者往往同时具有雷诺征阳性的表现。除了按上述原则进行治疗外，还应加入少量桂枝、白芥子，以调和营卫、温经通络。

2. 发热的治疗

发热是系统性红斑狼疮常见的临床症状。持续性的高热不退，往往是该病病情活动或继发感染的表现。单纯地依靠中药治疗是不可靠的，必须使用大剂量的激素和广谱抗生素来控制病情。比较常见的是大量使用激素后患者出现的低热，持续不解，与此同时，患者常有手足心热、烦躁不宁、自汗盗汗、失眠多梦等症状，这是使用激素以后造成阴阳失调的典型证候。使用滋阴凉血、养心安神法，不仅可以退热，更能有效地对抗激素引起的副作用。常用的处方有栀子百合汤：

生栀子 12g，莲子心 10g，牡丹皮 20g，知母 12g，百合 15g，五味子 10g，山茱萸 12g，生龙骨 30g，炒枣仁 30g，生地黄 15g，吴茱萸 5g，甘草 6g。

3. 蛋白尿的治疗

肾脏的损害是系统性红斑狼疮内脏损害中发生概率最高的。治疗狼疮肾最主要的难题就是如何控制蛋白尿。我们过去得到的经验是，必须在治疗本病总的原则下突出活血化瘀、突出收敛固摄的治疗法则。采用五子衍宗丸加减虽然也可收到一定效果，但其固摄的作用还是远远不够的，必须在此基础上增加桑螵蛸、金樱子、莲须、芡实等收涩药物，才能有显著成效。活血化瘀能够增加肾脏的血流量，改善肾功能，间接控制蛋白尿的渗出。如果小便中出现的红细胞或潜血比较多，可以暂时不用活血化瘀药，改用茜草、茺蔚子、三七等和血止血的药物，但最终还是要过渡到使用桃仁、赤芍、红花等活血化瘀药物，才能增加疗效。然而，这样的治疗方法也并非能立竿见影。控制蛋白尿是个难题，只要耐心坚持，一般 3～5 个月，多数患者会有明显改善。

4. 血小板减少的治疗

狼疮患者出现血小板减少的情况并不少见，有些患者血小板经常减少到 $5.0 \times 10^9/L$ 以下，那就具有一定的危险性，必须设法改善这种局面。单纯地增加激素的用量往往是无济于事的，考虑到血小板减少的原因，一是体内有抗血小板的自身抗体；二是自身的骨髓造血功能受到抑制。用中西医结合的观点加以辨证，我们认为，前者应该采用清热解毒的方法来削弱自身抗体；对于后者则应该采用补肾养血的方法来改善骨髓的造血功能。我们常用的方剂为益气增髓汤：

黄芪 20g，贯众 15g，蚤休 20g，当归 15g，熟地黄 20g，

西洋参 6g，山萸肉 12g，菟丝子 20g，鸡血藤 20g，吴茱萸 5g，甘草 6g，三七粉 6g（冲服）。

如果血小板减少到 5 万以下，可静脉注射人体免疫球蛋白 3～7 天，每次 16g 左右，待血小板总数提高到 5 万以上，加服以上中药则更为安全有效。

5. 肝损害、心功能不全的治疗

SLE 患者肝功能不正常的概率较小，预后是比较好的。一般服用中药 1～2 个月都会得到康复。白芍总苷对此类肝病确实有效，但我们认为服用中药汤剂比单纯服用白芍总苷效果更为快捷。我们使用的方剂是一贯煎加清热解毒药贯众、大青叶，同时应合用白芍、五味子。白芍的用量为 20～30g。

SLE 合并有心肌损害的患者比较少见，但此类患者的心功能一般都很差，病情多比较严重。其临床表现为动则心悸而喘，全身极度虚弱无力。其主要病机是热毒攻心，中气不足，肾不纳气。治疗法则应是清热解毒、益气养心、补肾纳气。我们常选用补中益气汤为主，适当加入清热解毒、补肾纳气的药味。应注意重用参、芪以补益中气；补肾纳气则重用补骨脂、巴戟天；如有条件可加用冬虫夏草或蛤蚧，效果更佳。

SLE 也可以合并有浆膜炎，如心包积液或胸腔积液等。但一般来说，这些积液多是少量的，如果出现明显的压迫症状，应按照中医的痰饮证加以辨证论治。

6. 脱发、乏力、月经不调的治疗

脱发、乏力、月经不调也是 SLE 常见的并发症，这充分反映本病本虚标实的一面，本虚即气血亏虚。SLE 出现月经不调主要是经期短、月经量少，甚至可以停经或闭经。这些都是衡量患者整体状况的重要指标。治疗法则当需气血双补，以八珍汤为主，但也不能忽略清热解毒、补益肝肾。

如果能够灵活掌握以上治疗红斑狼疮的纲和目，中药治疗该病获得全面缓解是完全可能的。

【验案举例】

病例一

石某，女，31岁，已婚，农民，山东聊城籍。

初诊：2008年5月12日。

病史：患者2年前曾因高烧持续不退，全身浮肿1月余，于当地医院检查确诊为系统性红斑狼疮，住院经使用泼尼松、环磷酰胺等治疗，一度病情好转。1年后因激素停用而病情复发，出现高热、全身浮肿，再度进入省某医院住院，住院期间，经肾穿刺活检，病理诊断为"狼疮肾Ⅳ型"，经大量甲强龙（每日40mg）并环磷酰胺冲击治疗，病情虽有好转，但下肢浮肿始终未能消退，尿蛋白定性持续（＋＋＋～＋＋＋＋）。3个月前又因双髋部剧烈疼痛，CT检查发现双侧股骨头无菌性坏死。目前自感全身乏力，纳呆腹胀，阵发心悸，两眼视物模糊，美卓乐减至每日12mg，环磷酰胺总量已达到10.8g，并加服骨化三醇、钙尔奇D治疗。

过去无其他病史，结婚已5年，无生育，停经已8个月。

查体：T 36.6℃，BP 150/90mmHg。颜面潮红，心肺无异常，肝脾未触及，腹部膨隆，有移动性浊音，双髋屈曲受限，走路需拄拐，两下肢明显凹陷性水肿，舌质淡，苔薄白，脉沉缓。

实验室检查：HGB 105g/L，WBC 2.8×10^9/L，RBC 3.6×10^9g/L，PLT 112×10^9/L，ESR 68mm/h，ANA 1：320（颗粒型），抗 ds-DNA（＋），抗 SS-A（＋），ALT 48U/L，AST 26U/L，TP 63.0g/L，ALb 30.5g/L，GLO 32.5g/L，BUN 9.32μmol/L，Cr 87.0μmol/L；尿常规：PRO（＋＋＋），BLD（＋＋）。

X线检查：双侧股骨头均有囊状骨质破坏，外形略扁；双侧髋关节间隙狭窄。

西医诊断：系统性红斑性狼疮继发双侧股骨头坏死。

中医诊断：蝶疮流注；骨蚀。

病机：热毒伤肾，肾失固摄，水湿泛滥。

处方：贯众 15g，蚤休 20g，黄芪 20g，山茱萸 12g，菟丝子 20g，大腹皮 15g，砂仁 10g，茯苓 30g，猪苓 20g，泽泻 20g，车前子 18g（包煎），吴茱萸 5g，甘草 6g。

水煎服，每日 1 剂，连服 6 日，停药 1 日。

西药继续口服美卓乐，每日 8mg，口服骨化三醇、氨基酸螯合钙。

2008 年 6 月 12 日复诊：患者自觉体力小有增进，腹胀减轻，食欲略有改善，两下肢浮肿明显减轻，移动性浊音消失，舌脉同前。

复查：HGB 116g/L，WBC 3.2×10^9/L，RBC 3.84×10^9/L，PLT 116×10^9/L，ESR 44mm/h，肝肾功能正常，TP 68.0g/L，ALb 36.0g/L，GLO 32.0g/L；尿常规：PRO（＋＋＋），BLD（＋）。

治则：清热解毒，健脾益气，补肾固摄。

处方：贯众 15g，蚤休 20g，黄芪 20g，山茱萸 12g，菟丝子 20g，茯苓 30g，莲须 9g，猪苓 20g，桑螵蛸 12g，覆盆子 20g，吴茱萸 5g，甘草 6g。服用方法同上。

西药美卓乐改为 6mg，钙剂同前。

2008 年 8 月 22 日复诊：患者体力持续改善，饮食增进，腹胀消除，无移动性浊音，两下肢浮肿已轻微，双髋痛，行动需扶持，苔厚白，脉象沉缓。

复查：HGB 120g/L，WBC 3.6×10^9/L，RBC 3.84×10^9/L，PLT 118×10^9/L，ESR 42mm/h，ANA 1：80（颗粒型），抗 ds-DNA（－），抗 SS-A（－），肝肾功能能正常，TP 74.0g/L，ALb 40.0g/L，GLO：34.0g/L；尿常规：PRO（＋＋），BLD（±）。

调整中药处方：贯众 15g，蚤休 20g，黄芪 20g，山茱萸 12g，菟丝子 20g，水蛭 6g，红花 10g，桑螵蛸 12g，覆盆子 20g，金樱子 15g，莲须 6g，吴茱萸 5g，芡实 20g，甘草 6g。

水煎服，服法同前。

西药改美卓乐为每日 4mg，钙剂同前。

2008 年 12 月 12 日复诊：病情基本同前，双髋疼痛已轻微，不拄拐可在室内缓步走动。

用药同前，嘱服药 2 个月后再诊。

2009 年 3 月 5 日复诊：患者自觉无不适。

复查：ESR 36mm/h；ANA 1：80（颗粒型），抗 ds-DNA（－）；TP 82.0g/L，ALb 45.5g/L，GLO：36.5g/L；尿常规：BLD（±）。

中药仍按 2008 年 8 月 22 日时处方不变，每 2 日服用 1 剂，巩固疗效。

西药改美卓乐每 2 日 4mg，钙剂同前。

病例二

陈某，男，53 岁，已婚，环卫工人，山东济南籍。

初诊：2014 年 5 月 20 日。

病史：颜面出现红斑 2 年，无季节性影响，日晒后易加重，局部轻痒，无其他不适。曾化验血常规、血液、肝功、ANA、ENA、抗 ds-DNA 均正常，病理检查符合红斑狼疮。曾服用泼尼松、羟氯喹、白芍总苷、雷公藤多苷等治疗，效果不显。

查体：前额、两眼眶周、两颞侧均见大米粒大小紫红色斑丘疹，分布较为密集，舌质暗红，苔黄厚，脉象缓滑。

实验室检查：血常规正常；ESR 12mm/h；ANA 1：80；抗 ds-DNA（－）；肝肾功（－）；尿（－）。

西医诊断：亚急性红斑狼疮。

中医诊断：葡萄疫。

病机：素体阳气偏盛，长期日光照射，蕴结化为热毒，攻注皮表，发为斑疹。

治则：清热解毒，凉血活血，疏风除疹。

处方：白花蛇舌草 20g，半枝莲 20g，连翘 20g，牡丹皮 20g，生地榆 20g，赤芍 20g，红花 10g，女贞子 12g，蝉蜕 10g，地肤子 20g，荜澄茄 12g。水煎服，每日 1 剂，连服 6 日，停药 1 日。

嘱改变工作时间，尽可能在黎明及傍晚时间活动，同时要注意防护，尽量避免日光照射。

2014 年 5 月 30 日复诊：颜面斑疹明显减少，但皮损明显凸起，高出皮表，舌脉同上。

中药处方调整：白花蛇舌草 20g，半枝莲 20g，连翘 20g，牡丹皮 20g，灯盏花 10g，生地榆 20g，莪术 12g，桃仁 10g，赤芍 20g，红花 10g，荜澄茄 12g。水煎服，服法同前。

2014 年 11 月 1 日复诊：颜面斑疹大部消退，无新起斑疹，且残余斑疹明显较前平整无凸起，舌质正常，苔白，脉象沉缓。

中药按 2014 年 5 月 30 日处方，每日 1 剂，连服 2 日，停药 1 日。

2015 年 3 月 2 日复诊：颜面皮疹完全消退，无反复，自觉无不适，舌脉同上。

嘱按原方隔日服用 1 剂，巩固疗效。

2015 年 7 月 28 日登门道谢，中药已停服 2 个月，病情无反复。

病例三

苏某，女，42 岁，汉族，已婚，会计师，山东青岛籍。

初诊：2004 年 10 月 30 日。

病史：主诉持续发热 40 余天。患者于 42 天前开始出现全身发热，体温在 37.8～39℃，两手指节及双膝疼痛，反复出现口腔溃疡，服用解热止痛药体温可降至正常，但不能持久，使用多种抗生素治疗效果不显。近期出现眼睑及下肢浮肿，于 2004 年 10 月 12 日入青岛某医院住院，诊断为 SLE。当时化验：HGB 104g/L，RBC 3.4×10^9/L，WBC 2.8×10^9/L，PLT 78×10^9/L，ANA 1：640（阳性，核仁型），抗 ds-DNA（＋），抗 SS-A（＋），ESR 110mm/h，ALT 46U/L。尿常规：PRO（＋＋＋），BLD（＋＋）。24h 尿蛋白定量：3.16g/L，尿量 1500mL。现已出院 7 天。住院时曾用甲强龙 80mg/d 静滴，以后改用地塞米松（DEX）40mg/d 静滴，并使用头孢类抗生素静滴，环磷酰胺（CTX）0.2g 静脉推注每周 2 次。目前体温正常，仍有膝关节疼痛，口腔溃疡偶发，全身乏力、多汗、心烦、失眠，月经 3 个月未来潮。现在服用美卓乐 40mg/d、雷公藤多苷 0.6g/d，同时服用洛丁新、帕夫林、钙剂等治疗。

查体：BP 176/100mmHg，神志清，精神不振，面颊潮红，行动可，脉象弦滑，舌质红，苔少，双下肢凹陷性水肿，雷诺征（＋）。

西医诊断：系统性红斑狼疮。

中医诊断：蝶疮流注；水肿。

病机：热毒炽盛，气阴两虚，内伤脏腑。

治则：清热解毒，凉血活血，补肾固摄。

处方：金银花 20g，蚤休 20g，板蓝根 20g，连翘 20g，楮实子 20g，水蛭 6g，红花 10g，赤芍 30g，猪苓 20g，桑螵蛸 12g，芡实 20g，荜澄茄 10g。水煎服，每日 1 剂，连服 6 日，停药 1 日。

西药改服泼尼松 50mg/d，阿法骨化醇 0.25g/d，钙尔奇 D 每日 1 片，余药停用。

2004 年 11 月 27 日复诊：诸症明显减轻，体温正常，下肢浮肿已轻微，仍感全身乏力，腰酸不适，舌质红，苔薄白，脉象弦滑。

复查：HGB 112g/L，RBC 4.2×10^9/L，WBC 3.6×10^9/L，PLT 98×10^9/L，ESR 65mm/h，肝肾功能正常；尿常规：PRO（＋＋），BLD（＋＋）。

原方去板蓝根、赤芍，加覆盆子 20g、菟丝子 20g、黄芪

20g、山茱萸12g。继续每周服药6天。泼尼松减为30mg/d。

2005年1月29日复诊：症状续有好转，下肢浮肿消失，仍有乏力，有时胸闷，稍有心悸，舌脉同前。

复查：血象正常，ESR：37mm/h；尿常规：PRO（－），BLD（＋＋）。

泼尼松减至10mg/d。

中药处方调整：贯众15g，大青叶20g，黄芪15g，楮实子15g，山茱萸12g，菟丝子20g，覆盆子20g，猪苓20g，茜草15g，桑螵蛸12g，莲须6g，芡实20g。水煎服，服法同前。

2005年2月26日复诊：自觉无任何不适，舌质红，苔薄白，脉弦。

复查：血象正常，ESR 32mm/h，ANA 1∶320，抗ds-DNA（－）；尿常规：PRO（－），BLD（＋）。

中药按原方继续服用，服法同前。泼尼松减至5mg/d。

2005年3月26日复诊：病情稳定，无任何不适。月经已来潮，但经量极少。舌质红，苔白，脉弦。

复查：血象正常，ESR 24mm/h，尿（－）。

中药按1月29日处方，去猪苓、茜草，加熟地20g、黄精15g。

每日1剂，连服2日，停药1日。西药泼尼松改为5mg/d。

病例四

樊某，女，17岁，未婚，学生，黑龙江海林市籍。

初诊：2010年3月20日。

病史：3年前因发热、心悸1月余在牡丹江某医院检查，确诊为系统性红斑狼疮，一直使用泼尼松、羟氯喹、白芍总苷等治疗，病情尚稳定。2个月前又因双髋疼痛，经MRI检查发现双侧股骨头坏死，乃停用激素，症状又日趋加重，全身乏力，心慌，动则胸闷气短，两侧耳鸣，头晕，视物模糊，脱发多，停经已3个月，双髋痛，走路不稳。

查体：BP 90/60mmHg，形体消瘦，精神不振，两肺呼吸音粗，心脏无杂音，心率 106 次/分，有早搏，肝脾无肿大，双下肢轻度浮肿，双手雷诺征（＋），舌质淡，苔厚白，脉象沉细数结代。

实验室检查：HGB 86g/L，WBC 3.2×10^9/L，RBC 3.86×10^9/L，PLT 97×10^9/L，ESR 102mm/h，ANA 1：1000，抗ds-DNA（＋），抗 SS-A（＋），抗 nRNP（＋），ALT 98mm/h，AST 26U/L，CK 88U/L，LDH 526U/L，HBDH 251U/L；尿常规：PRO（＋＋），BLD（＋）。

X线检查：双侧股骨头均见囊状骨质缺损，左股骨头外形略扁。

心电图检查：T 波改变（T 波普遍低平或倒置），室性早搏。

心脏B超检查：心包积液，肺动脉高压，二尖瓣、主动脉瓣轻度反流。

西医诊断：系统性红斑狼疮；心肌病；双侧股骨头继发性缺血坏死。

中医诊断：蝶疮流注；骨蚀；心悸；痰饮证。

病机：先天禀赋不足，内有蕴热，复感热毒，内外合邪，内蚀脏腑，外伤骨节。

治则：清热解毒，益气养心，祛痰逐饮。

处方：贯众 15g，蚤休 20g，白术 30g，泽泻 30g，猪苓 20g，茯苓 20g，五味子 10g，葶苈子 15g，白芍 30g，干姜 6g，甘草 6g，红参 6g，大枣 3 枚。

水煎服，每日 1 剂，连服 6 日，停药 1 日。

西药：吗替麦考酚酯 4 片/日，羟氯喹 4 片/日，骨化三醇、钙尔奇 D 等口服。

2010 年 5 月 11 日复诊：体力有增进，胸闷、心慌、气短明显减轻，耳鸣消失，头晕目眩轻微，余症同前，舌质正常，苔白，脉沉缓。

复查：HGB 108g/L，WBC 4.2×10⁹/L，RBC 3.86× 10⁹/L，PLT 120×10⁹/L，ESR 164mm/h，ANA 1∶640，抗 ds-DNA（－），ALT 58u/L，AST 52U/L，CK：28U/L，LDH 316U/L，HBDH 119U/L。尿常规：PRO（＋），BLD（＋＋）。

心电图检查：T波有改善，无早搏。

心脏B超检查：心包积液消失，肺动脉高压有改善。

中药改以清热解毒、益气养阴、补益肝肾、收敛固摄。

处方：贯众15g，大青叶20g，白芍30g，五味子10g，山茱萸12g，菟丝子20g，覆盆子20g，丹参20g，党参20g，麦冬10g，桑螵蛸12g，莲须6g，芡实20g。水煎服，服法同上。

西药改羟氯喹为2片/日，余药同前。

2010年8月3日复诊：自觉体力恢复良好，仅在劳累或上楼时稍有胸闷气短，月经已来潮，但经量很少，舌质尖红，苔薄白，脉象沉缓。

复查：血象正常，ESR 34mm/h；ANA 1∶100，抗 ds-DNA（－）；肝肾功（－）；尿常规：PRO（＋），BLD（＋）。

中药按5月11日处方去白芍、丹参，加水蛭6g、红花10g、骨碎补15g，服法同前。

西药同前。

2010年11月12日复诊：家人前来代述，平时无不适，仅在走路多或上下楼时双髋轻痛，走路较前平稳，多次复查尿常规，尿蛋白在（＋～±）。

嘱按原方隔日服用1剂，巩固疗效。西药吗替麦考酚酯减为2片/日。

2011年5月18日复诊：患者来信叙述病情稳定无特殊不适，多次查尿均正常，X线片复查双侧股骨头坏死较前有好转，已能继续上学，准备高考。

嘱中药每3日服用1剂。西药服用同前。

病例五

常某，女，33 岁，已婚，济南市某医院护士，住院号：47645。

初诊：2005 年 5 月 16 日。

病史：4 年前曾因持续发热，颜面及四肢出现红斑，在省立医院检查确诊为系统性红斑狼疮，一直服用醋酸泼尼松，每日 7.5mg，病情尚稳定。2005 年 5 月 6 日，足月妊娠行剖腹产一男婴，产后 4 天即出现发热，体温在 37.4～38.5℃，经使用抗生素及地塞米松静脉滴注，体温趋于稳定。于 5 月 16 日上午突然出现多次阵发性神昏、吐涎、四肢抽搐，每次持续 3～5 分钟，乃急诊收入住院。目前自觉全身乏力，头晕，胸闷憋气，视物模糊，纳呆，咽部有痰，咯吐不爽。

查体：T 38.2℃，BP 130/90mmHg，神志清醒，两侧面部有蝶形红斑，两手掌有散在小圆形红斑，两小腿散在结节性红斑，直径约 0.5cm，双侧瞳孔等大等圆，双肺呼吸音粗，心率 86 次/分，无杂音，颈软，病理反射（一），双下肢轻度浮肿，舌质淡红，苔黄腻，脉象沉细数。

实验室检查：HGB 140.9g/L，WBC 10.9×10^9/L，PLT 134×10^9/L，ANA：1∶640，抗 ds-DNA（＋），ESR 55mm/h，肾功（一）；尿常规：PRO（＋＋＋＋），BLD（＋＋＋）。

MRI 检查：示颅脑多发性梗死、缺血变性灶。

西医诊断：系统性红斑狼疮；继发性癫痫（狼疮脑）；狼疮肾。

中医诊断：蝶疮流注；痫证；尿浊。

病机：素体虚弱，气血不足，内有蕴热，又因产后失血，阴血亏虚，外邪乘虚入里化热，煎熬津液，蕴结化痰，痰火生风，风痰上扰，蒙蔽心窍，昏仆抽搐，口吐涎沫；热灼脉络，红斑显露。

治则：清热解毒，涤痰开窍，健脾益气。

处方：涤痰汤加味方。

柴胡 20g, 金银花 20g, 连翘 20g, 竹茹 10g, 枳实 12g, 茯苓 20g, 橘红 10g, 半夏 10g, 青礞石 30g, 石菖蒲 10g, 胆南星 6g, 西洋参 6g (单煎), 大枣 10 枚 (单煎), 羚羊角粉 0.6g (冲服)。水煎服, 每日 1 剂, 连服 6 日, 停药 1 日。

患者于住院后 2 小时又出现持续昏迷, 四肢抽搐不止, 乃给予异戊巴比妥 (阿米妥) 500mg, 溶于 20mL 生理盐水内静脉推注, 抽搐立即停止, 处于昏睡状态, 然后给予甘露醇 250mL 静滴, 每日给予甲强龙 1g 静滴, 清开灵 100mL 静滴, 罗红霉素 300mg 静滴。此后体温一直正常, 未再出现昏迷抽搐, 3 天后激素改用地塞米松 15mg/d 静滴, 清开灵停用, 口服钙剂及罗红霉素。患者住院 24 天后于 2005 年 6 月 9 日出院, 出院时激素改为口服泼尼松 60mg/d。

中药处方调整: 白花蛇舌草 20g, 半枝莲 20g, 连翘 20g, 牡丹皮 20g, 黄芪 20g, 生地黄 20g, 山茱萸 12g, 覆盆子 20g, 桑螵蛸 12g, 莲须 6g, 芡实 20g, 荜澄茄 12g。水煎服, 服法同上。

2005 年 7 月 10 日复诊: 病情稳定, 体温正常, 无癫痫发作, 但感全身乏力, 脱发多, 两手脚有木麻感, 视物模糊, 颜面仍有蝶形红斑, 两小腿红斑结节已轻微, 无新起皮损, 舌质淡, 苔白, 脉象沉缓。

复查: 血象正常, ESR 55mm/h, ANA 1:160, 抗 ds-DNA 109IU/mL, 肾功 (一); 尿常规: PRO (++), BLD (+++)。

中药按出院时处方加金樱子 15g, 服法同前。西药泼尼松减至 40mg/d。

2005 年 9 月 14 日复诊: 体力有增进, 口干, 右肘右髋时痛时止, 脱发减少, 下肢浮肿消退, 两小腿时有红斑结节轻起, 可自行消退, 颜面红斑如前, 舌脉同前。

尿常规: PRO (+), BLD (+)。

中药按出院时处方加五味子 10g、金樱子 15g。服法同前。

西药泼尼松减至 30mg/d。

2006 年 1 月 4 日复诊: 颜面红斑减轻, 右髋痛, 走路不稳。X线片显示右侧股骨头有囊状骨质破坏，外形略扁。

尿常规：PRO（-），BLD（+）。

中药处方调整：白花蛇舌草20g，连翘20g，牡丹皮20g，黄芪15g，川牛膝15g，水蛭6g，红花10g，骨碎补15g，莲须6g，芡实15g，荜澄茄12g。水煎服，服法同上。

西药泼尼松减至10mg/d。

2006年6月6日复诊：颜面仍有浅红斑，右髋轻痛，活动不受限，两小腿红斑结节消退无新起，舌质正常，苔白，脉象沉缓。

复查：血象正常，ESR 38mm/h，ANA 1∶100，抗ds-DNA（-），肝肾功（-）；尿常规：BLD（±）。

中药按1月4日复诊处方继续服用，每2日服用1剂，巩固疗效。西药泼尼松减至每日5mg。

病例六

孙某，女，45岁，已婚，农民，山东庆云县籍。

初诊：2009年1月20日。

病史：确诊SLE已7年；发现双侧股骨头坏死已2年。近20天，又有持续发热，颜面出现红斑，口腔溃疡，两侧肘、髋、膝关节痛，脱发多。停用激素已2年，现在只服羟氯喹（每日2片）及生骨中成药。

查体：T 38.6℃，两侧颜面及手指节均有紫红色斑，双髋屈曲及外展活动受限，走路不稳，舌质暗红，苔白厚，脉象滑数。

实验室检查：HGB 108g/L，WBC $10.65×10^9$/L；ESR 48mm/h；ANA 1∶640，抗ds-DNA（+），肝肾功（-）；尿常规：PRO（+++），BLD（+）。

X线检查：双侧股骨头均见片状骨质缺损，右股骨头略扁，双侧髋关节间隙变窄。

西医诊断：系统性红斑狼疮合并双侧股骨头缺血性坏死。

中医诊断：蝶疮流注；骨蚀。

中医病机：素体亏虚，内有蕴热伏邪，复感热毒，内外合邪，外灼皮表，内蚀脏腑、骨节，脉络瘀阻。

治则：清热解毒，清气凉营，活血化瘀。

处方：金银花20g，连翘20g，柴胡20g，黄芩12g，生石膏30g，知母15g，牡丹皮20g，白花蛇舌草20g，鬼箭羽15g，红花10g，雷公藤10g，荜澄茄12g。水煎服，每日1剂，连服6日，停药1日。

西药口服羟氯喹0.2g/d，双氯芬酸钠75mg/d，阿法骨化醇1片/日，钙尔奇D1片/日。

2009年2月17日复诊：体温正常，舌边、口颊有溃疡，颜面、两手指红斑，全身乏力，腰痛，双髋痛，停经近半年，舌质暗红，苔白厚，脉象缓滑。

尿常规：PRO（＋＋＋），BLD（＋）。

中药处方调整：白花蛇舌草20g，半枝莲20g，连翘20g，牡丹皮20g，雷公藤10g，山茱萸12g，覆盆子20g，土鳖虫10g，红花10g，桑螵蛸12g，莲须6g，芡实20g，荜澄茄12g。水煎服，服法同上。

西药停用双氯芬酸钠，余药同前。

2009年5月16日复诊：体温正常，颜面及两手指红斑明显减轻，关节痛已轻微，双髋活动较前灵活，脱发止，口腔溃疡仍有轻起，舌质暗红，舌边糜烂，苔白，脉象缓滑。

尿常规：PRO（＋＋），BLD（±）。

中药方按2月17日处方继服，服法同上。西药同前。

2009年9月5日复诊：颜面及两手指红斑已轻微，口腔溃疡偶有轻起，全身乏力，下肢轻肿，关节痛止，月经已来潮，但经量极少，舌质正常，苔白，脉象沉缓。

复查：血常规正常；ESR：9mm/h；ANA 1∶160，抗ds-DNA：（一）；肝肾功（一）；尿常规：PRO（＋＋），BLD（＋）。

中药处方调整：贯众15g，半枝莲20g，连翘20g，黄芪

15g，楮实子 15g，山茱萸 12g，覆盆子 20g，金樱子 15g，桑螵蛸 12g，莲须 6g，鬼箭羽 15g，红花 10g。水煎服，服法同上。

西药停服羟氯喹，只服阿法骨化醇、钙尔奇 D。

2010 年 3 月 20 日复诊：颜面及手指红斑消退，口腔溃疡偶有轻起，关节不痛，双髋关节活动度有改善，下肢消肿，体力有增进，月经量增多，苔白，脉沉缓。

复查：血象正常；ESR 12mm/h；ANA 1：100，抗 ds-DNA（—）；肝肾功（—）；尿常规：PRO（±）。

中药方按 9 月 5 日处方继服，每日 1 剂，连服 2 日，停药 1 日。

2010 年 7 月 24 日复诊：病情稳定，自觉无不适，舌脉同上。

复查：尿常规正常。X 线片示双侧股骨头骨质破坏有改善。

中药仍按原方隔日服用 1 剂，巩固疗效。

病例七

李某，女，47 岁，已婚，农民，济南商河籍。

初诊：2012 年 10 月 8 日。

病史：因反复发热，四肢肌肉疼痛，全身乏力 4 个月于省立医院住院 20 天，诊为系统性红斑狼疮合并皮肌炎。经甲强龙静脉滴注等治疗，病情好转，现已出院 6 天。目前体温正常，仍感肌肉疼痛，全身乏力，行动须扶持，不能单独上楼或下蹲。入院时资料显示：WBC 3.75×10^9/L，HGB 78g/L，RBC 3.86×10^9/L，PLT 147×10^9/L，ESR 117mm/h，ANA 1：1000，抗 Sm 抗体（+），抗 ds-DNA（+），AST 91U/L，CK 460U/L，LDH 376U/L，CK-MB 10U/L，HBDH 267U/L；尿常规（—）。现服用泼尼松 35mg/d，雷公藤多苷 0.6g/d，羟氯喹以及白芍总苷、沙利度胺、钙剂等。

查体：T 36.4℃，精神不振，颜面有紫红色斑，四肢肌肉均有明显按压痛，两下肢均有密集出血性紫癜，心肺无异常，肝脾无肿大，舌质暗红，苔白，脉象缓滑。

实验室检查：AST 58U/L，CK 564U/L，LDH 274U/L，CK-MB 128U/L，HBDH 199U/L。

西医诊断：系统性红斑狼疮；皮肌炎；过敏性紫癜。

中医诊断：蝶疮流注；阳毒发斑；肌衄。

病机：素体亏虚，中气不足，内有蕴热，复感热毒，灼伤肌肤，耗损气阴。

治则：清热解毒，益气养阴，凉血止血。

处方：贯众 15g，白花蛇舌草 20g，半枝莲 20g，连翘 20g，茜草 20g，黄芪 20g，党参 20g，白芍 30g，山茱萸 12g，沙参 15g，三七粉 6g（冲服）。水煎服，每日 1 剂，连服 6 日，停药 1 日。

西药停服雷公藤多苷及沙利度胺，其余继续服用。

2012 年 12 月 3 日复诊：体力有增进，能缓步在室内走动，上楼或蹲起活动需扶持，颜面红斑减轻，两下肢出血性紫癜明显减少，两手掌充血，雷诺征（＋），舌质正常，苔白，脉象缓滑。

复查：HGB 122g/L，RBC $3.75×10^9$/L，WBC $4.56×10^9$/L；ESR 53mm/h；ANA 1：1000，抗 ds-DNA（＋）；AST 32U/L，CK 40U/L，LDH 338U/L，CK-MB 15U/L，HBDH 230U/L。

中药按初诊方去贯众、山茱萸，加大青叶 20g、牡丹皮 20g，服法同前。西药泼尼松减至 20mg/d，钙尔奇 D 1 片/日，其余均已停用。

2013 年 2 月 25 日复诊：体力续有增进，走路无耐力，蹲起活动困难，无肌痛，颜面有浅红斑，下肢出血性紫癜完全消失，无反复，舌质正常，苔白，脉缓滑，雷诺征（＋）。

复查：血常规正常；ESR 21mm/h；ANA 1：1000，抗

ds-DNA（＋）；AST 33U/L，CK 21U/L，LDH 214U/L，CK-MB 12U/L，HBDH 104U/L。

中药处方调整：大青叶20g，白花蛇舌草20g，半枝莲20g，连翘20g，牡丹皮20g，黄芪20g，党参20g，赤芍20g，红花10g，桂枝6g，三七粉6g（冲服）。水煎服，服法同上。

西药泼尼松减至12.5mg/d。

2013年6月24日复诊：体力续有增进，活动自如，颜面红斑轻浅，双手背及前臂又有新起小片状红斑，无痛痒不适，苔白，脉滑略数，两手掌略有充血，雷诺征（一）。

中药按2月25日处方去赤芍、红花，加生地榆20g、生地黄15g，服法同上。泼尼松减至10mg/d。

2013年11月11日复诊：自觉无不适，两手背、前臂红斑消退，颜面潮红，苔白，脉象缓滑。

复查：血象正常，ESR 21mm/h，ANA 1∶100，抗ds-DNA（一），心肌酶谱正常。

中药处方调整：大青叶20g，白花蛇舌草20g，半枝莲20g，连翘20g，牡丹皮20g，山茱萸12g，菟丝子15g，黄芪15g，党参15g，楮实子15g，荜澄茄12g。水煎服，用法同前。

西药泼尼松减至5mg/d。

2014年3月10日复诊：病情稳定无不适。

嘱按原方每周服用2剂。西药泼尼松改为5mg，隔日1次，巩固疗效。

病例八

朱某，男，19岁，未婚，大学生，山东潍坊籍。

初诊：2012年9月7日。

病史：因颜面、两手背、前臂出现红斑伴反复高热40天，于2012年6月28日至2012年7月3日在当地住院。同年7

月4日至7月29日转至北京某医院住院，诊为狼疮肾、肾性高血压、右下肢动脉栓塞（右胫后动脉、右足背动脉）。经使用甲强龙静滴、高压氧等治疗后，目前体温正常，仅感全身乏力，右脚麻木不适，走路不稳。现仍服用甲强龙每日9片以及来氟米特、硝苯地平、华法林、阿司匹林、羟氯喹、钙片等治疗。

查体：T 36.8℃，BP 180/90mmHg，颜面、前胸、两手背、前臂可见片状紫红色斑，心肺无异常，肝脾无肿大，右脚背皮肤呈暗红色，右脚全部脚趾均为紫黑色，右足背动脉、右胫后动脉触不到，舌质暗红，苔白，脉弦，雷诺征（＋）。

实验室检查：WBC $10.60 \times 10^9/L$；ESR 23mm/h；ANA 1∶640；抗 ds-DNA 800IU/mL；PRO（＋＋），BLD（＋＋）。

西医诊断：系统性红斑狼疮；右脚动脉栓塞继发右脚趾缺血性坏死。

中医诊断：蝶疮流注；右脚坏疽。

病机：先天禀赋不足，气血亏虚，内有蕴热，复感热毒，内外合邪，攻注血脉，凝滞成瘀。

治则：清热解毒，清营凉血，活血化瘀，益气养血。

处方：白花蛇舌草20g，半枝莲20g，连翘20g，牡丹皮20g，紫荆花12g，生地榆20g，黄芪20g，当归15g，水蛭6g，桃仁10g，红花10g，荜澄茄12g，血竭2g（冲服）。水煎服，每日1次，连服6日，停药1日。

2012年12月7日复诊：体温正常，血压正常，前胸红斑消退，颜面、两手背、前臂红斑色淡，右脚木麻感减轻，体力有增进，右脚部分脚趾脱落，局部有化脓感染，舌质正常，苔白，脉弦。

复查：血象正常；ESR 28mm/h；ANA 1∶320，抗 ds-DNA 168IU/mL，ENA（－）；尿常规：PRO（＋＋），BLD（＋＋）。

中药处方调整：白花蛇舌草 20g，半枝莲 20g，连翘 20g，牡丹皮 20g，黄芪 20g，水蛭 6g，红花 10g，覆盆子 20g，桑螵蛸 12g，莲须 6g，芡实 20g，荜澄茄 12g。水煎服，服法同上。

西药甲强龙减至 20mg/d，来氟米特停服，余药同前。脚趾伤口进行清创包扎。

2013 年 9 月 12 日复诊：颜面、手背、前臂红斑已轻浅，部分消退，右脚足趾全部脱落，无感染，右脚背皮色转为浅红，苔白，脉弦。

复查：血象正常；ESR 12mm/h；ANA 1：320，抗 ds-DNA 10IU/mL，ENA（－）；PRO（±），BLD（＋＋＋）。

中药处方按 12 月 7 日方去水蛭、红花，加山茱萸 12g、菟丝子 20g，服法同上。

西药甲强龙减至 10mg/d，羟氯喹 0.2g/d，钙尔奇 D 1 片/日，余药均已停用。

2013 年 10 月 4 日复诊：右脚仍有麻木感，余无不适，右脚背皮色正常，颜面、两手背红斑消退，仅两前臂仍有少许暗红色斑，舌苔薄，脉象沉缓。

复查：ANA 1：160，抗 ds-DNA（－）；BLD（＋）。

中药按 4 月 12 日加减方继服，服法同上。

2014 年 4 月 12 日复诊：病情稳定，自觉无不适，两臂仍有暗红斑，血压正常，苔白，脉沉缓。

复查：ESR 2mm/h；ANA 1：100，抗 ds-DNA（－）；尿常规（－）。

中药处方调整：贯众 20g，半枝莲 20g，连翘 20g，黄芪 15g，楮实子 15g，山萸肉 12g，菟丝子 20g，丹参 20g，莲须 6g，芡实 15g。水煎服，隔日 1 剂。

2014 年 7 月 4 日复诊：病情稳定，无不适。

西药均已停用。中药仍按上方每周服用 2 剂，巩固疗效。

病例九

詹某，女，56 岁，已婚，农民，湖南桃江籍。

初诊：2014 年 11 月 20 日。

病史：颜面、前胸、两肩臂出现红斑已 3 年余，稍有痒感，无季节性变化。时有低热，体温不超过 37.6℃，两手心发热，烦躁，易生气，失眠，脱发较多。曾经多家医院病理检查，诊为红斑狼疮，服用泼尼松、甲氨蝶呤、羟氯喹、沙利度胺等效果不显。

查体：两侧颜面、鼻颊、前胸、两侧肩臂均见暗红色斑疹，颜面、鼻颊有散在粟粒样到绿豆粒大红色丘疹，高出表皮，舌质暗红，苔白，脉象缓滑。

实验室检查：血象正常，ESR 32mm/h，ANA 1：100，抗 SS-A 弱阳性，抗 ds-DNA（一），肝功能（一）；尿常规（一）。

皮肤病理检查：符合红斑狼疮。

西医诊断：盘状红斑狼疮。

中医诊断：蝴蝶斑。

病机：内有蕴热，复感热毒，热毒入里，燔灼营血，瘀阻经脉，灼伤皮表。

治则：清热解毒，清营凉血，活血化瘀。

处方：白花蛇舌草 20g，半枝莲 20g，连翘 20g，牡丹皮 20g，生地榆 20g，凌霄花 15g，生地黄 20g，女贞子 12g，土鳖虫 10g，红花 10g，荜澄茄 12g。

水煎服，每日 1 剂，连服 6 日，停药 1 日。

西药均已停用。

2015 年 1 月 10 日复诊：体温正常，脱发减少，心烦、失眠均有好转，但皮肤红斑时轻时重，无明显改善，舌质尖红，苔白厚，脉象缓滑。

中药按初诊方去生地黄、女贞子，加青黛 10g（包煎）、莪术 12g、水牛角粉 20g（包煎）。

2015年3月4日复诊：前胸、两肩臂皮疹均有明显减少，但颜面皮疹无好转，且鼻颊、前额皮疹出现破溃，形成溃疡，表面糜烂，有渗出，舌质暗红，苔白厚，脉象缓滑。

中药改以清热解毒、清营凉血、活血化瘀、健脾化湿为治则。

处方：白花蛇舌草20g，半枝莲20g，连翘20g，牡丹皮20g，青黛10g（包煎），熟大黄1g，龙胆草12g，土茯苓20g，地肤子20g，鬼箭羽15g，红花10g，荜澄茄12g。水煎服，服法同前。

2015年4月10日复诊：症状明显好转，前胸、两肩臂皮疹已完全消退，颜面皮疹明显减少，鼻颊及前额溃疡完全愈合，舌质正常，苔白，脉象缓滑。

效不更方，嘱按3月4日处方，每日1剂，连服2日，停药1日。

2015年5月12日复诊：症状续有好转，颜面皮疹大部消退，仅两侧颜面残留小片状暗红色斑，无结节状丘疹，舌脉同上。

嘱按原方每2日服用1剂，巩固疗效。

病例十

谭某，女，34岁，已婚，鞋厂工人，山东济南籍。

初诊：2014年12月6日急诊住院。

病史：患者于半年前因颜面出现红斑伴有持续高热于某院住院，确诊为系统性红斑狼疮。当时曾查：ANA 1：1000，抗 ds-DNA 184U/mL，BUN 8.6μmol/L，Cr 84.4μmol/L；尿常规：PRO（＋＋），BLD（＋＋）。经使用甲强龙、骁悉、羟氯喹等治疗约20天，体温正常，病情好转出院。半月前口服甲强龙由每日32mg骤减至每日16mg，病情迅速恶化，出现无尿、全身浮肿、皮肤瘙痒、恶心呕吐、不思饮食、全身无力、不能行动，于当日前来我院急诊求治，被收入院。

查体：T 36℃，BP 182/106mmHg，意识蒙眬，两侧颜面及前胸有浅红斑，全身高度浮肿，四肢皮肤光亮有波动感，呼吸急促，两肺底可闻及少许湿啰音，心尖区可闻及收缩期杂音Ⅲ级，心率96次/分，腹部膨隆，有移动性浊音，肝脾摸不清，舌质尖红，苔白厚稍腻，脉象沉细数。

实验室检查：HGB 76g/L，RBC 2.86×10^9/L，WBC 10.80×10^9/L，ESR 68mm/h，ALT 78IU/L，AST 56U/L，BUN 38μmol/L，Cr 288μmol/L，ANA 1：1000，抗 ds-DNA 166U/mL，抗 Sm（＋）。

西医诊断：系统性红斑狼疮继发急性肾功能衰竭。

中医诊断：蝶疮流注；癃闭。

病机：素体亏虚，感受热毒，损伤脏腑、肌肤、脉络，滋生脏毒，肺失通调，脾失运化，肾元亏虚，水湿泛滥。

治则：清热解毒，和胃降逆，补益脾肾，利水消肿。

处方：贯众15g，蚤休20g，枳实10g，大腹皮15g，熟大黄10g，茯苓皮30g，猪苓30g，泽泻30g，红参6g，杜仲12g，半夏9g，竹茹10g。水煎服，每日1剂，连服6日，停药1日。

当天进行血液透析1次，西药给予甲强龙40mg静脉滴注，呋塞米100mg静脉注射，口服氨苯蝶啶50mg，每日3次，吲达帕胺2.5mg/d，阿法骨化醇0.25g/d。同时用输液器上端针头插入患者两外踝下缘皮下进行水肿引流。24小时后患者开始排尿，两下肢引流管通畅，每分钟排液量可达10～15滴。

入院3天后，全身浮肿明显减轻，24小时尿量可达1500mL左右，能进饮食，未再出现恶心呕吐。

查体：两肺湿啰音消失，腹部无移动性浊音，心率80次/分。

复查：ALT 56U/L，AST 42U/L，BUN 18μmol/L，Cr 104μmol/L；尿常规：PRO（＋＋），BLD（＋＋）。

中药按上方去半夏、竹茹，加莲须 6g、芡实 20g。水煎服，服法同前。西药甲强龙改为口服，每日 32mg，利尿药停用。下肢皮下引流停用。

患者于 42 天后出院，自觉体力有增进，能下地自由走动，全身浮肿基本消退，纳眠差，脱发多，月经 2 个月未来潮，前胸、颜面仍有浅红斑，舌质苔白，脉象沉缓。

复查：HGB 96g/L，RBC 3.26×10^9/L，WBC 6.40×10^9/L，ANA 1：320，抗 ds-DNA 118U/mL，ENA（−），ALT 32U/L，AST 22U/mL，BUN 9.6μmol/L，Cr 88μmol/L；尿常规：PRO（＋＋），BLD（＋）。

中药处方调整：贯众 15g，大青叶 20g，半枝莲 20g，连翘 20g，猪苓 15g，茯苓 20g，山茱萸 12g，菟丝子 20g，覆盆子 20g，桑螵蛸 12g，莲须 6g，芡实 20g。水煎服，服法同前。

西药改服醋酸泼尼松，每日 30mg。

2015 年 3 月 6 日复诊：自觉全身乏力，脱发减少，饮食转佳，易失眠，月经仍未来潮，前胸、颜面红斑减轻，舌脉同前。

中药按出院时处方去猪苓、茯苓，加熟地黄 20g、当归 15g、黄精 15g。水煎服，服法同前。

西药泼尼松已减至 20mg/d。

2015 年 6 月 6 日复诊：自觉无不适，脱发已止，月经已来潮，但经量不多，红斑已消退，颜面仍显潮红，苔薄白，脉象沉缓。

复查：HGB 106g/L，RBC 3.68×10^9/L，WBC 4.55×10^9/L，ESR 28mm/h，ANA 1：160，抗 ds-DNA 76IU/mL，BUN 7.8μmol/L，Cr 82μmol/L；尿常规：PRO（＋），BLD（＋）。

中药处方调整：贯众 15g，大青叶 20g，黄芪 15g，当归 15g，熟地黄 20g，楮实子 15g，山茱萸 12g，菟丝子 15g，覆盆子 20g，五味子 10g，莲须 6g，芡实 15g。

水煎服，每日 1 剂，连服 2 日，停药 1 日。

西药泼尼松已减至 10mg/d。

2015 年 9 月 6 日复诊：病情稳定，自觉无不适，舌质正常，苔白，脉象沉缓。

复查：PRO（±），BLD（＋）。

嘱按原方每 2 日服用 1 剂，巩固疗效。

西药泼尼松已减至 5mg/d。

【临证备要】

红斑狼疮，尤其是系统性红斑狼疮是一种极其复杂、多变而又疑难的自身免疫性疾病，有一定的死亡率。上述介绍的 10 个病例，除了例二、例九属于皮肤狼疮，其余 8 例都是系统性红斑狼疮，有一定的代表性。其中有狼疮脑病的病例，有累及心血管系统而发生心包炎、心肌炎的病例；也有狼疮肾、皮肌炎、过敏性紫癜三者同时发病的病例；也有合并下肢血管炎，继发动脉闭塞造成脚趾坏死的病例。但所有这 8 例 SLE 中，有 7 例都存在肾功能的损伤，说明狼疮肾的发生概率是相当高的。在这些错综复杂的演变中，有一点共性，即所有红斑狼疮不管是亚急性的皮肤红斑狼疮或是系统性的红斑狼疮，其发病机理都是由于外感或内生热毒所引起的，因此清热解毒法适用于各个病种，而且要贯穿于治疗的全过程。

红斑狼疮（包括系统性红斑狼疮在内）出现皮肤红斑是比较普遍的现象，其主要病机是感受热毒，攻注营血，血溢皮表所致。治当清热解毒，凉血活血。所举病例二，可以作为治疗皮肤红斑的范例。方中采用白花蛇舌草、连翘清热解毒；半枝莲、牡丹皮、生地榆、女贞子清营凉血；赤芍、红花凉血活血；蝉蜕、地肤子疏风除疹，以皮达皮，达到润泽皮肤的目的；荜澄茄温中和胃，以反佐苦寒之用。但服药 3 个月余，其斑疹虽然有明显减少，但皮疹明显凸起，高出皮表不见收敛，乃于处方中加入莪术、桃仁二味。这是因为二者具有活血化瘀、软坚散结之功。药后残余斑疹逐渐平整润滑，连续服用，斑疹逐渐消退，未再复发，可谓有画龙点睛之妙。

然而治疗红斑狼疮的皮肤红斑并非那么简单，如病例九，同样颜面及躯干均有斑片状红斑，且颜面有结节状丘疹，按照清热解毒、清营凉血、活血化瘀、软坚散结治则，疗效并不显著。由于颜面一度出现皮肤破损糜烂，这才醒悟到还有湿热浸淫的病机，于是在处方中加入清利湿热的药味，如土茯苓、熟大黄、龙胆草、地肤子等，才使病情得到很好的转机，逐渐趋向痊愈，值得加以借鉴。

病例四乃一 SLE 患者，既有狼疮肾、狼疮肝，又有心包炎、心肌病、肺动脉高压、心律失常。全身极度虚弱，心慌、胸闷气短，不敢活动，当前又有双侧股骨头坏死，激素已经停用，治疗颇为棘手。千头万绪中，首先选择以治疗心包炎、心肌病、肺动脉高压为突破口。心包积液、肺动脉高压按中医辨证应属痰饮证，因此选用泽泻汤和葶苈大枣泻肺汤作为主方来治疗。心肌病则属于气阴两虚，即中气不足，心阴亏虚，应该以生脉散作为主方来治疗。方中选用贯众、蚤休清热解毒；白术、泽泻、猪苓、茯苓、葶苈子健脾逐饮；人参、麦冬、五味子、白芍益气养心，酸甘化阴；干姜、大枣、甘草益气调中。《金匮要略》曾指出："心下有支饮，其人苦冒眩，泽泻汤主之。"虽然葶苈大枣泻肺汤是治疗肺痈始萌，在将成未成之初，邪气尽壅于肺，然而笔者认为，葶苈子乃下气行水之品，性温猛烈，功用破坚逐邪、除胸中痰饮、定喘、消肿、下膀胱水、利小腹水道，因此与泽泻汤相互配合，祛除痰饮最为合拍。果然在服药 52 天之后，复查心包积液消失，肺动脉高压以及心电图均有明显改善，患者心慌、胸闷、气短症状明显好转，体力亦有增进，能够在室内自由走动。于是治疗重点除了继续调治心肌病以外，可以兼顾肝肾功能的改善，处方改以贯众、大青叶清热解毒；党参、麦冬、五味子益气养阴；白芍、山茱萸、菟丝子补益肝肾；覆盆子、桑螵蛸、莲须、芡实收敛固摄；丹参养血活血。在肝功能恢复正常、尿蛋白得到控制以后，再顾及股骨头坏死的治疗，又在原方的基础上去白芍、丹参，加水蛭、红花、骨碎补以壮骨活血化瘀、改善全身的血运功能。由于患者地处黑龙江，路途遥远，往返不便，所拟处方可供长期服用，收效极佳。

病例五是一名狼疮脑、狼疮肾患者，由于产后病情突然加重，出现持续性癫痫发作，除使用强烈镇静剂临时控制癫痫发作，使用大剂量甲强龙以控制狼疮活动之外，中医治疗首先应该急则治其标，考虑针对癫痫的治疗为主攻方向。《类证治裁·痫证》指出："症由心肾虚怯，肝风胆火倏逆，痰涎上壅心包，经脉闭阻，猝然晕仆……治要在火与痰。"处方以金银花、连翘清热解毒；柴胡除热；橘红、半夏、胆南星、青礞石、石菖蒲等祛痰开窍；西洋参、大枣健脾益气。历经 24 天，癫痫未再复发，治疗重点得以转入蛋白尿的控制上来，同时兼顾颜面红斑及下肢结节红斑的治疗。处方以白花蛇舌草、连翘清热解毒；半枝莲、生地黄、牡丹皮清营凉血；山茱萸、覆盆子、桑螵蛸、莲须、芡实补肾固摄；黄芪、荜澄茄温中益气。待红斑结节消减、蛋白尿得到完全控制后，患者又出现股骨头坏死的新情况，治疗又转入活血化瘀、补肾壮骨为主轴的治疗原则。随着病机的转化，必须灵活掌握，环环相扣，方能使患者转危为安。

病例七是一名 SLE 同时合并有皮肌炎、过敏性紫癜的患者。SLE 合并其他自身免疫性疾病在临床上并不罕见。这些疾病的发病机理有共同之处，即由感受热毒所致，因此在治疗时难度并不很大。只要牢牢掌握轻重缓急，可从容不迫地加以调治。该病例首先选用贯众、白花蛇舌草、连翘清热解毒；半枝莲、茜草凉血止血；三七粉和血止血；黄芪、党参、白芍、沙参、山茱萸益气养阴。过敏性紫癜迅速得以减轻以至消失，由于雷诺征持续明显，因此放弃茜草止血，改用赤芍、红花、桂枝增加温经活血、调和营卫的功能，病情获得全面好转，临床症状完全消失，检验指标接近正常，基本达到临床痊愈。

病例八是一名 SLE 继发狼疮肾合并右脚动脉栓塞造成右脚缺血性坏死的患者。为改善右脚的血运，确保右脚坏死不再继续发展，急则治其标，采用白花蛇舌草、连翘清热解毒；半枝莲、牡丹皮、紫荆花、生地榆清营凉血；黄芪、当归益气养血；水蛭、桃仁、红花、血竭活血化瘀；荜澄茄反佐以制约苦寒之性。历经 3 个月的调治，病情稳定好转，但肾功能没有得到有效改善。处方调整缩减清营凉血用药，增加覆盆子、桑螵蛸、莲须、芡实以固肾收摄。又经 4 个月的疗程，右脚坏死脚趾完全脱落，右脚血运情况明显好转。狼疮肾方面虽然蛋白尿控制较为理想，但血尿情况明显加重，于是处方再次加以调整，活血化瘀药全部撤除，增加补肾固摄之力，集中针对狼疮肾的调治，病情逐渐趋向全面康复。最后一次复查，患者自觉无任何不适，右脚伤口完全愈合，行动自如，各项化验指标基本正常，达到临床痊愈。

病例一、病例十均为狼疮肾患者，两例都是因为激素骤然停用或激素减量过快而造成病情复发或加重。病例一又因持续大剂量使用激素而发生双侧股骨头坏死，因此使用激素必须严格掌握用药剂量和用药时间。

SLE 的活动期由于病情复杂多变，西医往往需要采取大剂量的糖皮质激素来控制病情发展，这就大大增加了激素的副作用；尤其是并发股骨头坏死的概率极高，尽管在使用激素的同时给予钙剂的补充，却仍然难以避免。在本文所举 8 个病例中竟然有 4 例发生股骨头坏死，这就迫使主治医师不得不把激素的用量极大地加以压缩，甚或停用。如果改用其他免疫抑制剂，如麦考酚酯、硫锉嘌呤、环磷酰胺、环孢素等，能够发挥多大效果难以肯定，因此中医中药就必须起到中流砥柱的作用。但是中药治疗 SLE 没有什么特效药，这就需要我们临诊发挥，根据不同的病情精准地加以辨证施治，所举例一、例四、例五、例六 4 个病例有助于读者参考借鉴。

狼疮肾继发肾功能衰竭的死亡率很高，采取中西医结合的治疗方法，有可能转危为安，病例十就是成功的案例。血液透析虽然可以暂时清除血液内过多的非蛋白氮，以缓解尿毒症的症状，防止严重并发症的发生，但难以改善肾功能，产生利尿作用，更不能解决全身性水肿的问题。中药也是采取急则治标的方法，选用春泽汤加减，方中选用贯众、蚤休、熟大黄以清除脏毒（药理试验证明，蚤休所含的皂苷类单体对大脑和肾脏有保护作用）；半夏、竹茹用以降逆止呕，有利于服药和进食；枳实、大腹皮、茯苓皮、猪苓、泽泻行气利水；红参、杜仲益气补肾；加之西药利尿剂的使用，促使顺利排尿。然而全身性的高度水肿与腹水的产生又会增加肾脏的压力而形成恶性循环，我们采用输液管进行皮下引流，确能起到立竿见影的效果，能够迅速解除全身性的水肿。我们将其称之为"反流式输液"，值得加以推广应用。

第二节　类风湿关节炎

【临证心法】

类风湿关节炎（RA）是风湿类疾病中最常见而且是最难治的疾病之一。该病在我们风湿科门诊患者中占有很大的比重。怎样能够有效地战胜这一顽疾，对我们每一个风湿科医生都是严峻的挑战与考验。笔者认为中医中药对该病具有确切的疗效，只要在正确的辨证论治基础上争取早期系统的治疗，还是有希望获得最佳疗效的。

在古代中医的文献中，虽然没有相当于本病的病名，但有与 RA 症状较为相似的述论散见于记载"历节""痛风""热痹"等的著作之中。《证治准绳》中指出："两手十指，一指疼了一指痛，疼后又肿，骨头里痛；膝痛，左膝痛了右膝痛……痛时觉热，行则痛轻，肿却重……和血散痛汤主之。"《普济本事方》中也指出："风热成历节，攻手足指（趾），作赤肿，甚则攻肩背两膝。"《诸病源候论》中又指出："热毒气从脏腑出，攻于手足，手足则焮热赤肿疼痛也。"如今，国家中医药管理局已将本病的中医病名统一称为"尪痹"。

有关本病的病因病机也有值得参考的论述。《医学传灯·痛风》中指出："痛风者，有痛而不肿者，有肿而且痛者……指肿如槌者皆由肝经血少火盛，热极生风，非是外来风邪。"《医学入门·痛风》云："痛多痰多，肿多风湿……风湿，虽外因涉冷坐湿，当风取冷，然亦必血热而后凝滞污浊，所以作痛。"《类证治裁·痛风》指出："历节久痛者，系邪毒停留。""初因风寒湿郁痹阴分，久则化热攻痛。"《叶选医衡》在"痹证析微论"中也指出："若邪郁病久，风变为火，寒变为热，湿变为痰。"

由此看来，RA 的病因病机与感受风湿热毒或风寒湿之邪从阳化热有着密切的关联。综合笔者的临床经验，本病大致可以分列以下 3 个证型加以辨证论治：

1. 湿热蕴结型

（1）热重于湿型

主症：四肢大小关节灼热肿痛，以两腕、手脚小关节为重，或低热，关节屈伸受限，触压痛明显，或痛处有搏动感或跳痛感，尿黄或赤，大便干结，舌红少苔，脉象弦紧。

病机：腠理空疏，感受风湿热毒，攻注骨节；或素体阳气偏盛，感受风寒湿邪，郁久从阳化热。

治则：清热解毒，祛风胜湿。

处方：金银花 20g，大血藤 20g，虎杖 20g，板蓝根 20g，猫眼草 15g，土茯苓 20g，猪苓 20g，羌活 15g，独活 20g，荜澄茄 12g，小茴香 6g。

方解：金银花药性平和，广泛适用于诸多热毒病症，且与其他清热解毒药合并应用，能协同增效；大血藤、虎杖、板蓝根性味大苦大寒，对于此类顽症，非此大剂联合应用，难以克其毒，制其邪，故以此为君药。猫眼草、土茯苓、猪苓清热除湿为臣药。羌活、独活祛风胜湿为佐药。荜澄茄、小茴香温中和胃作为使药，以防苦寒损伤胃肠。

（2）湿重于热型

主症：关节肿痛，肿甚痛缓，以两腕、指、膝、踝关节为重，关节或滑囊积液，或有腱鞘囊肿，四肢肌肉沉重、酸胀、疼痛，舌质淡红，苔白厚或腻，脉象沉缓或濡。

病机：湿热交困，攻注关节肌腠，脾虚湿盛。

治则：清热解毒，健脾利湿，祛风胜湿。

处方：金银花 20g，大血藤 20g，黄柏 12g，田基黄 20g，羌活 15g，独活 20g，猪苓 20g，泽泻 30g，车前草 15g，薏苡仁 20g，荜澄茄 12g。

方解：金银花、大血藤、黄柏、田基黄为君药，清热解毒、兼祛湿热；猪苓、泽泻、车前草、薏苡仁健脾利湿为臣药；羌活、独活祛风胜湿为佐药；荜澄茄为使药，反佐以温中和胃。

2. 湿热痰瘀型

主症：两腕、指关节肿痛，两肘疼痛不能伸直，两腕强直，屈曲受限，两手指节变形，两肘、指节周围出现皮下结节，舌质暗红，苔白，脉象缓滑。

病机：湿热蕴结，脉络痹阻，湿变为痰，痰瘀互结。

治则：清热解毒，祛风胜湿，软坚活血。

处方：金银花 20g，大血藤 20g，虎杖 20g，羌活 15g，独活 20g，莪术 15g，红花 10g，川牛膝 15g，白芥子 12g。

方解：金银花、大血藤、虎杖清热解毒为君药；羌活，独活祛风胜湿为臣药；莪术、红花、川牛膝软坚、活血、通络为佐药；白芥子温化痰湿为使药，兼以反佐温中和胃。

3. 寒热错杂型

主症：四肢大小关节疼痛，两腕、两手指关节肿胀、灼热，触压痛明显，四肢有风冷感，或有大便溏泄，舌质淡，苔白，脉象沉缓。

病机：湿热蕴结，攻注关节，风寒外束，寒热错杂。

治则：清热解毒，祛风胜湿，温经散寒。

处方：金银花 20g，大血藤 20g，虎杖 20g，羌活 15g，独活 20g，川芎 12g，川牛膝 15g，猪苓 20g，土茯苓 20g，制川乌 6～10g，桂枝 10g。

方解：金银花、大血藤、虎杖清热解毒为君药；羌活、独活、川芎、川牛膝祛风胜湿、通经活络为臣药；制川乌、桂枝温经散寒为佐药；猪苓、土茯苓健脾利湿为使药。共奏寒热并用、祛邪扶正之功。

【验案举例】

病例一

丁某，女，40 岁，已婚，餐饮业主，山东临邑籍。

初诊：2002 年 4 月 9 日。

病史：全身多关节疼痛 4 年。现仍右腕、两手近指关节肿痛，两膝肿痛，右膝尤重，劳累或遇阴雨天气易加重。曾在当地检查，诊为类风湿关节炎，使用甲氨蝶呤、泼尼松及中成药治疗。现仍日服泼尼松 5mg，甲氨蝶呤 10mg 每周 1 次。

查体：形体较肥胖，两手近指关节轻肿，屈伸受限，右腕肿，强直不能屈曲，两膝肿，右膝中度积液，舌质暗红，苔白厚，稍腻，脉滑略数。

实验室检查：血常规正常；ESR 54mm/h；ASO 101IU/mL，RF 122IU/mL，CRP 14.4mg/L，CCP 160IU/mL；肝肾功（－）。

西医诊断：类风湿关节炎。

中医诊断：尪痹。

病机：素体痰湿偏盛，复感风湿热邪，攻注骨节，痹阻经络。

治则：清热解毒，健脾利水，祛风通络。

处方：雷公藤 15g（先煎），金银花 20g，大血藤 20g，黄柏 12g，田基黄 20g，猫眼草 15g，猪苓 20g，泽泻 30g，车前草 15g，羌活 15g，独活 20g，荜澄茄 10g，桂枝 10g。水煎服，每日 1 剂，连服 6 日，停药 1 日。

西药继续服用醋酸泼尼松，每日 5mg；钙尔奇 D，每日 1 片。

2002 年 6 月 10 日复诊：症状明显减轻，两膝消肿，疼痛减轻，右膝积液已除，两手指节肿痛亦有好转，但右腕肿痛仍明显，局部触压痛明显，手持无力，舌脉同上。

中药按上方去黄柏、车前草，加虎杖 20g、土茯苓 20g，水煎服，服法同上。

西药继服泼尼松、钙尔奇 D，每日各 1 片。同时给予倍他米松磷酸纳注射液 1mL，加入 2% 利多卡因 1mL，右腕关节内注射 1 次，以后每 2 周重复注射 1 次。

2012 年 8 月 12 日复诊：症状续有改善，两膝关节痛止，两手指节肿消，但仍有胀痛不适，右腕肿痛明显好转，且能稍稍屈曲活动，苔薄白，脉沉缓。

复查：血常规正常，ESR 32mm/h，RF 58IU/mL，CRP 9.39mg/L，CCP 53IU/mL。

中药按 6 月 10 日加减方继续服用，服法同上。

西药泼尼松改为每 2 日服用 5mg。右腕关节内注射倍他米松改为每月 1 次。

2012 年 12 月 10 日复诊：症状续有好转，两手指节胀痛轻，右腕关节肿痛消失，能屈伸活动，但仍不耐握力，舌脉同上。

复查：ESR 11mm/h，RF 38IU/mL，CRP 0.24mg/L，CCP 53IU/mL。

中药仍按原方每 2 日服用 1 剂，巩固疗效。

西药完全停用。

病例二

闫某，男，28 岁，已婚，水利工程公司职工，山东高密籍。

初诊：2004 年 9 月 14 日。

病史：四肢多关节疼痛 1 年，曾在青岛某医院住院，诊断为类风湿关节炎，使用泼尼松、羟氯喹、来氟米特、甲氨蝶呤、乐松等治疗，病情有好转，现已出院 3 个月。目前仍感双腕、两手掌指关节肿痛，两肘关节疼痛伸不直，两颞颌关节疼痛，两脚踝以及部分脚趾肿痛，行动困难须扶持。现仍服用泼尼松 10mg/d，来氟米特 10mg/d，甲氨蝶呤每周 4 片。

查体：张口受限，两腕、两手掌指关节轻肿，两肘关节半屈固定，两脚踝以及部分脚趾肿胀，舌质暗红，苔白厚，脉滑略数。

实验室检查：血常规正常；ESR 54mm/h；RF 160.6IU/mL，CRP 45.4mg/L；肝肾功（一）。

西医诊断：类风湿关节炎。

中医诊断：尪痹。

病机：腠理空疏，感受风湿热毒，攻注骨节，痹阻经络。

治则：清热解毒，健脾化湿，祛风通络。

处方：金银花 20g，大血藤 20g，虎杖 20g，板蓝根 20g，羌活 15g，独活 20g，川芎 12g，细辛 10g，猪苓 20g，泽泻 20g，荜澄茄 12g，小茴香 6g。水煎服，每日 1 剂，连服 6 日，停药 1 日。

西药醋酸泼尼松每日 7.5mg，钙尔奇 D 每日 1 片，其余西药均停用。

2004 年 11 月 14 日复诊：两侧颞颌关节疼痛明显减轻，张口进食已不受影响，两腕、两手掌指关节肿痛亦有改善，两脚踝、脚趾肿痛如前，舌尖红，苔白，脉缓滑。

中药按上方加川牛膝 15g，服法同前。西药服用同前。

2005 年 1 月 14 日复诊：两侧颞颌关节痛止，两腕、两手掌指关节基本消肿，但仍有胀痛不适，两脚踝、脚趾肿痛亦有好转，两肘关节屈曲固定同前，苔白，脉沉缓。

复查：ESR 36mm/h；RF 76.6IU/mL，CRP 14.2mg/L；肝肾功（一）。

中药按 11 月 14 日复诊方继续服用，服法同前。西药泼尼松改为每日 5mg，钙尔奇 D 每日 1 片。同时在臂丛麻醉下对双两肘关节施行牵拉矫形，一次性将两肘关节用手法牵拉伸直，用夹板固定，然后按牵拉后护理常规 24 小时后松解夹板固定，进行被动性屈伸活 10 余次，再用夹板固定，每日重复 1 次，1 周后即可解除夹板固定，让患者自行屈伸锻炼。

2005 年 3 月 14 日复诊：药后大便稀溏，每日 2 次，两肘关节功能完全恢复，屈伸活动自如，无疼痛，两腕、两手掌指关节仍有胀痛，两踝、两脚趾消肿，两踝仍有轻痛，行动如常，舌淡红，苔薄白，脉沉缓。

复查：ESR 34mm/h；RF 54.40IU/mL，CRP 3.20mg/L。

中药处方调整：金银花 20g，大血藤 20g，虎杖 20g，羌活 15g，独活 15g，党参 20g，白术 15g，川牛膝 15g，土茯苓 20g，两头尖 10g，吴茱萸 6g，补骨脂 12g，桂枝 10g。水煎服，服法同前。

西药泼尼松改为每 2 日服用 5mg，同时服用钙尔奇 D，每日 1 片。

2005 年 6 月 14 日复诊：平时无不适，两腕、两手掌指关节仅在屈伸活动时轻痛，大便正常。

中药按 2005 年 3 月 14 日复诊方去吴茱萸、补骨脂，加荜澄茄 10g，继续每 2 日服用 1 剂。西药已停用。

病例三

穆某，女，23 岁，未婚，在校学生，江苏徐州籍。

初诊：2011 年 10 月 28 日。

病史：全身多关节疼痛 1 年，曾在当地医院就诊，诊为类风湿关节炎，一直服用西药及中成药治疗，效果不显。目前仍感四肢大小关节疼痛，尤以双腕指关节肿痛为甚，气候影响不明显。现仍使用来氟米特 20mg/d，羟氯喹 0.2mg/d，甲氨蝶呤 10mg/w。

查体：两腕、两手近指关节、两脚踝均有红肿，触之灼热，两腕屈曲受限，两手指节握不紧，走路不稳，舌质红，苔黄，脉弦。

实验室检查：血常规正常，ESR 44mm/h，ASO 102IU/mL，RF 1140IU/mL，CRP 49.8mg/L，CCP 49.8IU/mL，肝肾功（－）。

西医诊断：类风湿关节炎。

中医诊断：尪痹。

病机：卫气不固，感受风湿热毒，攻注骨节，形成热痹。

治则：清热解毒，健脾利水，祛风通络。

处方：金银花 20g，大血藤 20g，虎杖 20g，猫眼草 15g，羌活 15g，独活 20g，川牛膝 15g，猪苓 20g，泽泻 20g，土茯苓 20g，荜澄茄 10g，桂枝 10g。水煎服，每日 1 剂，连服 6 日，停药 1 日。

西药停服来氟米特、羟氯喹、甲氨蝶呤。给予口服醋酸泼尼松，每日 5mg；钙尔奇 D，每日 1 片；乐松每次 1 片，日服 2 次。

2011 年 12 月 30 日复诊：症状略轻，疼痛部位同前，可以不服止痛药，两腕指关节、两脚踝红肿同前，舌质红，苔薄白，脉弦略数。

中药处方调整：金银花 20g，大血藤 20g，虎杖 20g，板蓝根 20g，羌活 15g，独活 20g，猪苓 20g，泽泻 30g，车前草 15g，茯苓皮 20g，荜澄茄 12g，小茴香 6g。水煎服，服法同前。

西药同前。

2012 年 3 月 6 日复诊：症状明显好转，关节疼痛续有减轻，两腕指关节及脚踝肿胀均有好转，局部不红，无灼热感，舌淡红，苔白，脉沉缓。

复查：血象正常；ESR 32mm/h；RF 162.6IU/mL，CRP 12.49mg/L，CCP 10.92IU/mL。

效不更方，中西药服用同前。

2012年6月10日复诊：症状续有好转，疼痛部位局限于两腕、指、膝、踝关节，腕指、脚踝完全消肿，苔薄白，脉沉缓。

中药按12月30日处方去车前草、茯苓皮，加川牛膝15g、松节10g，水煎服，服法同前。西药停服乐松，泼尼松改为每2日服用5mg。

2012年9月28日复诊：病情稳定好转，两腕指关节仅于活动时稍有胀痛，两脚踝痛止，活动自如，舌脉同前。

复查：ESR 25mm/h；RF 42.4IU/mL，CRP 0.87mg/L。

中药按6月10日加减方每2日服用1剂，巩固疗效。

西药完全停用。

病例四

刘某，女，38岁，已婚，市农机局职工，山东烟台籍。

初诊：2012年6月12日。

病史：全身多关节疼痛7年。现感两侧腰痛，两肩、肘、膝、踝均痛，两腕、两手指节肿痛灼热，有晨僵，经常咽痛，易感冒，气候无影响。曾使用中西药治疗，效果不显。现只服止痛药。月经正常，曾育一胎，现体健。

查体：两腕肿胀强直不能屈，无握力，两手近指关节明显肿胀不能握，两踝轻肿，走路晃动不稳，舌暗红，苔白厚，脉缓滑。

实验室检查：血象正常；ESR：75mm/h；ASO 311.4IU/mL，RF 86.6IU/mL，CRP 45.4mg/L；肝肾功（一）。

西医诊断：类风湿关节炎。

中医诊断：尪痹。

病机：素体亏虚，反复外感风热，复感风湿热毒，攻注骨节，形成热痹。

治则：清热解毒，健脾利水，祛风胜湿。

处方：雷公藤 15g（先煎），金银花 20g，大血藤 20g，虎杖 20g，板蓝根 20g，猫眼草 15g，猪苓 20g，泽泻 20g，羌活 15g，独活 20g，荜澄茄 12g，桂枝 10g。水煎服，每日 1 剂，连服 6 日，停药 1 日。

西药醋酸泼尼松，每日 5mg；钙尔奇 D，每日 1 片。

2012 年 8 月 12 日复诊：腰痛止，两肩、肘疼痛亦减，但两腕、指、脚踝肿痛仍明显，需加服止痛药，舌脉同上。

中药按原方加车前草 15g，服法同前。西药泼尼松、钙尔奇 D 继续服用，同时使用曲安奈德混悬液及 2% 利多卡因按 1∶2 比例配制，在每一肿胀手指关节周围注射 1.5mL。

2012 年 10 月 12 日复诊：症状明显好转，两手指节明显消肿，能屈伸活动，但握不住拳，两肩、肘、膝关节轻痛，两脚踝消肿，活动较前灵活，舌质淡红，苔白，脉象沉缓。

复查：ESR 48mm/h；ASO 101IU/mL，RF 38IU/mL，CRP 15.6mg/L。

中药按 8 月 12 日复诊方继服，服法同上。西药泼尼松、钙尔奇继服。同时给予两腕关节内注射曲安奈德及利多卡因各 2mL。

2012 年 12 月 12 日复诊：症状续有好转，两腕关节肿痛明显减轻，现仍强直固定不能屈曲，两手指节轻胀痛、能握，两膝踝关节轻痛，舌脉同上。

中药处方调整：雷公藤 10g，金银花 20g，大血藤 20g，虎杖 20g，板蓝根 20g，猫眼草 15g，猪苓 15g，土茯苓 20g，羌活 15g，独活 15g，制川乌 6g，桂枝 10g。水煎服，服法同上。

西药泼尼松改为隔日服用 5mg。两腕关节内再注射曲安奈德及利多卡因混合液 1 次。

2013年3月4日复诊：症状续轻，两腕消肿，握力有所增加，但用力时有轻痛，腕关节仍强直不能屈曲，两手指节稍有胀痛，能握拳，两膝踝仅在下蹲时轻痛，舌脉同上。

复查：ESR 13mm/h；RF 38IU/mL，CRP 3.12mg/L。

中药按原方每2日服用1剂，巩固疗效。

西药泼尼松服法同前。

病例五

武某，女，37岁，已婚，小学教师，山东平邑籍。

初诊：2012年5月19日。

病史：四肢关节疼痛7年，加重半年。现感觉两肩、肘、腕、指、膝关节均痛，阴雨天疼痛尤重，有时头顶亦痛，大便稀溏，日2～3次，无腹痛。近半年来一直服用来氟米特及甲氨蝶呤治疗。现仍服用来氟米特每日200mg，甲氨蝶呤每周服用1次10mg。

查体：两腕、两手掌指关节轻肿，两腕屈曲受限，舌质暗红，苔白厚，脉沉缓。

实验室检查：HGB 108g/L，RBC 3.20×10^9/L，WBC 4.85×10^9/L；ESR 97mm/h；RF 1530.9IU/mL，CRP 112.9mg/L；ALT 57.73U/L，AST 85.7U/L；乙肝五项均正常。

B超检查：肝胆无异常。

西医诊断：类风湿关节炎；肝功能异常（原因待查）。

中医诊断：尪痹。

病机：素体亏虚，腠理空疏，感受风湿，攻注骨节，复感湿毒，伤及肝脾，脾虚泄泻。

治则：清热解毒，健脾养肝，祛风胜湿。

处方：败酱草20g，大青叶20g，白芍30g，五味子10g，党参20g，白术20g，山茱萸12g，羌活15g，独活15g，川牛膝15g，吴茱萸6g，补骨脂12g。水煎服，每日1剂，连服6

日，停药 1 日。

西药醋酸泼尼松每日 5mg，钙尔奇 D 每日 0.6g，停服来氟米特及甲氨蝶呤。

2012 年 7 月 21 日复诊：大便已正常，两手掌指关节肿痛，两肩膝痛，舌质正常，苔白厚，脉象沉缓。

复查：血常规正常；ESR 91mm/h；RF 2713.4IU/mL，CRP 40.5mg/L；ALT 44U/L，AST 69U/L。

中药方调整：金银花 20g，大血藤 20g，虎杖 20g，白芍 20g，五味子 10g，山茱萸 12g，羌活 15g，独活 15g，川牛膝 15g，土茯苓 20g，猪苓 15g，荜澄茄 12g。水煎服，服法同上。

西药服用同前。

2012 年 11 月 17 日复诊：两手掌指关节、两手部分近指关节肿痛，两膝胀痛，两手接触凉水时皮色青紫，雷诺征阳性，舌脉同上。

复查：血常规正常，ESR 64mm/h，RF 1579.5IU/mL，CRP 20.10mg/L，ALT 22U/L，AST 36U/L。

中药处方调整：金银花 20g，大血藤 20g，雷公藤 10g，虎杖 20g，羌活 15g，独活 20g，川牛膝 15g，猫眼草 15g，土茯苓 20g，猪苓 15g，制川乌 6g，桂枝 10g。水煎服，服法同前。

西药同前。

2013 年 2 月 26 日复诊：两手掌指关节、近指关节肿痛明显减轻，右肘、两膝轻痛，苔脉同前。

复查：ESR 45mm/h；RF 458.7IU/mL，CRP 15.6mg/L；肝肾功能正常。

中药按 11 月 17 日复诊方继服，服法同前。

西药醋酸泼尼松改为隔日服用 5mg。

2013 年 4 月 25 日复诊：两手掌指关节肿消，但仍有胀痛感，两肩、两膝轻痛，苔白，脉沉缓。

复查：ESR 34mm/h，RF 55.8IU/mL，CRP 0.22mg/L。

中药仍按 11 月 17 日处方，每日 1 剂，连服 2 日，停药 1 日。西药完全停用。

2013 年 7 月 9 日复诊：关节基本不痛，仅感四肢酸胀不适。

复查：ESR 14mm/h，RF 35.84U/mL，CRP 0.12mg/L。

中药按原方每 2 日服用 1 剂，巩固疗效。

病例六

崔某，女，45 岁，已婚，建材厂工人，山东新泰籍。

初诊：2014 年 2 月 14 日。

病史：四肢多关节疼痛 5 年。曾在当地医院检查诊断为类风湿关节炎，使用泼尼松、双氯芬酸钠及正清风痛宁治疗，症状时轻时重。现在仍感双腕、双手近指关节肿痛，屈伸受限，两肘膝踝关节均痛，阴雨天易加重，劳累时常感胸闷气短。

查体：两腕、两手近指关节肿胀，屈伸活动受限，两肘关节下缘伸侧均可触及直径约 1cm 大小的皮下结节，有轻微压痛，两手指间关节周围亦有多数麦粒大小皮下结节，舌暗红，苔白，脉沉缓。

实验室检查：血常规正常；ESR 78mm/h；RF 118.3IU/mL，CRP 42.4mg/L，CCP 61.7IU/mL；肝肾功（－）。

西医诊断：类风湿关节炎。

中医诊断：尪痹。

病机：卫气不固，感受风湿热毒，攻注骨节，痹阻经络，痰凝血瘀。

治则：清热解毒，祛风胜湿，软坚活血。

处方：雷公藤 15g（先煎），金银花 20g，大血藤 20g，虎杖 20g，猫眼草 15g，猪苓 20g，土茯苓 20g，羌活 15g，独活 20g，莪术 15g，红花 10g，白芥子 12g。水煎服，每日 1 剂，连服 6 日，停药 1 日。

西药给予醋酸泼尼松每日 7.5mg，钙尔奇 D 每日 1 片。

2014 年 4 月 12 日复诊：两腕指关节肿痛明显减轻，屈伸活动有改善，双肘及指间关节周围皮下结节明显缩小，两肘、膝、踝关节疼痛亦有减轻，舌淡红，苔薄白，脉沉缓。

效不更方，中药仍按原方服用，服法同前。

西药同前。

2014 年 7 月 3 日复诊：症状续有改善，两肘及指间关节周围皮下结节完全消退，两腕指关节肿痛续有减轻，屈伸活动无障碍，两膝、踝关节轻痛，苔脉同前。

复查：血常规正常；ESR 48mm/h；RF 66.4IU/mL，CRP 15.8mg/L，CCP 10.36IU/mL；肝功能（—）。

中药处方调整：雷公藤15g（先煎），金银花20g，大血藤20g，虎杖20g，猫眼草15g，猪苓15g，土茯苓20g，两头尖10g，羌活15g，独活15g，川牛膝15g，荜澄茄12g。水煎服，服法同前。

西药醋酸泼尼松改为每日 5mg，钙尔奇 D 每日 1 片。

2014 年 10 月 13 日复诊：病情稳定好转，两腕指关节仍有胀痛感，但无肿胀，两膝、踝关节蹲起活动时轻痛，苔脉同前。

复查：ESR 36mm/h；RF 38.2IU/mL，CRP 1.30mg/L，CCP 10.82IU/mL。

中药按原方雷公藤改为 10g，每日 1 剂，连服 2 日，停药1 日。西药醋酸泼尼松改为每 2 日服用 5mg。

【临证备要】

类风湿关节炎的发病率较高，在我们风湿病门诊病例中占首位，发病年龄以中青年居多，而且女性患者远多于男性。本病的致残率较高，治疗的难度很大。中医中药虽然对本病有肯定的疗效，但是对于重症患者单纯依靠中草药想要彻底治愈本病也是不现实的。生物制剂，尤其是托珠单抗的应用确有良好的疗效，但由于费用昂贵难以普遍使用。作者在临床中也极少使用生物制剂。《医学参考报》"临床基础栏目"于 2007 年 12

月 12 日刊登的一篇报道对我们启发很大。该文极力推荐长期使用小剂量糖皮质激素治疗类风湿关节炎，实验观察了 58 例患者服用泼尼松龙 5～7.5mg/d 达 2 年以上，对骨矿物质未产生任何不良反应。作者多年来对于某些难以控制的 RA 患者，同样采取 5～7.5mg/d 生物剂量的泼尼松龙确实能够起到很好的辅助性治疗作用。这对任何年龄段的患者都是适用的，对育龄期的患者也不会影响生育。不仅如此，作者还对某些长期指关节肿胀的患者使用倍他米松磷酸钠注射液（得保松）或曲安奈德注射液局部注射，都能达到完全消肿的目的。对于腕关节肿胀难以屈伸的患者也同样进行关节内注射治疗，亦能够收到消肿止痛的目的，大大改善了关节的活动功能，减少了致残率。所举病例一、病例四均可作为参考。

雷公藤用以治疗 RA 是有效的。作者观察到雷公藤水煎剂的疗效优于雷公藤多苷片，因此我们使用的雷公藤多入煎剂，而且用量偏少，一般每一剂用量不超过 10～15g。这样的剂量即使长期使用也不会对白细胞和肝功能造成影响。只要患者没有生育要求，均可适当选用。

清热解毒药的使用对于 RA 患者来说可谓重中之重。多数 RA 患者的临床症状中有两腕指关节肿痛灼热、两脚踝关节也多有肿痛，这说明此类患者多偏重于湿热浸淫，因此在辨证用药上需要使用重剂清热解毒和健脾利湿之品，而且需要叠加用药以求其协同作用。如清热解毒药往往是金银花、虎杖、大血藤、板蓝根诸多药味同时使用；健脾利水药物如猪苓、泽泻、车前草、茯苓皮等一起叠加使用。

两侧颞颌关节疼痛、张口受限，也是 RA 经常出现的症状，我们对此常采用细辛、川芎合并入药。这是因为细辛药性轻清上浮，辛散走窜，上达巅顶，通利九窍，善于祛风止痛；而川芎乃血中气药，善行走窜，功能上达头巅，旁及四肢，善治风湿痹痛。因此二者合用最为合拍，功效立显。

作者在本病治疗中极少使用活血化瘀药，因活血化瘀并不能达到止痛的目的，反而导致血管扩张，增加渗出而加重水肿。但有一点例外，那就是RA患者两肘或指间关节周围出现皮下结节时，则必须采用软坚活血、化痰散结之品，常用药物如莪术、红花、白芥子，用药后皮下结节很快就能消除。

两肘关节疼痛，屈伸受限也是RA经常出现的症状，日久就会出现关节屈曲固定，上肢功能严重受损。其实此类病情并非由于关节骨质损害所致，一般放射学检查并无肘关节的骨质破坏，因此肘关节的屈伸障碍多属于功能性的改变。采用牵拉矫形是绝对可以纠正的，所举病例二可供参考。

西药来氟米特、甲氨蝶呤长期服用有可能对肝功能有影响。病例五中患者肝功能出现异常，可能与上述用药有关，因此必须停用。中药白芍、五味子、沙参等柔肝养肝，可改善肝功能。RA患者应在肝功能恢复后再着重治疗本病，可引以为鉴。

第三节　强直性脊柱炎

【临证心法】

强直性脊柱炎（AS）是一种以侵犯骶髂关节、脊柱、脊柱旁软组织及外周关节为主的慢性进行性的炎性疾病。炎症容易累及滑膜、软骨、肌腱、韧带，可造成纤维性和骨性强直而致残。其症状常有颈痛、腰背痛、外周关节痛、脚跟痛，且伴有腰背僵硬感。中医古代文献中关于"腰痛""肾痹""骨痹"等的疾病多有与本病相似的论述，值得参考。作者认为本病的中医病名应为"脊痹"。

本病的病因有一定的遗传因素存在，所以有先天禀赋不足的根源，也就是说存在肾元亏虚的缺陷。《医方考》云："肾主督脉，督脉者行于脊里，肾坏则督脉虚，故令腰脊不举。"由此可以推测，其病位在于肾和督脉。《明医指掌》谓："夫腰者，肾之府，身之大关节也。血气不行，风寒暑湿之气相干，则沉痛不能转侧。""至虚之处，便是容邪之所。"正是由于肾虚督空，外邪势必乘虚而入。本病的主要病机是由于素体禀赋不足，肾阴亏虚，待至青春发育年龄，肾阳日趋旺盛，龙雷之火滋生热毒；或因感受六淫之气，或寒或热，内外合邪攻注肾督，旁及四肢，蚀骨伤筋，经脉闭阻，肾虚督空而发病。

作者曾详细设计，采用清热解毒、祛风胜湿、补肾强督、活血化瘀为治则的强督通痹汤，治疗本病 358 例，疗程为 2 年。治疗结果：达到临床治愈者 163 例，显效 82 例，有效 79 例，无效 34 例，总有效率为 90.5%，临床治愈率为 45.53%。由此说明只要坚持早期采用中医中药治疗本病是有治愈希望的。

《类证治裁》指出："腰偻废，乃热邪深入，血脉久闭，桃仁承气汤……脊者，督脉及太阳经所过，项脊常热而痛者，阴虚也，六味丸加麋茸。常寒而痛者，阳虚也，八味丸加鹿茸。"此论可供临诊参考。本病有寒、有热、有虚、有瘀，应分型论治：

1. 风热攻注型

主症：颈项僵紧，身痛以两侧骶髂部以及两腹股沟为重，痛处烧灼，需加服止痛药，腰脊两侧拘急不适，夜卧翻身困难，久卧或久坐后腰脊难以挺直舒展，舌质尖红，苔黄厚，脉象弦或弦数。

病机：内有蕴热，外感风热，内外合邪，攻注肾督。

治则：清热解毒，祛风活血，补肾强督。

处方：葛根 20g，金银花 20g，大血藤 20g，虎杖 20g，羌活 15g，川芎 12g，鬼箭羽 15g，红花 10g，川断 15g，杜仲 12g，荜澄茄 12g。

方解：金银花、大血藤、虎杖清热解毒为君药；羌活、川芎、鬼箭羽、红花祛风活血为臣药；葛根、川断、杜仲补肾强督为佐药；荜澄茄温中和胃，反佐清热解毒药苦寒药性为使药。共奏祛邪、补肾、扶正之功。

2. 肝火上炎型

主症：两侧胁背胀痛，颈项紧痛，两肩背酸胀疼痛，或两侧颞颌关节疼痛，张口困难，目赤胀痛，怕光羞明，两眼多眵，视力减退，舌质红，苔黄厚，脉象弦数。

病机：内有蕴热，引动肝火，火热炎上，灼伤目睛。

治则：清热解毒，泻肝明目，祛风胜湿。

处方：蒲公英 20g，夏枯草 15g，熟大黄 10g，龙胆草 12g，千里光 15g，连翘 20g，青葙子 12g，野菊花 10g，羌活 15g，川芎 12g，干姜 6g，甘草 6g。

方解：方中以夏枯草、龙胆草、青葙子清泻肝火；蒲公英、熟大黄、千里光、连翘、野菊花清热解毒，泻肝明目；羌活、川芎祛风胜湿；干姜、甘草温中和胃。急则治其标，重在解毒祛邪，明目护眼。

3. 脾肾阳虚型

主症：全身乏力，腰膝酸软，拘急不适，肩髋膝痛，大便溏泄，或黎明泄泻，形寒怕冷，男子阳痿，女子月经短少或闭经，舌质淡，苔白，脉象沉弱。

病机：先天禀赋不足，肾阳亏虚，后天脾胃失调；或受寒湿侵袭，阴盛阳衰。

治则：健脾益气，祛风散寒，温补脾肾。

处方：党参 20g，白术 20g，败酱草 20g，焦山楂 20g，羌活 15g，独活 20g，熟附子 6～10g，吴茱萸 6g，补骨脂 15g，干姜 6g，甘草 6g，桂枝 10g。

方解：方中以羌活、独活、桂枝祛风散寒；党参、白术健脾益气；败酱草、焦山楂解毒消积；熟附子、吴茱萸、补骨脂温补脾肾；干姜、甘草温中和胃，共奏扶正祛邪之功。

4. 肾虚督瘀型

主症：颈项强痛，转动俯仰受阻，驼背，脊强紧痛，髋痛，屈伸障碍，行动艰难，或脚跟疼痛，膝软无力，喜卧少动，心烦失眠，舌暗红，苔薄白，脉沉细。

病机：肾元亏虚，血运滞缓，督脉瘀阻，筋腱失养。

治则：柔筋强督，祛风胜湿，活血化瘀，补肾填精。

处方：葛根 30g，金银花 20g，大血藤 20g，羌活 15g，川芎 12g，水蛭 6g，赤芍 20g，白芍 20g，红花 10g，川牛膝 20g，熟地黄 20g，鹿角胶 12g（烊化），桂枝 6g。

方解：方中以葛根、赤芍、白芍柔筋强督；金银花、大血藤清热解毒；水蛭、红花、川牛膝活血通络；熟地黄、鹿角胶补肾填精；桂枝温经通络，以期达到标本兼治的目的。

【验案举例】

病例一

张某，女，34 岁，已婚，公司职员，山东龙口籍，住院号 13480。

初诊：2001 年 3 月 11 日。

病史：颈、腰、髋关节疼痛 10 年，颈椎强直 5 年，双髋强直不能活动 2 年。曾于加拿大多伦多某医院诊为强直性脊柱炎，使用依那昔普、糖皮质激素等治疗，效果不显。现在只服用塞来昔布治疗。经门诊检查收入院。

查体：颈椎完全强直，不能低头，不能转动，轻度驼背，右髋强直不能屈伸活动，左髋屈曲固定在 30°，稍稍能做屈伸活动，卧床不起，能站立，但不能走动，舌质正常，苔薄白，脉象沉缓。

实验室检查：血常规正常；ESR 68mm/h；HLA-B27（＋），CRP 40.5mg/L；肝功能正常。

X 线片检查：双侧骶髂关节间隙消失融合，$T_{12} \sim L_2$ 呈竹节样变，右髋关节间隙消失，右侧股骨头见小片状骨质破坏，外形尚完整，左髋关节间隙狭窄，未见骨质改变。

西医诊断：强直性脊柱炎合并右侧股骨头缺血性坏死。

中医诊断：脊痹；骨蚀。

病机：素体肾虚，督脉空疏，感受风湿热毒，痹阻经络。

治则：清热解毒，祛风胜湿，补肾强督，活血化瘀。

处方：葛根 20g，金银花 20g，大血藤 20g，虎杖 20g，羌活 15g，川牛膝 15g，水蛭 6g，赤芍 20g，白芍 20g，红花 10g，荜澄茄 10g，桂枝 10g。水煎服，每日 1 剂，连服 6 日，停药 1 日。

西药继续服用塞来昔布 0.2g，每日 3 次；阿法骨化醇、碳酸钙 D，每日各 1 粒。

静脉用药：血塞通注射液 15mL 加入 0.9% 氯化钠溶液 250mL，每日 1 次。

2001 年 4 月 10 日科室主任查房：病情基本同前。

复查：ESR 32mm/h，CRP 11.8mg/L。

停用血塞通静滴，其余用药同前。

同时进行矫形治疗，在腰椎硬膜外麻醉下对左髋关节进行牵拉矫形，一次性将左髋关节拉直，然后使用夹板将左髋关节固定，按牵拉后护理常规，每天松解固定夹板进行以上牵拉范围活动数次。1 周后解除夹板固定，让患者进行屈伸活动锻炼。

2001 年 5 月 10 日科室主任查房：颈痛止，两侧骶髂部轻痛，左髋已完全伸直，在 60° 内屈伸自如。

医嘱令其挂双拐下床锻炼活动。中西药服用同前。

2001 年 6 月 10 日科室主任查房：左髋活动功能恢复良好，不挂拐亦能缓步走动，能勉强坐下。

复查：ESR 28mm/h，CRP 0.87mg/L。

医嘱中药按原方继续服用，每 2 日服用 1 剂。西药停用塞来昔布，补钙药服用同前。可以出院继续活动锻炼，巩固疗效。

病例二

李某，男，22 岁，未婚，待业青年，山东莘县籍。

初诊：2011 年 12 月 27 日。

病史：3 年前无明显诱因出现两侧腰背痛，双髋关节痛，于当地医院检查诊为强直性脊柱炎，一直口服甲氨蝶呤、柳氮磺胺吡啶和泼尼松治疗，症状时轻时重。近3个月来，症状明显加重，双髋关节疼痛，尤以右侧为重，行动艰难。现在仍服用泼尼松，每日10mg。13年前曾有幼年类风湿关节炎病史，当时治疗情况不详。父亲有强直性脊柱炎病史。

查体：形体消瘦，跛行需拄单拐行走，不能弯腰活动，双髋屈曲活动明显受限，"4"字试验双侧阳性，舌质正常，脉象沉缓。

实验室检查：HGB 98g/L，RBC 3.86×10^9/L，CRP 64mg/L，ESR 108mm/h。

CT及X线片检查：双侧骶髂关节间隙明显狭窄模糊，双侧髋关节间隙变窄，右侧股骨头边缘可见囊状骨质破坏，外形尚完整。

西医诊断：强直性脊柱炎合并右侧股骨头缺血性坏死。

中医诊断：脊痹；骨蚀。

病机：先天禀赋不足，肾虚督空，感受风湿热毒，蚀骨伤筋。

治则：清热解毒，补肾强督，祛风胜湿，活血化瘀。

处方：金银花20g，板蓝根20g，田基黄20g，羌活15g，独活20g，川牛膝15g，骨碎补20g，补骨脂15g，水蛭6g，红花10g，荜澄茄10g，桂枝10g。水煎服，每日1剂，连服6日，停药1日。

西药口服泼尼松，每日5mg；骨化三醇、钙尔奇D，每日各1粒；双氯芬酸钠，每日75mg。

2012年2月20日复诊：两侧腰背疼痛减轻，有晨僵约2小时，双髋疼痛仍明显，屈曲受限，舌脉同前。

复查：HGB 102g/L，RBC 4.08×10^9/L，CRP 21.5mg/mL，ESR 72mm/h。

中药处方调整：金银花20g，大血藤20g，板蓝根20g，羌活20g，骨碎补20g，杜仲12g，牛膝15g，水蛭6g，赤芍

20g，红花10g，制川乌6g，桂枝10g。水煎服，服法同上。

西药停服泼尼松，余药同前。

2012年4月4日复诊：双侧骶髂部轻痛，晨僵消失，左髋疼痛明显减轻，屈伸活动明显改善，右髋痛亦减轻，不拄拐亦能缓步走动，舌苔薄白，脉弦。

复查：HGB 114g/L，RBC $4.12×10^9$/L，CRP 14.1mg/L，ESR 38mm/h。

2012年7月16日复诊：症状明显改善，两侧腰背疼痛轻微，能弯腰30°，左髋屈曲不受限，右髋屈曲达45°，步行较前灵活，但不能下蹲，舌脉同前。

复查：CRP 0.46mg/L，ESR 32mm/h。

X线片复查：右股骨头骨质缺损略有改善。

中药处方按2月20日复诊方去制川乌、桂枝，加白芍20g，荜澄茄12g。

服法同上。西药双氯芬酸钠停服，补钙药同前。

2012年11月20日复诊：症状续有改善，平时关节无疼痛，右髋关节仅在屈髋活动锻炼时有痛感。

中药按7月16日加减方，每2日服用1剂，巩固疗效。补钙药同前。

病例三

褚某，男，23岁，未婚，待业，山东青州籍。

初诊：2012年10月8日。

病史：两侧腰痛5年，一直未检查治疗。2个月前症状加重，两侧臀髋部疼痛，双髋屈伸受限，行动艰难，在当地医院检查确诊为强直性脊柱炎，给予口服尼美舒利、柳氮磺胺吡啶、沙利度胺，并用皮下注射益赛普，每次25mg，每周1次，已注射2次。目前仍感双侧骶髂部疼痛，双髋痛，脘腹胀满，喜食温热，全身乏力，肠鸣亢进，大便稀溏，肛门灼热，泻下急迫，日3～4次。

查体：转颈活动不受限，弯腰明显受限，指地距 25cm，双髋屈曲受限，"4"字试验阳性，左下腹部明显压痛，无反跳痛，舌质淡，苔白厚，脉象缓滑。

实验室检查：WBC 10.85×10^9/L；ESR 57mm/h；HLA-B27（＋），CRP 26.6mg/L；ALT 51U/L；大便常规无异常。

CT检查：两侧髂骨面可见虫蚀样骨质改变。

西医诊断：强直性脊柱炎；慢性肠炎。

中医诊断：脊痹；泄泻。

病机：先天禀赋不足，脾肾阳虚，复感风湿热邪，湿热之邪，伤及肠道；风湿之邪，痹阻经络骨节。

治则：清热解毒，祛风胜湿，温补脾肾。

处方：败酱草 20g，马齿苋 20g，白术 20g，黄柏 12g，党参 20g，独活 20g，续断 15g，川牛膝 15g，熟附子 6g，吴茱萸 6g，补骨脂 15g。水煎服，每日 1 剂，连服 6 日，停药 1 日。

西药全部停用。

2012年11月10日复诊：大便稀溏明显好转，肛门烧灼感消失，但黎明仍有泄泻，无急迫感，下腰部疼痛，双髋痛略轻，活动较前灵活，能下地缓步走动，舌质淡，苔白，脉象缓滑。

中药处方调整：败酱草 20g，焦山楂 20g，党参 20g，白术 20g，独活 20g，续断 15g，杜仲 12g，川牛膝 15g，熟附子 6g，肉桂 6g，吴茱萸 6g，补骨脂 15g。水煎服，服法同上。

2013年1月6日复诊：大便稀溏续有好转，日 1～2 次，两侧腰痛，腰背脊僵紧，夜间翻身困难，弯腰活动受限，双髋疼痛如前，舌质淡，苔白，脉象沉缓。

复查：血常规正常，ESR 46mm/h，CRP 38.8mg/L，肝功能正常。

中药处方调整：葛根 20g，党参 20g，白术 20g，续断

15g，杜仲 12g，独活 20g，水蛭 6g，红花 10g，川牛膝 15g，熟附子 6g，肉桂 6g，吴茱萸 6g，补骨脂 15g。水煎服，服法同上。

2013 年 4 月 20 日复诊：大便基本正常，但不成形，腰髋疼痛明显减轻，双髋屈伸活动大有改善，行动灵活，但仍不能下蹲，"4"字试验阳性，舌脉同上。

中药按 1 月 6 日处方去吴茱萸、补骨脂，加赤芍 20g、王不留行 15g，服法同前。

2013 年 8 月 6 日复诊：大便正常，腰髋疼痛续有好转，风冷感不明显，腰背脊僵紧感轻微，弯腰活动明显改善，指地距 15cm，双髋活动自如，舌苔薄白，脉象沉缓。

复查：血常规正常，ESR 26mm/h，CRP 0.66mg/L。

中药处方调整：葛根 20g，党参 20g，独活 20g，续断 15g，杜仲 12g，赤芍 15g，白芍 15g，水蛭 6g，红花 10g，王不留行 15g，桂枝 6g。水煎服，每日 1 剂，连服 2 日，停药 1 日。

2013 年 10 月 15 日复诊：症状续有好转，腰髋疼痛轻微，腰背脊稍有拘急不适，舌脉同前。

嘱按 8 月 6 日处方每 2 日服用 1 剂，加强活动锻炼，巩固疗效。

病例四

赵某，男，30 岁，已婚，汽车司机，山东平阴籍。

初诊：2013 年 1 月 17 日。

病史：颈、腰、双髋疼痛 3 年。1 年前曾于当地医院检查确诊为强直性脊柱炎，一直服用甲氨蝶呤、柳氮磺胺吡啶、尼美舒利等治疗。近 3 个月来症状加重，颈痛、转动受限，两侧骶髂部痛，双髋交替疼痛，夜间翻身活动困难，久坐后腰背明显僵紧，不易挺直，左眼反复出现炎症，视物模糊，气候变化无明显影响，无怕风怕冷，晨僵约 30 分钟。

查体：转颈范围约 60°，轻度驼背，弯腰受限，指地距 20cm，双髋活动不受限，"4"字试验阴性，左眼有混合性充血。舌质尖红，苔黄，脉象缓滑。

实验室检查：血常规正常，ESR 51mm/h，HLA-B27（＋），CRP 33.2mg/L。

CT 检查：符合 AS 改变。

西医诊断：强直性脊柱炎。

中医诊断：脊痹。

病机：先天禀赋不足，肾虚督空，感受风湿热毒，攻注骨节筋腱，痹阻脉络；热毒引动肝火，上熏目睛。

治则：清热解毒，祛风胜湿，泻肝明目。

处方：蒲公英 20g，夏枯草 15g，大血藤 20g，龙胆草 12g，熟大黄 10g，石斛 10g，羌活 15g，川芎 12g，川牛膝 15g，千里光 15g，野菊花 10g，荜澄茄 12g。水煎服，每日 1 剂，连服 6 日，停药 1 日。

西药尼美舒利（瑞芝利）0.1g，日服 2 次；0.1％氟甲松龙滴眼液滴眼，半小时 1 次。

2013 年 2 月 20 日复诊：左眼炎症已除，颈痛轻，两侧腰痛，左臀髋部痛，舌质正常，苔淡黄，脉弦。

中药处方调整：葛根 20g，蒲公英 20g，大血藤 20g，板蓝根 20g，羌活 15g，独活 15g，续断 15g，赤白芍各 20g，水蛭 6g，红花 10g，千里光 15g，荜澄茄 12g。水煎服，服法同前。

西药尼美舒利继服；滴眼液滴眼，早晚各 1 次。

2013 年 4 月 25 日复诊：颈痛轻微，转颈幅度有改善，腰痛减轻，晨僵消失，双髋仍有交替性疼痛，苔白，脉象弦。

复查：ESR 36mm/h，CRP 14.8mg/L。

中药按 2013 年 2 月 20 日复诊处方去千里光，加川牛膝 15g，水煎服，服法同前。西药尼美舒利 0.1g，每晚 1 次；滴眼液每晚睡前滴 1 次。

2013 年 7 月 16 日复诊：颈椎转动范围约 80°，仅在用力转动时轻痛，两侧腰痛轻，夜间翻身不再受限，双髋仅在久坐后起动时轻痛，舌脉同前。中药按 4 月 25 日复诊时加减方继续服用，每日 1 剂，连服 3 日，停药 1 日。

西药完全停用。

2013 年 11 月 4 日复诊：症状续有好转，平时无疼痛不适，颈椎、腰背仍有僵紧感，弯腰活动时两侧髂腰部轻痛，舌脉同上。

复查：ESR 24mm/h，CRP 0.6mg/L。

中药按原方改为每 2 日服用 1 剂。

嘱加强活动锻炼巩固疗效。

病例五

景某，女，35 岁，已婚，县农机局职工，山东惠民县籍。

初诊：2013 年 10 月 22 日。

病史：两侧腰腿痛 2 年，一直未用药治疗。近半年来症状加重，时有低热，两侧骶髂部痛，腰背脊僵紧不适，右髋痛，两脚踝、脚跟痛，走路不稳，在当地县医院检查，确诊为强直性脊柱炎，给予柳氮磺胺吡啶、沙利度胺、芬必得等治疗 4 月余，效果不显。家庭成员无强直性脊柱炎病史，生育一女，体健。

查体：体温 37.8℃，颈椎转动不受限，弯腰困难，指地距 45cm，右髋关节屈曲受限，"4"字试验阳性，两脚踝、两脚跟腱轻肿，舌质暗红，苔白，脉象弦滑。

实验室检查：WBC 10.46×10^9/L，ESR 78mm/h，HLA-B27（＋），CRP 83mg/L。

X 线检查：$T_{12} \sim L_2$ 呈竹节样变，双侧骶髂关节间隙狭窄，髂骨面可见骨质破坏，右髋关节间隙狭窄。

西医诊断：强直性脊柱炎。

中医诊断：脊痹。

病机：先天禀赋不足，肾虚督空，复感风湿热毒，攻注骨节，痹阻经络。

治则：清热解毒，补肾强督，祛风胜湿，活血化瘀。

处方：金银花 20g，牡丹皮 20g，连翘 20g，板蓝根 20g，羌活 15g，独活 20g，川牛膝 15g，水蛭 6g，红花 10g，续断 15g，荜澄茄 12g。水煎服，每日 1 剂，连服 6 日，停药 1 日。

西药只服双氯芬酸钠，每次 75mg，日服 2 次。

2013 年 11 月 22 日复诊：体温正常，腰痛、右髋痛减轻，双踝、脚跟仍有肿痛，舌质暗红，苔白，脉弦。

中药按上方加猪苓 20g，水煎服，服法同前。西药双氯芬酸钠，每次 75mg，日服 1 次。

2014 年 2 月 11 日复诊：自觉症状明显减轻，仍感下腰部拘急疼痛，右髋痛，两脚跟腱无肿痛，两脚踝轻痛，舌脉同前。

复查：血常规正常，ESR 48mm/h，CRP 26.4mg/L。

中药处方调整：葛根 20g，金银花 20g，大血藤 20g，虎杖 20g，独活 20g，续断 15g，杜仲 12g，川牛膝 15g，水蛭 6g，红花 10g，荜澄茄 12g，桂枝 10g。水煎服，服法同上。

西药双氯芬酸钠停服。

2014 年 5 月 10 日复诊：症状续有好转，腰背僵紧症状明显改善，弯腰幅度大增，指地距 25cm，两侧骶髂部轻痛，右髋痛轻，屈曲不受限，"4"字试验阳性，两脚踝痛止，舌脉同上。

复查：ESR 36mm/h，CRP 0.66mg/L。

中药按 2 月 11 日处方去桂枝，加赤芍 15g、王不留行 12g，水煎服，每日 1 剂，连服 3 日，停药 1 日。

2014 年 9 月 30 日复诊：症状续有好转，仅感下腰部、右髋劳累时轻痛，苔白，脉象沉缓。

复查：ESR 11mm/h，CRP 0.46mg/L。

中药按 5 月 10 日加减方，每 2 日服用 1 剂，巩固疗效。

【临证备要】

肾为先天之本，主骨生髓。骨之生长发育有赖骨髓的滋养。督脉"循背而行于身后，为阳脉之总督；督之为病，脊强反折"。强直性脊柱炎主要累及以脊柱为主的中轴关节，亦是督脉循行之处。先天禀赋不足，肾虚督空，骨髓失养是本病的内在病因之一。阳常有余，阴常不足，延至青春发育年龄，阳气更趋旺盛，感受外邪，更易从阳化热。尤在泾在《金匮翼》中指出："热痹者，闭热于内也……脏腑经络，先有蓄热，而复遇风寒湿气客之，热为寒郁，气不得通，久之寒亦化热，则群痹燔然而闷也。"因此作者认为强直性脊柱炎偏于热痹者多，而偏于寒痹者少，所举病例五可以作为常见强直性脊柱炎的范例。处方用药首选金银花、牡丹皮、连翘、板蓝根等清热解毒以除全身实热，待体温正常后再以金银花、大血藤、虎杖等清热解毒药以除骨节热毒。方中赤白芍并用，一则以赤芍配水蛭、红花，引药入于血分活血化瘀；次以白芍配伍葛根以柔筋止痛。葛根乃太阳经主药，其性生发向上，祛风解肌，长于缓解外邪郁闭，经气不利，筋脉失养所致的项背腰脊之僵紧不适；续断为"理腰肾之要药"，强腰膝，坚筋骨，能行能补；川牛膝既可活血通络，又能补益肝肾；荜澄茄、桂枝，既可温中和胃，又能调和营卫，作为方中佐使药可以制约清热解毒药的寒凉药性以防碍胃泻下。全方组方精要，可供长期服用。

如上所述，强直性脊柱炎患者阳气偏盛，容易蕴邪化热，热邪亦可引动肝火，肝火上炎，熏灼睛明出现虹膜睫状体炎，所举病例四可供参考借鉴。方中选用蒲公英、夏枯草、龙胆草、野菊花、熟大黄以清热解毒，泻肝明目；兼以石斛、千里光明目以去翳障，眼炎得以逐渐缓解。据作者数十年的临床体会，本病引发的虹膜炎远较白塞病所引发的虹膜睫状体炎者轻，故除服用中药治疗外，只需配合氟美瞳滴眼。如炎症比较明显者，则可采用扩瞳药及球后注射地塞米松局部治疗，尽量不全身性使用糖皮质激素为宜。

强直性脊柱炎除了以中轴关节病变为主以外，极易累及双髋关节，此类患者似乎对于糖皮质激素颇为敏感，服用激素极易造成股骨头缺血性坏死。以上所举病例二应引为教训，告诫医者对本病治疗应尽可能避免使用激素。中医对股骨头坏死的认识，相当于"骨蚀"的论述。《灵枢·刺节真邪论》指出："虚邪入于身也深，寒热相搏，久留而内著。寒胜其热，则骨痛肉枯；热胜其寒，则烂肉腐肌为脓，内伤骨为骨蚀。"从中西医结合的观点加以辨证，糖皮质激素的使用容易促使肾阳亢奋，由于强直性脊柱炎患者素体阳盛，更易激发热毒而侵蚀骨髓。因此治疗原则应以清热解毒、活血化瘀、补肾壮骨为宜。除此之外，更应奉劝患者禁饮白酒。

部分强直性脊柱炎患者是属于虚寒性的，他们的病因并不是感受风寒湿邪，因此没有怕风、怕冷等症状，而主要是大便溏泄或黎明泄泻。这也是因为先天禀赋不足，脾肾阳虚。如病例三所示，患者脘腹胀满，喜食温热，大便溏泄，但又肛门灼热，泻下急迫，此乃脾虚复感湿热所致。故以败酱草、马齿苋、黄柏清热解毒；党参、白术健脾燥湿；熟附子、吴茱萸、补骨脂温补脾肾。待大便泄泻渐趋好转后，再把治疗重点转移到强脊本病。

对于晚期的强脊患者治疗难度较大，中医中药有助于控制病情发展。此时患者因为颈椎、腰椎、髋关节部分或完全融合强直，疼痛症状并不突出。患者诉求多为如何能够改善关节的活动功能，其中主要集中在髋关节的活动功能，因为这是关系到患者生活质量的关键所在。髋关节置换手术并不是最佳或是唯一的选择，手术费用比较昂贵，对于低收入的患者来说有点难以承受；对于年轻患者来说也显得有些可惜而难以接受。因此关节牵拉矫形就给患者提供了一线希望。有关牵拉矫形的详细内容请参阅《中国康复病学杂志》1999.2：85 题为"关节疾病牵拉矫形 54 例分析"。

第四节 白 塞 病

【临证心法】

白塞病又称贝赫切特综合征。它是一种以血管炎为病理基础，以口腔溃疡、外阴溃疡和眼炎为主要临床特征的慢性风湿类疾病，故又称口、眼、生殖器综合征。该病病情缠绵难愈，且易反复发作，治疗有相当难度。采用中医中药对该病的治疗有肯定的疗效，而且有望彻底治愈。

现今医家普遍认为，古代中医所称的狐惑病与现今的白塞病极为相似。因此，古人对该病的诊治经验值得借鉴。《金匮要略·百合狐惑阴阳毒病证治第三》首先指出"狐惑之为病，状如伤寒"，这就将该病纳入热病的范畴。遗憾的是文中缺乏对该病的详细论述，只是罗列了几个治疗该病的方和药。其主方甘草泻心汤被沿用至今，不失为治疗该病的有效方剂。然而，面对这样一个全身性多系统受累的疾病，决非一方一药所能统治。综观现代文献报道，除了甘草泻心汤以外，还有选用龙胆泻肝汤、醒消丸、当归龙荟丸、真人活命饮、五味消毒饮、犀角地黄汤、当归地黄汤、加减四妙勇安汤、胃苓汤等治疗该病的。作者认为有效的治疗不在于使用哪个方剂，关键是辨证施治，该病的主要病因病机应该是以湿、热、毒、瘀、虚为主轴的。正是由于病者素体正气不足，脾虚湿盛，内有蕴热，或因情志郁遏，忿怒，滋生肝火；或因嗜食醇酒炙煿，酿湿生痰；或因外感热毒，内外合邪，形成湿热火毒；火毒炎上，可致目赤肿痛，口咽蚀烂；湿热下注，可致外阴浸淫溃疡；痰湿流注，可致血瘀，凝聚于肢体腠理则显现红斑结节。具体辨证用药应注意以下事项：

1. 清热解毒药的使用必须贯穿于本病治疗的全过程

白塞病首要病机是湿热内蕴，郁久化火成毒，上熏下注，旁及四肢腠理，因此清利湿热是治疗该病的根本。《温热经纬·

薛生白湿热病篇》云："热得湿而愈炽，湿得热而愈横，湿热两分，其病轻而缓；湿热两合，其病重而速。""热得湿则郁遏而不宣，故易炽；湿得热则蒸腾而上薰，故愈横；两邪相合，为病最多。"因此清热与除湿必须同时进行，齐头并进。不仅如此，湿与热孰轻孰重也应加以分辨。"湿多热少则蒙上流下，当三焦分治；热多湿少，则风乘三焦而痉厥，厥而不返者死；湿热俱多，则下闭上壅，而三焦俱闭矣。""若湿热一合，则身中少火悉化为壮火。"作者认为白塞病的湿热证候，多为热多湿少，且属于实热壮火，使用清热解毒药可谓重中之重。清热解毒药究竟应该如何选择，也是有讲究的。

（1）口腔溃疡的治疗主要应该是清阳明气分热毒，常用的有金银花、四季青、大青叶、板蓝根、黄芩、黄连、栀子、大黄等。口腔溃疡是白塞病最重要的症状，几乎每个患者都有发生，而且多是首发症状，更容易反复发作，所以治疗起来比较棘手。使用以上药物会有所好转，但有一些患者还会出现反复，那就必须加用重剂生石膏（30～60g），一般都会得到有效控制。

（2）外阴溃疡的治疗重点应该是清除下焦热毒。《金匮要略》所列举的甘草泻心汤、当归赤小豆散、苦参汤、雄黄散等都很适用，但作者还是喜欢选用黄柏、田基黄、龙胆草、苦参、大黄、白花蛇舌草、虎杖、土茯苓、垂盆草等药味，药效较为可靠。

（3）结节性红斑是白塞病最常见的皮肤损害，就其发病机理应属于热毒侵扰肌肤脉络，因此，治疗重点应该是清除血分的热毒。常用的药物如连翘、白花蛇舌草、牡丹皮、半枝莲、栀子、生地榆、侧柏叶、夏枯草、青黛、紫草、茜草等。

2. 祛湿药的使用

祛湿药应该与清热解毒药同时使用，有利于湿热同步分解，加速缓解病情。针对口腔溃疡者，祛湿药的药味偏少，药量偏轻；外阴溃疡者，祛湿药的药味偏多，药量偏重。常用的祛湿药如苍术、白术、茯苓、土茯苓、猪苓、薏苡仁、扁豆、赤小豆、地肤子、白鲜皮等。

3. 通腑泻浊有利于快速缓解病情

清热解毒药中有不少性味苦寒的药味，如黄芩、黄连、黄柏、田基黄、苦参、白花蛇舌草、半枝莲、大青叶、板蓝根、牡丹皮等。这些药味均易损伤脾胃，容易导致泄泻。因为这样可使邪有出路，迅速清除热毒，缓解病情。如果使用清热解毒药仍没有出现腹泻，热毒症状仍然颇为嚣张，也可以适当加用大黄。但一般用的是酒大黄或熟大黄，剂量在 10g 左右，目的是让患者缓泻而非峻泻，故应中病即止。只要在处方中适当加入一些温中和胃之品，如荜澄茄、荜茇、吴茱萸、高良姜、干姜、白芥子等，腹泻即可得到控制。

4. 肠白塞病的治疗需标本兼顾

肠白塞病有其一定的特殊性。《风湿病诊治指南》指出该病上至食道，下至直肠均可发生溃疡，但溃疡最集中的发生部位是在回盲部。根据手术后的病理检查以及肠镜的检查，该部位的溃疡不仅多发，而且溃疡很深，因此极易造成穿孔或大出血，有相当的危险性。患者往往会有难以忍受的腹痛，因此，在临床治疗中必须缓急止痛以治标，生肌敛疮以治本。在总的治疗原则清热祛湿的基础上选用芍药、甘草、延胡索以解痉止痛；重用白芍（30g 左右）；选用白及、浙贝母以消除溃疡。浙贝母具有散结除热、解毒排脓、生肌敛疮的作用，而白及则有止血去瘀生新的作用，二者合用，相得益彰，有望促使肠道溃疡的愈合。

5. 活血化瘀是根治本病的另一途径

《风湿病诊治指南》中指出："本病的基本病变为血管炎，全身大小血管均可累及……动脉管壁内膜纤维增生，造成动脉狭窄……25％左右患者发生浅表或深部的迁移性血栓性静脉炎及静脉血栓形成，造成狭窄与栓塞。"由此可见，瘀血是本病比较普遍存在的病理基础，也是本病容易反复发作的重要根源。清热解毒可以消除血管的炎症；活血化瘀可以疏通脉络，防止血栓形成。只有这样才能促使本病根治，但是对于肠白塞病又另当别论。

6. 重用甘草有其特殊意义

甘草俗称国老，擅于健脾和中、调和百药，缓和其他药物的药性而起到协调作用。绝大多数的经方和时方中多将其作为佐使药来使用，然而《金匮要略》中的甘草泻心汤却把甘草作为君药用于治疗狐惑病，可谓是独具匠心。临床实践证明，重用甘草确实对白塞病能够起到独特的疗效。临床报道使用甘草流浸膏可以治疗爱迪生病（肾上腺皮质功能过低症）。实验已经证明，甘草具有糖皮质激素样作用而没有激素的副作用。当然张仲景在那个年代是不会了解到这一点的，这也足见医圣仲景的睿智和深厚的临床经验。甘草泻心汤中的甘草虽为君药，但是其用量为四两（相当于现代用量的 16g 左右），而作者在治疗该病时甘草用量一般是 20～30g，而且是生炙合用，即生甘草 10～15g，炙甘草 10～15g。因为生甘草善于清热解毒，而炙甘草善于益气扶正。大剂量使用甘草并没有发现不良反应。

7. 巩固疗效，防止复发

甘草泻心汤中为何要用人参，这正是张仲景遣方用药的又一妙招。狐惑病的一般病机是本虚标实，正是因为病者素体脾虚，中气不足，阳气偏盛，酿生湿热，因此治本之法当以人参健脾益气，杜绝痰湿滋生的根源。笔者认为，急则治标，在白塞病病情发作关键时期应当全力以赴，清利湿热；待病情趋向缓和稳定以后再以扶正祛邪，善后处理，比较稳妥，故加用人参有其必要性。

必须强调指出，白塞病仍是一种慢性容易反复发作的疾病，即使症状完全消除，骤然停药是很容易反弹的。作者经历的病例，不少有好几年的病史，甚至有长达 10 余年迁延不愈的。因此，应用中药也应该有个维持量，在病情缓解、症状完全消失以后，中药汤剂可以改为隔日服用1剂或每周服用2剂，也可以制成中药水丸，继续服用，往往需坚持用药至少半年或1年。

由于该病病情复杂多变，具体辨证论治如下：

（1）湿热浸淫型

主症：口腔、外阴溃疡频发，肛周易生脓肿，皮肤常有小疖肿、口臭、纳呆，舌质淡红，苔白厚或腻，脉象沉缓或濡。

病机：湿热弥漫，上熏下注，蚀烂口咽、外阴。

治则：清热解毒，健脾化湿。

方药：甘草泻心汤加减。

黄芩15g，黄连10g，黄柏12g，熟大黄10g，苦参15g，龙胆草12g，白术20g，土茯苓20g，蒲公英20g，紫花地丁20g，荜澄茄12g，甘草20g。

加减：口腔、外阴溃疡，久不愈合者，加栀子10g、白蔹10g、白及10g；药后便溏者，加干姜6g。

（2）湿热伤阴型

主症：口腔溃疡频发，口咽干燥，口舌灼痛，口渴喜饮，唇干脱屑，舌质尖红，苔少或薄白，脉象细数。

病机：湿热可以伤阴，阴虚口燥，灼伤口咽。

治则：清热燥湿，养阴生津。

方药：甘草泻心汤合二阴煎加减。

黄芩15g，黄连10g，黄柏12g，熟大黄10g，玄参12g，麦冬10g，生地黄15g，栀子10g，竹叶10g，干姜6g，甘草15g。

加减：口腔溃疡仍有反复者，加生石膏30g。

（3）肝火上炎型

主症：口腔溃疡反复发作，目赤肿痛，视物模糊，畏光流泪，舌质红，苔薄白，脉象弦。

病机：热毒伤肝，肝火上炎，上灼目睛、口咽。

治则：清热解毒，泻肝明目。

方药：龙胆泻肝汤加减。

蒲公英 20g，夏枯草 15g，龙胆草 12g，黄芩 15g，黄连 10g，栀子 10g，熟大黄 10g，生地黄 20g，野菊花 10g，干姜 6g，甘草 15g。

加减：如眼炎控制不够理想，可加千里光 12g、水牛角粉 20g（先煎）、羚羊角粉 0.6g（冲服）。

（4）肠道蚀烂型

主症：口腔溃疡反复发作，脘腹疼痛，或有便溏、便血，钡餐透视或肠镜检查可见胃肠道多发溃疡，舌质淡红，苔白，脉象沉缓。

病机：湿热弥漫，上熏下注，上熏侵蚀口咽，下注蚀伤胃肠。

治则：清热化湿，生肌敛疮，解痉止痛。

方药：甘草泻心汤合乌贝散。

黄芩 15g，黄连 10g，黄柏 12g，乌贼骨 15g，栀子 10g，白芍 20g，浙贝母 12g，白及 10g，白术 20g，土茯苓 20g，干姜 6g，甘草 15g。

加减：如有便血发生时，加茜草 20g、生地炭 20g、地榆炭 20g；腹痛明显者，改白芍为 30g，加延胡索 15g。

（5）热毒瘀结型

主症：口腔溃疡反复发作，四肢皮肤多发红斑结节，或见动脉闭塞、静脉栓塞，舌质暗红或有瘀斑，苔薄黄，脉沉或结代。

病机：热毒上攻口咽，蚀烂黏膜，侵扰血脉，血凝瘀结，血运不畅。

治则：清营凉血，软坚活血。

方药：清瘟败毒饮合大黄䗪虫丸加减。

白花蛇舌草 20g，半枝莲 20g，连翘 20g，牡丹皮 20g，熟大黄 10g，水蛭 6g，桃仁 10g，莪术 12g，红花 10g，荜澄茄 15g。

加减：口腔溃疡明显者，加栀子10g、黄芩12g；红斑结节仍有反复发作者，加青黛10g（包煎）、山慈菇10g。

【验案举例】

病例一

田某，女，34岁，已婚，某房地产开发公司职员，山东济南籍。

初诊：2008年6月18日。

病史：口腔、外阴反复发生溃疡已6年。近2个月来口腔、外阴溃疡持续发生，两下肢出现红斑结节，左眼发红、涩痛，右侧腰腿疼痛，伴有低热，体温不超过37.5℃。过去一直使用中西药治疗，但疗效不显。现仍服用泼尼松（10mg/d）、钙尔奇D及维生素类等，药后头晕、恶心欲吐。

查体：T 37.3℃，舌质边尖鲜红，苔薄白，脉象细数，口唇、口颊黏膜有多处溃疡，外阴单一溃疡较深，左眼结膜充血，下眼睑红肿，心肺无异常，肝脾无肿大，两下肢可见散在蚕豆大红斑结节，局部有压痛。

实验室检查：WBC 12.60×10^9/L，HGB 108g/L，RBC 3.84×10^9/L；ESR 38mm/h；CRP 18.6mg/L，ANA、ENA、抗ds-DNA均正常。

西医诊断：白塞病。

中医诊断：狐惑病。

病机：素体阳盛，内有湿热，郁久化火成毒，上熏下注，病及全身上下。

治则：清热解毒，泻肝明目，化湿祛瘀。

处方：甘草泻心汤合龙胆泻肝汤、复元活血汤加减。

黄芩15g，黄连10g，黄柏15g，熟大黄10g，夏枯草20g，龙胆草12g，生栀子10g，桃仁10g，红花10g，荜澄茄12g，干姜6g，甘草20g。水煎服，每日1剂，连服6日，停药1日。

2008年7月20日复诊：自服用中药汤剂后，全部西药均已停用，症状有所好转，体温正常，口腔溃疡明显好转，外阴溃疡变小变浅，但仍未愈合，左眼结膜炎明显减轻，但左下眼睑仍有红肿，两小腿红斑结节部分消减，无新起皮损，关节肌肉无疼痛，舌质边尖发红，苔白，脉象沉缓。

按上方去夏枯草，加白花蛇舌草 20g、土茯苓 20g，服用方法同上。

2008 年 8 月 20 日复诊：病情续有好转，外阴溃疡已愈合，双下肢红斑结节已完全消退，遗留皮肤色素沉着，口腔溃疡零星出现，左眼结膜无充血，左下眼睑肿痛已轻微，舌质尖红，苔薄白，脉沉缓。

中药处方调整：党参 15g，黄芩 15g，黄连 10g，黄柏 12g，熟大黄 10g，生石膏 30g，红花 10g，荜澄茄 12g，干姜 6g，生甘草 15g，炙甘草 15g。水煎服，每日 1 剂，连服 3 日，停药 1 日。

2008 年 10 月 9 日复诊：以上症状基本消失，口腔溃疡未再反复。嘱按 8 月 20 日处方，每周服用 2 剂，巩固疗效。

2009 年 4 月 18 日复诊：中药停服 3 个月，病情又有反复，近 1 周来口腔又有多处溃疡，局部灼痛，左眼下睑又有红肿疼痛，舌质尖红，苔白，脉象弦。仍以甘草泻心汤加减施治。

处方：夏枯草 20g，蒲公英 20g，黄芩 15g，黄连 10g，黄柏 12g，熟大黄 10g，赤芍 20g，红花 10g，荜澄茄 12g，干姜 6g，野菊花 10g，甘草 20g。水煎服，每日 1 剂，连服 6 日，停药 1 日。

2009 年 5 月 26 日复诊：口腔溃疡基本消失，仅有时出现舌体边尖糜烂，进食酸辣食物有灼痛感，左下眼睑红肿消退，未再反复，舌质尖红，苔薄白，脉弦。嘱按原方继续服用，每周 2 剂，巩固疗效。

2009 年 6 月 24 日复诊：症状完全消失，无特殊不适。为防止病情再次反复，给予原方加减配制成药丸，继续服用。

处方：夏枯草 120g，蒲公英 150g，连翘 120g，牡丹皮 120g，黄连 100g，熟大黄 100g，赤芍 120g，红花 100g，栀子 100g，西洋参 80g，沙参 120g，白术 120g，土茯苓 120g，青黛 30g，羚羊粉 10g，白芥子 80g，甘草 120g。上药前 4 味，水煎 2 遍取汁浓缩，余药研细，加入药汁，制成水丸。每服 8g，每日 2 次。

半年后电话随访，病情恢复稳定，无特殊不适。

病例二

胡某，女，44 岁，已婚，中学教师，山东陵县籍。

初诊：2006 年 1 月 8 日。

病史：口腔溃疡反复发作 9 年，加重 1 年。患者 9 年前无明显诱因出现口腔反复溃疡，每年可发作 10 余次，1 周左右即愈，发作时口内灼痛，会阴部亦曾多次发生溃疡，眼睑皮肤起红丘疹，痒感，每食辛辣刺激之品可诱发或加重，针刺反应（＋）。自服黄连上清片等药物，效果一般。近 1 年来症状加重，口腔溃疡频作，痛甚，并反复感冒，体力差，纳眠欠佳，二便调。

查体：舌体多处溃疡，大者如榆钱，小者似米粒，痛甚，外阴亦有两处溃疡，双下肢多发结节性红斑，质硬，有轻触痛，左眼赤肿如鸠眼，舌红绛，苔黄腻，脉弦滑，外阴未查。

西医诊断：白塞病。

中医诊断：狐惑病。

病机：湿热内蕴，复感热毒，上熏口舌目睛，下注经络血脉。

治则：清热解毒，凉血明目，软坚活血。

处方：半枝莲 30g，金银花 20g，连翘 20g，牡丹皮 20g，熟大黄 10g，夏枯草 20g，桃仁 10g，红花 10g，莪术 12g，野菊花 10g，荜澄茄 12g，王不留行 15g。水煎服，每日 1 剂，连服 6 日，停药 1 日。

西药泼尼松 5mg/d；碳酸钙 D 1 片/日。

2006 年 2 月 7 日复诊：口腔溃疡已愈合，外阴溃疡缩小。昨起因外感发热，静滴抗生素，地塞米松 3mg/d，现已缓解停用。刻下上眼睑浮肿、色红，两眼结膜充血，颜面、手背、肘关节起红色丘疹，下肢仍有红斑结节，舌质红，苔黄，脉弦。

按初诊方去半枝莲、王不留行，加龙胆草 12g、石斛 10g，服法同上。

2006 年 3 月 14 日复诊：口腔溃疡消失，外阴溃疡已愈合，眼炎消除，右手背及双下肢散在红斑结节，右手背、右足背肿，双肘痛，口渴欲饮，乏力，舌暗红，苔白，脉弦细。

复查：血常规（－），ANA（－），ENA（－）。

处方：金银花 20g，连翘 20g，牡丹皮 20g，熟大黄 12g，黄连 10g，生地榆 20g，桃仁 10g，红花 10g，莪术 15g，山慈菇 12g，荜澄茄 12g。服法同上。

2006 年 4 月 7 日复诊：口腔、外阴溃疡未见新起，四肢红斑结节大部分消退，无新起，口臭，大便干，时有烦躁，苔白，脉弦细。泼尼松已停用。

处方：金银花 20g，连翘 20g，牡丹皮 20g，黄连 10g，熟大黄 10g，赤芍 20g，莪术 15g，桃仁 10g，红花 10g，荜澄茄 12g，甘草 15g。服法同上。

2006 年 6 月 25 日复诊：近日口腔溃疡偶有轻起，红斑结节仍有部分硬结未消退，但皮色不红，无新起结节，舌尖点状发红，稍灼痛，口中异味，时有心慌，舌暗红，苔白，脉弦滑。

按 4 月 7 日处方继续服用，连服 2 日，停药 1 日。

2006 年 9 月 11 日复诊：病情稳定，口腔溃疡无反复，结节红斑已消退吸收，遗留局部色素沉着，药后腹泻，日 2 次，多汗，苔白，脉象弦细。

中药处方调整：金银花 20g，连翘 20g，牡丹皮 20g，黄连 10g，赤芍 20g，桃仁 10g，红花 10g，熟大黄 10g，荜澄茄 12g，甘草 15g。隔日服用 1 剂。

2006 年 12 月 25 日复诊：病情稳定，无特殊不适，舌红少苔，脉弦细。

按 9 月 11 日方，每周服用 2 剂，巩固疗效。

病例三

李某，女，35 岁，已婚，公司职员。山东阴县籍。

初诊：2003 年 3 月 16 日。

病史：口腔及外阴部反复出现溃疡 2 年。双下肢皮肤反复出现红斑、结节，四肢大关节痛，经期加重，曾多次出现眼炎症状。目前口腔、外阴仍有多处溃疡，局部灼痛，双下肢多发结节、红斑，使用泼尼松、羟氯喹治疗有暂效。现仍服用泼尼松 15mg/d。

查体：形体消瘦，舌体及口颊黏膜有多处溃疡；外阴亦有直径约 0.5cm 溃疡一处，双下肢可见多发红斑、结节，约如蚕豆大小，有压痛，针刺反应（＋），舌质红，苔薄白，脉沉细数。

实验室检查：HGB 116g/L，RBC 3.64×10^9/L，WBC 4.80×10^9/L，ESR 42mm/h，ANA、抗 ENA、抗 ds-DNA 均为（－）。

西医诊断：白塞病。

中医诊断：狐惑病。

病机：感受湿热毒邪，上熏下注，灼伤肌肤，脉络瘀阻，痰凝血瘀。

治则：清热燥湿，活血化瘀，软坚散结。

处方：苍术 12g，黄连 10g，黄柏 12g，金银花 20g，连翘 20g，牡丹皮 20g，土茯苓 20g，赤芍 20g，桃仁 10g，红花 10g，莪术 15g，白芥子 10g，甘草 10g。水煎服，每日 1 剂，连服 6 日，停药 1 日。

西药泼尼松按原剂量继续服用。

2003年5月18日复诊：初诊后连续服药2个月，症状全部消失，乃自动停服所有中西药；近1周又出现多处口腔溃疡，灼痛难以进食，舌尖红，苔薄白，脉弦细。中药改用清热化湿、益气活血法。

处方：黄芩15g，黄连10g，黄柏12g，熟大黄10g，党参20g，苏木10g，红花10g，荜澄茄12g，吴茱萸6g，甘草15g。每周6剂，未再服用任何西药。

2003年7月20日复诊：上次复诊后坚持服药2周，口腔溃疡完全消退，又断续服药2周后停药。近日口腔溃疡再度复发，伴有低热，且右眼出现红肿灼痛，眶周出现多个小疖肿，疼痛难忍，舌质红，苔白稍腻，脉弦数。改以清热解毒、清肝化湿为法。

处方：金银花20g，蒲公英20g，紫花地丁20g，黄连10g，茵陈15g，黄柏12g，龙胆草12g，熟大黄10g，野菊花10g，荜澄茄12g，吴茱萸6g，甘草15g。

2003年11月14日复诊：上次复诊后服药1个月，症状完全消退；又按原方隔日服用1剂，至今病情稳定无复发。仍按原方改制成中药水丸，继续服用，以巩固疗效。

处方：蒲公英120g，夏枯草120g，连翘120g，牡丹皮100g，黄芩120g，黄连100g，黄柏120g，熟大黄100g，苦参100g，龙胆草100g，苏木100g，赤芍120g，红花100g，土茯苓120g，甘草120g，白芥子80g。上述药前4味水煎2遍取汁浓缩，余药研细，加入药汁，制成水丸，每服8g，日服2次。

病例四

林某，女，25岁，已婚，工人，山东章丘籍。

初诊：2011年12月10日。

病史：口腔及外阴部反复发生溃疡2年余，每逢经期尤重。曾在当地医院就诊，考虑为白塞病，给予糖皮质激素治疗有效，但激素停用后即加重，现仍日服泼尼松10mg/d。目前口腔溃疡多发，外阴溃疡轻起，右眼红肿疼痛，两侧腕关节肿痛，口苦，咽干，口舌灼痛，针刺反应（＋）。

查体：口舌均有溃疡，咽部充血，右眼混合性充血，两脚踝轻肿，阴部未查，舌质尖红有糜烂面，苔黄稍腻，脉象滑数。

实验室检查：血象正常，ESR 36mm/h，抗 ENA（－）。

西医诊断：白塞病。

中医诊断：狐惑病。

病机：湿热内蕴，热盛化毒，上熏下注，灼伤目睛、口舌、外阴。

治则：清热解毒，燥湿利湿，泻肝明目。

处方：大黄黄连泻心汤加减。

金银花 20g，大血藤 20g，熟大黄 10g，黄连 10g，黄柏 12g，夏枯草 15g，龙胆草 12g，猪苓 20g，野菊花 10g，荜澄茄 12g。水煎服，每日 1 剂，连服 6 日，停药 1 日。

西药泼尼松仍按原剂量，日服 10mg。

2012 年 1 月 18 日复诊：口腔及外阴溃疡明显减轻，眼炎已消除，双腕关节胀痛，胃痛，大便稀溏，舌质尖红，苔白稍腻，脉象缓滑。

处方：黄芩 15g，黄连 10g，黄柏 12g，蒲公英 20g，龙胆草 12g，栀子 10g，土茯苓 20g，党参 20g，荜澄茄 12g，生甘草 10g，炙甘草 10g。服法同上。

西药泼尼松减量，每日 5mg。

2012 年 2 月 20 日复诊：口腔溃疡轻起，可自行愈合，外阴溃疡已愈合，眼炎无反复，双腕关节轻痛，大便正常，舌质边尖较红，苔白厚，脉象缓滑。

方药按 1 月 18 日处方去蒲公英、龙胆草，加熟大黄 10g，猪苓 20g。服法同前。西药泼尼松减量，隔日服 5mg。

2012 年 4 月 12 日复诊：口腔溃疡偶有轻起，可自行消退，余无不适，舌质正常，苔白，脉象沉缓。

中药按上次复诊加减方继续服用，每日 1 剂，连服 3 日，停药 1 日。

西药泼尼松停用。

2012 年 6 月 10 日复诊：口腔、外阴溃疡未再出现，关节无疼痛，易疲劳，无其他不适，舌脉同上。

中药按原方隔日服用 1 剂，巩固疗效。

病例五

袁某，女，18 岁，学生，山东济南籍。

初诊：1999 年 10 月 20 日。

病史：口腔反复溃疡 5 年余，有时会阴部亦有溃疡，无眼炎及关节疼痛史，皮肤无红斑、结节等皮损出现，针刺反应（＋）。1998 年底因"急性阑尾炎"曾行阑尾手术，术后不久即又反复腹痛，时有呕吐腹泻，经期加重。纤维结肠镜检查，发现回盲部有多处较大溃疡，直径 0.5～1.0cm。曾经中西医结合治疗效果不佳，现仍口服泼尼松 5mg/d。

查体：形体消瘦，口颊及舌体均有多处溃疡，脐周及下腹部均有压痛，无反跳痛，舌质暗红，苔白，脉沉细。

实验室检查：HGB 110g/L，RBC 3.84×10^9/L，WBC 6.0×10^9/L，ESR 16mm/h，ANA、ENA、抗 ds-DNA 均为（－）。

西医诊断：白塞病。

中医诊断：狐惑病。

病机：素体亏虚，湿热内蕴，积热化毒，上灼口咽，下蚀二阴、肠道而形成溃疡。

治则：清热除湿，健脾益气，生肌敛疮。

处方：党参 20g，半夏 10g，白芍 20g，浙贝母 12g，蒲公英 20g，土茯苓 20g，黄连 12g，白及 10g，熟大黄 10g，吴茱萸 6g，延胡索 15g，生甘草 15g。水煎服，每日 1 剂，连服 6 日，停药 1 日。

1999 年 12 月 18 日复诊：口腔溃疡减少，腹痛明显减轻，但药后大便溏泄，每日 3～4 次。

处方：上方去熟大黄，加黄芩 10g、小茴香 10g，继服。

2000 年 3 月 11 日复诊：症状明显好转，口腔溃疡均已愈合，腹痛隐隐，且不经常发作，大便正常。

嘱停服泼尼松。中药继续按上方服用，每 2 日 1 剂。

2000 年 5 月 15 日复诊：2 个月后，症状完全消失，肠镜检查示回盲部溃疡已愈合。

中药处方调整：黄芩 12g，黄连 10g，黄柏 12g，党参 15g，白芍 20g，白及 10g，土茯苓 20g，吴茱萸 5g，生甘草 10g，炙甘草 10g。

水煎服，每周服用 2 剂，巩固疗效。

病例六

张某，女，30 岁，已婚，小学教师，山东济南籍。

初诊：2012 年 4 月 5 日。

病史：自幼年 6 岁始即经常发生口腔溃疡，偶有眼炎及阴部溃疡，久经中西药治疗，效果不显。自 2007 年起出现脐周及右下腹痛，进食后常加重，不敢多食，时有恶心呕吐，大便时干时稀，症状逐渐加重，经期疼痛尤甚，无法坚持工作。2008 年 8 月曾因肠穿孔急症行盲肠部分肠管切除手术，病理检查为多发性深度溃疡，术后腹痛仍连续不断，口腔溃疡反复出现，关节疼痛，皮肤无结节性红斑，针刺反应（＋）。

查体：体温正常，BP 96/60mmHg，形体消瘦，心肺无异常，肝脾无肿大，腹壁有抵抗，脐周及右下腹压痛，无反跳痛，口唇及颊黏膜有多处溃疡，舌苔薄白，脉象弦细。

实验室检查：HGB 110g/L，RBC 3.68×10^9/L，WBC 7.60×10^9/L，ESR 28mm/h，ASO、RF、ANA、ENA、抗 ds-DNA 均为（－）。

西医诊断：白塞病。

中医诊断：狐惑病。

病机：素体阳盛，湿热内蕴，内灼口咽、肠道形成溃疡；病久日深，正气亏损，气血衰败，寒热错杂。

治则：清热燥湿，益气养血，温中收敛。

处方：雷公藤 10g（先煎），白芍 30g，黄芪 20g，黄芩 15g，黄连 6g，半夏 9g，浙贝母 12g，吴茱萸 6g，干姜 6g，党参 20g，延胡索 15g，生甘草 10g，炙甘草 10g。

水煎服，每日 1 剂，连服 6 日，停药 1 日。

2012 年 4 月 21 日复诊：口腔溃疡已愈合，仍腹痛，药后大便稀溏。

处方：原方加土茯苓 20g、荜澄茄 10g，服法同前。

2012 年 5 月 12 日复诊：症状明显好转，腹痛已轻微，口腔溃疡未再出现。

处方：仍按初诊方，去干姜，加荜澄茄 10g、白及 10g，继服。

2012 年 7 月 11 日复诊：口腔溃疡未再出现，平日无腹痛，仅于饮食不当或月经来潮时稍有腹痛。

处方：中药按原方每 2 日服用 1 剂。

2013 年 4 月 20 日复诊：病情稳定，无特殊不适，饮食增多，体重增加约 5kg，舌质正常，苔薄白，脉象沉缓。

中药方调整：黄芩 15g，黄连 10g，黄柏 12g，党参 20g，白芍 10g，浙贝母 10g，半夏 6g，吴茱萸 6g，生甘草 10g，炙甘草 10g。水煎服，每周服用 2 剂，巩固疗效半年。

该病例一直随访 2 年，病情一直稳定，无复发。

病例七

宋某，男，37 岁，已婚，某公司职工，山东济南籍。

初诊：2011 年 11 月 24 日。

病史：口腔反复出现溃疡已 5 年，会阴部也曾有溃疡出现。平时常有腹痛，曾有 3 次发生肠穿孔，已有部分肠管切除并行修补手术治疗。近1年来发生肠粘连且在腹壁形成瘘管，不断有脓性分泌物溢出，全身皮肤经常发生疖肿，背部尤为集中，常有低热，有时高热，反复使用多种抗生素治疗，高热时则使用地塞米松静脉滴注有暂效。现在未用药。

查体：形体消瘦，面色无华，T 37.1℃，背部可见多个有分泌物溢出如蚕豆大小的红色丘疹，针刺反应（＋），口唇及舌体黏膜有多处溃疡，舌质暗红，苔薄白，脉象弦。

实验室检查：HGB 104g/L，RBC 3.64×10^9/L，WBC 12.3×10^9/L，ESR 30mm/h。

西医诊断：白塞病。

中医诊断：狐惑病。

病机：素体亏虚，湿热内蕴，郁久化热，酿生热毒，侵扰肌肤形成疖肿；上熏下注，上蚀口咽，下蚀二阴、肠道，形成溃疡。

治则：清热解毒，凉血通腑，益气扶正，缓急止痛。

处方：金银花20g，连翘20g，黄连10g，石斛10g，牡丹皮20g，生石膏30g，熟大黄10g，薏苡仁20g，党参20g，白芍20g，延胡索15g，生甘草10g，炙甘草10g，干姜6g。水煎服，每日1剂，连服6日，停药1日。

2011年12月29日复诊：体温正常，口腔溃疡已愈合，腹痛明显减轻，背部疖肿亦有消减，舌质暗红，苔白稍腻，脉象沉缓。

中药按初诊方去生石膏、石斛，加黄柏12g、浙贝母12g、白及10g。水煎服，服法同上。

2012年1月18日复诊：口腔溃疡未再出现，背部疖肿消退，遇饮食不当时偶有腹痛，余无不适，舌脉同上。

继续按12月29日加减方服用，服法同前。

2012年5月10日复诊：口腔溃疡偶有轻起，腹痛隐隐，可耐受，腹壁瘘管溢脓明显减少，舌质尖红，苔白厚，脉象沉缓。

中药处方调整：蒲公英 20g，紫花地丁 20g，黄芩 15g，黄连 10g，黄柏 12g，党参 20g，浙贝母 12g，白及 10g，白芍 20g，延胡索 12g，生甘草 10g，炙甘草 10g。水煎服，每日 1 剂，连服 3 日，停药 1 日。

2012 年 8 月 12 日复诊：口腔溃疡未再出现，无腹痛，腹壁瘘管未有脓液渗出，舌质正常，苔薄白，脉象沉缓。

中药按 5 月 10 日处方继续服用，每 2 日服用 1 剂，巩固疗效。

2012 年 11 月 20 日：家属前来咨询，代述患者病情稳定，无特殊不适。嘱按原方继续服用，每周 2 剂，巩固疗效。

【临证备要】

白塞病是一种较为疑难而且容易反复发作的自身免疫性疾病，如病例六的病程长达 20 余年之久，虽经过中西药多方治疗，但效果不理想。中医中药确有较好的疗效，但对于每个病例必须认真加以辨证分析，没有千篇一律的专方专药可以彻底治疗该病的。在取得疗效的同时，必须守方坚持用药，不能求其速效。以上所举病例中有不少在症状消失后未能继续坚持用药，而出现病情反复发作。作者认为此类患者必须持续用药至少 1 年，巩固时间越长，复发概率越小。

每个病例都各有其发病特点，即使是同一患者，其病情发作也有变化。除口腔或阴部溃疡以外，有的患者出现结节性红斑，有的出现虹膜睫状体炎，甚至会出现静脉栓塞等情况，尤其是眼炎的出现概率很高，这会严重影响患者的视力甚至会导致失明，因此发作时必须全力以赴，迅速控制病情。

如病例一、二、三、四均有合并眼炎的情况。《金匮要略》中描述"狐惑病"的症状有"蚀于上部则声嗄""目赤如鸠眼""目四眦黑"，其主要病机正是由于脏腑功能失调以致湿热蕴毒伏藏于内，或外感湿毒，湿热浊毒流注，火毒循经环络上攻所致。故方中三黄合用祛上、中、下三焦之湿热；再以大黄釜底抽薪，引火下行，使邪有出路；加之夏枯草、野菊花、蒲公英、密蒙花清泄实热；辅以金银花、板蓝根、赤芍、牡丹皮凉血解毒以期达到泻火明目的功效。除中药外，对于眼炎的治疗我们并不排斥使用激素球后注射及滴眼液的使用，以确保视力不受影响。

病例三除了口腔及外阴溃疡以外，两下肢皮肤反复出现红斑、结节，这也是白塞病常见的临床症状。其主要病机是由于湿热浊毒攻注经络，痰凝血瘀所致。故方中以金银花、连翘、牡丹皮清热解毒；苍术、黄连、黄柏、土茯苓以清利湿热；莪术、赤芍、桃仁、红花以软坚散结；白芥子燥湿化痰兼以反佐他药苦寒之性，使病情得以迅速缓解。

肠白塞病也有肠穿孔及肠道出血的风险，中药对该病的治疗效果是很好的。以上所举三个病例病情也各不相同，发病时间越短，疗程亦短，疗效越好；对于多次发生肠穿孔、多次手术的患者，容易合并肠粘连，或腹壁形成瘘管等并发症，这些都要加以兼顾治疗以收全功。

在遣方用药方面，作者主张沿用仲景全方甘草泻心汤，但方中所用黄芩、黄连二味苦寒；清热燥湿药药味偏少、剂量偏小，势单力薄，难当大任。为此作者一般多增加黄柏、熟大黄，四黄并用，直达上、中、下三焦，清泄湿热火毒，能够显著提高疗效。

第五节　银屑病关节炎

【临证心法】

银屑病关节炎（PsA）是既有皮肤损害又有关节炎性病变的疾病。该病多发于青壮年，严重者可以出现关节的变形，或有骨性强直、关节功能障碍，可不同程度地影响劳动能力。皮损、瘙痒、关节疼痛、活动功能受限都会造成患者极大的痛苦。

中医药对本病的治疗是很有前途的。作者认为只要辨证确切、用药恰当是可以收到很好疗效的。通过数十年的临床实践，对该病的辨证和治疗有一些经验和体会，现分述如下：

1. 银屑病与关节炎的关系

关于本病的病理生理，银屑病和关节炎之间肯定是有密切联系的。《银屑病关节炎诊治指南》指出"约 75％PsA 患者皮疹出现在关节炎之前，10％出现在关节炎之后，同时出现的约15％"，而且"皮肤病变严重性和关节炎症程度无直接关系，仅 35％显示二者相关"。《风湿病诊断与诊断评价》中则认为："关节炎病变的轻重多与皮肤病的活动性相一致。银屑病关节炎多在银屑病反复发作后出现，但有部分患者的关节炎与银屑病同时发生，极少数患者的关节炎可能在银屑病之前出现。"作者虽无确切的数据支持，但临床体验亦有此同感。正因为二者有着如此复杂的关系，我们似乎可以猜测银屑病的发病在PsA 中起着主导作用，在辨证论治时应该把银屑病的病因病机作为重要的突破口。

2. 银屑病与关节炎的病因病机

银屑病又称牛皮癣，是一种常见的红斑鳞屑性疾病。该病即相当于中医所谓的"白疕"。关节炎则相当于中医的"痹病"。那么银屑病关节炎究竟应该属于中医的何种疾病呢？作者认为可以称为"疕痹"。这两种病纠缠在一起，其病因病机似乎显得非常复杂，但实际并非如此。

如上所说，绝大多数 PsA 都是银屑病先发或与关节炎同时发病，即关节炎是在银屑病的基础上继发的。因此探求病因就应以银屑病的病机为基础。《医宗金鉴》谓："白疕之形如疹疥，色白而痒多不快。固由风邪客于皮肤，亦由血燥难荣外。"北京中医医院所著《中医皮肤病学》认为："本病多因情志内伤，气机壅滞，郁久化火，心火亢盛，毒热扰于营血；或因饮食失节，过食腥发动风的食物，脾胃失和，气机不畅，郁久化热，复受风热毒邪而发病；病久或反复发作，阴血被耗，气血失和，化燥生风或经脉阻滞，气血凝结，肌肤失养而致。"据此作者认为，"风热毒瘀"乃银屑病发病之根本病机，病者或因情志内伤，或因饮食失节，或因脾胃失和而内有蕴热，复因感受风热毒邪，内外攻注，血热夹风而溢于肌肤，则出现红斑鳞屑性皮损；风热毒邪攻注关节，经络气血凝滞不通而出现关节疼痛，甚则强直畸形。

3. 如何分型论治

（1）关于银屑病的分型论治

银屑病一般可以分为寻常型、红皮症型和脓疱型三型，其中以寻常型占绝大多数。作者认为寻常型亦有稳定性与进行性的区别，其病因病机和辨证论治也应分别对待。红皮症型比较少见，一般都由于误治，或使用药物过敏以及使用强烈刺激性药物诱发。脓疱型很少见，部分病例亦可由寻常型转化而成。

①红皮症型

主症：全身皮肤焮红灼热，表皮增厚，常伴有不同程度的低热，甚或高热。皮肤瘙痒较轻，有少量脱屑，也可大量脱屑形成剥脱性皮炎状。心烦不宁，尿黄或赤，舌红少苔，脉象弦数。

病机：病者素体禀赋不足，阴血亏虚，腠理空疏，内有蕴热，复感风热毒邪，内外攻注，热毒炽盛，侵扰营血，蒸灼肌肤而发病。

治则：清热解毒，清营凉血，祛风活血。

方药：败毒饮加减。

连翘 20g，牡丹皮 20g，白花蛇舌草 20g，半枝莲 20g，青黛 10g（包煎），水牛角 20g，生地黄 20g，蝉蜕 10g，赤芍 20g，红花 10g，白蒺藜 15g，干姜 6g，甘草 6g。

方解：方中使用白花蛇舌草、半枝莲、连翘、牡丹皮、青黛清热解毒、清营凉血为君药；水牛角、生地黄滋阴凉血为臣药；蝉蜕、白蒺藜祛风止痒；赤芍、红花凉血活血为佐药；干姜、甘草温中和胃为使药；共奏清热凉血、祛风除疹之功效。

加减：如有高热，可加生石膏 30～60g、羚羊角粉 0.6g
（冲服）。

②寻常型（进行期）

主症：银屑病的皮损为银白色鳞屑型皮损，剥去鳞屑后可
见筛状出血，基底部皮色鲜红，全身任何部位均可出现皮损，
皮损的形态多种多样，可以钱币状、水滴状、轮状、斑片状或
地图状等不同表现，有明显瘙痒，病情反复，不断有新的皮损
出现。舌质红，苔黄，脉弦滑数。

病机：素体禀赋不足，阴血亏虚，腠理空疏，感受风热毒邪，
热壅血络则发红，阴虚血燥，难荣于外，风热侵扰肌肤而发疹。

治则：清热凉血，祛风活血。

方药：白疕一号方。

白花蛇舌草 20g，连翘 20g，半枝莲 20g，紫草 15g，土鳖
虫 10g，红花 10g，蝉蜕 1g，槐米 20g，蜂房 12g，干姜 6g，
甘草 6g。

方解：方中白花蛇舌草、半枝莲、紫草清热凉血为君药；
蝉蜕、槐米、蜂房祛风除癣为臣药；土鳖虫、红花活血化瘀为
佐药；干姜、甘草温中和胃为使药；共奏清热活血、祛风除疹
之功效。

③寻常型（稳定期）

主症：鳞屑皮疹同寻常型进行期，但鳞屑更增多且厚，基
底浸润轻微，基底皮色淡红或不红，病程一般比较长久，无明
显反复，很少有新的皮疹出现。舌质淡，苔白，脉弦。

病机：素体禀赋不足，阴血亏虚，腠理空疏，感受风热燥
邪，阴虚血燥，难荣于外，风热侵扰肌肤而发疹。

治则：清热养阴，祛风活血。

方药：白疕二号方。

半枝莲 20g，连翘 20g，生地黄 30g，蜂房 12g，槐米
20g，蝉蜕 10g，蛇蜕 6g，土鳖虫 10g，红花 10g，干姜 6g，
甘草 6g。

方解：方中半枝莲、连翘、生地黄清热养阴为君药；蜂房、槐米、蛇蜕祛风除癣为臣药；土鳖虫、红花活血化瘀为佐药；干姜、甘草温中和胃为使药；共奏清热养阴、祛风活血除疹之功效。

④脓疱型

主症：鳞屑型皮损与寻常型雷同，但中间混杂有脓疱，脓疱较为密集，可融合成片，脓疱多集中于手掌及脚掌部，也可泛发全身，皮疹瘙痒且有烧灼感，部分患者可有低热、纳呆、便溏等症状。舌质淡，苔白厚或腻，脉象滑数。

病机：素体禀赋不足，内有蕴热，腠理空疏，复感风湿毒邪，内外相合，侵扰肌肤而发疹。

治则：清热解毒，祛风化湿。

方药：白疕3号方。

苍术10g，白术20g，田基黄20g，龙胆草12g，黄柏12g，土茯苓20g，熟大黄10g，蝉蜕10g，地肤子20g，槐米20g，白芥子10g，甘草6g。

方解：方中以田基黄、黄柏、龙胆草、熟大黄清热解毒兼清湿热为君药；苍术、白术、土茯苓健脾燥湿为臣药；蝉蜕、地肤子、槐米祛风燥湿为佐药；白芥子、甘草温中和胃为使药；共奏清热燥湿、散风除疹之功效。

（2）关于关节炎的分型论治

银屑病关节炎不同于其他任何类型的关节炎。其辨证论治必须与银屑病密切结合，也就是说其病因也必须以风、热、毒、瘀为本，适当根据关节炎的不同类型加以区别对待。

《银屑病关节炎诊治指南》把PsA分为单关节型或寡关节型、远端指间关节型、残毁性关节炎型、对称性关节炎型以及脊柱关节病型。作者在临床实践中一般将此类关节炎分为小关节型、多关节型及脊柱关节病型三型较为实用。

①单关节型是以大关节炎症为主，其热毒侵害较为轻浅，常用方剂为疕痹1号方：

金银花 20g，大血藤 20g，羌活 15g，独活 15g，川芎 12g，川牛膝 15g，赤芍 20g，红花 10g，王不留行 12g，干姜 6g，甘草 6g。

②多关节型则以手脚小关节炎症为主，其热毒损害深重而广，可以旁达四肢末端，常用的方剂为疟痹 2 号方：

金银花 20g，大血藤 20g，板蓝根 20g，猫眼草 15g，土茯苓 20g，羌活 15g，独活 20g，川牛膝 15g，土鳖虫 10g，红花 10g，荜澄茄 12g。

③脊柱关节病型则以中轴关节炎为主，其热毒损害虽不深重，但由于病者先天禀赋不足，肾督亏虚，容易引邪直达腰背经隧，缠绵不解，故应攻补兼施，标本同治，常用的方剂为疟痹 3 号方：

葛根 20g，金银花 20g，大血藤 2g，羌活 15g，川芎 12g，续断 15g，狗脊 15g，鬼箭羽 15g，红花 10g，川牛膝 15g，干姜 6g，甘草 6g。

PsA 之所以复杂难治，在于其必须兼顾皮损和关节炎症。只要能够辨明二者的不同类型，交叉配合综合施治，就能得到针对性的合理治疗，无不效如桴鼓。

附：银屑病的外用药物

【临证心法】

由作者亲自配制的外用药物有 1 号癣药和 2 号癣药两种，均有较好的辅助疗效。

1 号癣药

配制方法：新鲜猪胆汁适量，加等量蜂蜜，再混入防腐剂尼泊金乙酯，令其浓度达到 0.1% 即可。

适应证：适用于银屑病之红疹，鳞屑较厚，皮疹基底浸润较轻者。

2 号癣药

配制方法：斑蝥 2g、生半夏 6g、紫荆皮 9g，加入 75% 酒精或 50 度白酒 200mL，浸泡 7 天，过滤后外用。

适应证：适用于银屑病之皮疹，鳞屑较厚层层叠起，脱屑较多者，但需注意勿使癣药侵蚀正常皮肤。

【验案举例】

病例一

孙某，男，34 岁，已婚，乡村医生，山东沾化县籍，住院号：14338。

病史：发现患有银屑病已 6 年，皮损局限于四肢伸侧而呈小片状分布，虽经中西药治疗，但效果不显。半年前经常出现低热，体温不超过 37.6℃，同时两踝关节肿痛影响活动。于 2003 年 4 月初在当地住院，使用地塞米松每天 15mg，加头孢类抗生素静脉滴注，2 周后病情突然加重，皮疹迅速蔓延全身，且融合成片，表面有厚厚鳞屑覆盖，持续发热，体温在 38～39℃，两踝关节肿痛剧烈，四肢肌肉酸痛，卧床不起，不能行动。乃于 2003 年 4 月 20 日转来我院住院治疗。

查体：T38.2℃，全身皮肤除颜面以外满布云母状鳞屑性皮疹，揭去鳞屑可见筛状出血，两手指甲增厚呈灰白色，两手拇指指间关节，两膝踝关节肿胀，无积液，两膝屈曲固定，左膝伸 105°，右膝伸 90°，呈仰卧强迫体位，不能翻身。

实验室检查：HGB 120g/L，WBC 10.4×10^9/L，ESR 101mm/h，ASO 560IU/mL，RF 22IU/mL，CRP 108mg/L，ALT 46U/L，AST 38U/L。

西医诊断：银屑病关节炎。

中医诊断：疕痹。

病机：素体禀赋不足，内有蕴热，复感风热毒邪，内外合邪，浸淫肌肤关节。

治则：清热解毒，清气凉营，祛风胜湿。

处方：金银花 20g，连翘 20g，柴胡 20g，生石膏 30g，石斛 12g，牡丹皮 20g，水牛角粉 20g（包煎），羌活 15g，蝉蜕 10g，地肤子 20g，土茯苓 20g，羚羊角粉 0.6g（冲服）。水煎服，每日1剂。

西药给予清开灵注射液50mL加入5%葡萄糖溶液250mL静脉滴入，每日1次；口服醋酸泼尼松15mg/d；塞来昔布0.2g，每日2次；钙尔奇D每日1片。

住院1周后体温基本正常，偶有低热，体温不超过37.3℃，全身皮疹、关节肿痛如前，停用清开灵注射液。中药改以清热解毒、祛风胜湿、疏风除癣、活血化瘀为治则。

处方：金银花20g，大血藤20g，虎杖20g，羌活15g，独活20g，猪苓20g，土茯苓20g，蝉蜕10g，地肤子20g，土鳖虫10g，红花10g，荜澄茄12g。水煎服，服法同前。

同时外用2号癣药。

住院1个月后体温正常，全身皮疹可见大片鳞屑脱落，显露出暗红色皮疹，两膝踝关节肿痛明显减轻，两膝可以稍稍屈伸活动

复查：血象正常，ESR 58mm/h，ASO 168IU/mL，RF＜20IU/mL，CRP 43.8mg/L，肝功能正常。

中药按1周后处方去猪苓、土茯苓，加蛇床子12g、蛇蜕9g。水煎服，服法同前。西药泼尼松已减为5mg/d。

住院2个月后病情明显好转，全身皮疹大部消退，关节疼痛轻微，但两膝仍屈曲不能伸展，乃予关节牵拉矫形术，矫形完全成功。

西药完全停用；中药按原方连服3日，停药1天。

2003年7月12日出院，出院时全身皮疹基本消退，仅于背部及两小腿伸侧面残留小片状鳞屑性皮疹，两膝踝关节疼痛轻微，已能在室内缓步走动。

出院前复查：ESR 32mm/h，ASO 89IU/mL，RF＜20IU/mL，CRP 0.69mg/L。

中药处方调整：金银花20g，大血藤20g，半枝莲20g，连翘20g，羌活15g，独活15g，川牛膝15g，蝉蜕10g，蛇蜕6g，地肤子20g，鬼箭羽15g，红花10g。水煎服，嘱2天服

用 1 剂，巩固疗效。

病例二

牛某，女，40 岁，已婚，建筑工人，山东济南籍。

初诊：2009 年 2 月 24 日。

病史：患者于七八年前不明原因全身瘙痒并出现鳞屑性皮疹，每年冬季症状轻，夏季较重。近 1 年来又有腰痛、四肢关节痛，并逐渐加重，阴雨天尤甚。2 个月前，两膝、踝关节肿痛，难以行走，伴有低热、心烦、失眠。

既往有高血压病史，血压波动在 140～170/90～120mmHg。

查体：T 37.4℃，BP 160/110mmHg，体型肥胖，行动困难，需有两人扶持才能缓步走动。头皮、躯干、四肢均见斑片状丘疹，表面覆盖银白色鳞屑，剥去鳞屑可见筛状出血；两手部分指甲变厚呈灰白色，右手部分远端指间关节呈梭形肿，右膝及两踝关节明显肿胀，无积液，按之疼痛明显。舌质正常，苔白，脉象弦。

实验室检查：血象正常，ESR 58mm/h，ASO 126U/mL，RF（—），CRP 36.4mg/L，肝功能正常。

西医诊断：银屑病关节炎。

中医诊断：疕痹。

病机：素体阴虚内热，复感风湿热毒，熏灼皮表，侵扰骨节。

治则：清热解毒，祛风胜湿，活血养阴。

处方：金银花 20g，大血藤 20g，生地黄 30g，羌活 15g，独活 20g，蝉蜕 10g，地肤子 20g，川牛膝 15g，鬼箭羽 15g，红花 10g，土茯苓 20g，荜澄茄 12g。水煎服，每日 1 剂，连服 6 日，停药 1 日。

同时外用 1 号癣药。

2009 年 4 月 2 日复诊：自觉关节疼痛减轻，全身皮疹明显消减，头皮皮疹已大部消退，舌脉同前。

中药按原方去土茯苓，加槐米20g、蛇蜕6g，服法同前。

2009年5月16日复诊：右膝及两踝关节消肿，疼痛明显减轻，能自己单独走动，上下楼不需扶持，全身皮疹明显减少，且鳞屑较前浅薄，基底皮色鲜红，无新发皮疹，苔白厚稍腻，脉象弦滑。证情由阴虚血燥趋向湿热之势。

中药处方调整：金银花20g，大血藤20g，黄柏12g，土茯苓20g，羌活15g，川牛膝15g，蝉蜕10g，地肤子20g，槐米20g，蛇蜕6g，鬼箭羽15g，红花10g。水煎服，服法同前。

2009年8月11日复诊：全身皮疹大部消退，仅两肘伸侧以及左小腿伸侧残留小片状鳞屑性皮疹，基底不红；关节痛亦轻微，活动自如；舌苔厚白，脉弦。

复查：ESR 28mm/h，ASO 46U/L，RF（－），CRP 0.6mg/L。

中药按5月16日的处方去黄柏，加白鲜皮15g，每2日服用1剂，巩固疗效。

病例三

宋某，男，34岁，已婚，汉族，农民，山东省平度市南村镇宋家埠村籍。

初诊：2004年5月29日。

病史：全身出现鳞屑性皮损13年，四肢关节疼痛1年余。患者13年前不明原因出现头皮及四肢鳞屑性皮损，有瘙痒感，无季节性影响。自去年4月症状明显加重，皮损逐渐遍及颜面、手脚和躯干，同时出现四肢大小关节疼痛，双手足、双膝肿胀，不能单独走动。曾在当地医院及青岛医院住院，均诊断为银屑病关节炎。口服泼尼松、雷公藤多苷、英太青、柳氮磺胺吡啶，并静脉注射甲氨蝶呤等治疗，症状日益加重不见好转。近1个月经常出现低热，体温在37.1～37.8℃。现仍服用泼尼松20mg/d，雷公藤多苷600mg/d。

查体：激素面容，头面、手脚、躯干、四肢皮肤均密布鳞屑性皮损，几乎看不到正常皮肤，躯干四肢诸多皮损覆盖，痂皮呈蛎壳样层叠，皮损基底呈鲜红色。两手指节、手背、脚踝明显肿胀，两手不能固握，两臂不能抬举，两膝粗大，髌上滑囊积液有明显波动感，右膝尤为明显，且有明显压痛。两手指甲呈石灰样变，有口臭，舌质红，苔白厚，脉象滑数。

实验室检查：HBG 108g/L，RBC $3.46×10^9$/L，WBC $12.4×10^9$/L，ESR 128mm/h，ASO 200IU/mL，ALT 45IU/mL。

X线检查：双侧骶髂关节间隙狭窄模糊。

西医诊断：银屑病关节炎。

中医诊断：白疕；湿热痹。

病机：风湿热毒，熏灼皮肤，侵扰关节。

治则：清热解毒，祛风除湿。

处方：金银花20g，大血藤20g，板蓝根20g，田基黄20g，羌活15g，独活30g，猫爪草20g，猪苓20g，泽泻20g，车前草20g，川芎12g，川牛膝20g，防己15g，荜澄茄12g，吴茱萸6g。水煎服，每日1剂，连服6日，停药1日。

西药继续服用泼尼松10mg/d，加服钙剂，余均停用。禁食辣椒、羊肉、香菜、香椿芽等；忌酒、忌甜食。

2004年8月1日复诊：体温正常，全身关节疼痛明显减轻，两膝髌上囊积液完全消退，已能缓步走动，不须扶持。全身皮损无好转，双手及双踝关节仍肿痛明显，且口唇舌体出现黏膜溃疡糜烂，舌红，苔白厚，脉象弦滑而数。

处方：四黄汤加味方。

黄芩15g，黄连10g，黄柏12g，熟大黄20g，独活30g，羌活15g，猫爪草20g，猪苓20g，川牛膝20g，荜澄茄12g，吴茱萸6g。水煎服，服法同前。

2004年10月30日复诊：口腔溃疡及糜烂症状消失，关节疼痛续有好转，但皮损加重，基底鲜红，干裂渗液，躯干及两手掌部分皮损化脓，两手掌出现密集小脓疱，苔脉同前。

处方：疕痹1号方加减。

金银花20g，连翘20g，白术20g，黄柏12g，龙胆草12g，熟大黄10g，蜂房12g，地肤子20g，槐米20g，羌活15g，蝉蜕10g，鬼箭羽15g，红花10g，荜澄茄12g，雄黄粉0.5g（冲服）。水煎服，服法同前。

2005年2月26日复诊：全身皮损明显好转，厚层痂皮大部脱落，躯干脓疱疹均已消失，仅两手掌仍残存散在粟粒状小脓疱疹，关节疼痛局限于两指关节及踝关节，两臂能抬举，能缓步室内走动，但不能下蹲，舌质红，苔少，脉弦。

按10月30日处方去龙胆草、雄黄粉，加独活15g、川牛膝15g，服法同前。西药泼尼松改为5mg/d。

2005年10月29日复诊：全身皮损续有好转，颜面、两手及前臂皮损明显消减，显露大片润滑正常皮肤，脓疱疹全部消失，活动时两膝、踝关节仍痛，两手指节肿痛、僵硬，握固不住，舌质红，苔厚白，脉弦。

按2月26日加减方，煎服方法改为每日1剂，连服3日，停药1日。

西药泼尼松减为2.5mg/d。

2006年3月4日复诊：全身皮损继续好转，颜面、躯干、四肢皮损大部消退，皮损基底色淡，但两手背皮损鳞屑仍较顽厚，两手指节肿痛减轻，勉强能握，两脚踝关节活动时稍痛，生活基本能够自理，舌质红，苔厚白，脉弦。

处方：疕痹1号方加减。

金银花20g，连翘20g，牡丹皮20g，半枝莲20g，蜂房12g，蝉蜕10g，地肤子20g，槐米20g，鬼箭羽15g，羌活15g，独活15g，红花10g，荜澄茄12g。水煎服，每2日服用1剂。

2006年6月2日复诊：全身皮损基本消退，仅于耳后及两手背残存少许小片鳞屑样皮疹；关节基本不痛，两手指节仍感僵硬但能握拳，行动自如，舌质红，苔白，脉弦。

仍按 3 月 4 日方继续服用，每周 2 剂，巩固疗效。

西药泼尼松已完全停用。

病例四

耿某，男，34 岁，已婚，某保安公司职工，山东济南籍。

初诊：2011 年 5 月 19 日。

病史：头皮四肢出现鳞屑性皮疹 2 年，关节痛 1 年，一直服用中成药治疗，效果不显，近 4 个月来症状加重，出现发热，皮疹布满全身，四肢大小关节均痛，两手指关节、两膝踝关节肿胀不能动。半月前在省某医院住院使用泼尼松每日 30mg，以及西乐葆、迪巧、银屑病颗粒冲剂治疗，因出现肝功异常，自动出院，即来我院门诊求治。

查体：T 38.2℃，颜面潮红，头皮、前额、躯干、四肢满布鳞屑性皮疹，基底部皮色鲜红，两脚掌均有脓疱性皮疹，不能单独走动，心律不齐有早搏，肝、脾无肿大，口有臭味，舌质尖红，苔黄厚腻，脉象滑数结代。两手指甲增厚，呈灰白色，部分远端指间关节肿胀变形，两膝踝关节肿胀，右膝有积液。

实验室检查：WBC 12.46×10^9/L，ESR 72mm/h，ASO 286IU/mL，RF <20U/mL，CRP 118mg/L，ALT 99U/L，AST 45U/L。

西医诊断：银屑病关节炎。

中医诊断：疕痹。

病机：素有蕴热，复感湿热毒邪，攻注关节皮表。

治则：清热解毒，清营凉血，祛风除湿。

处方：金银花 20g，连翘 20g，牡丹皮 20g，水牛角粉 20g（包煎），黄柏 12g，田基黄 20g，羌活 15g，独活 20g，苦参 15g，猪苓 20g，泽泻 30g，荜澄茄 30g。水煎服，每日 1 剂，连服 6 日，停药 1 日。

西药泼尼松改为每日 10mg，同时继服西乐葆、迪巧。

2011 年 6 月 8 日复诊：体温基本正常，偶有低热，但体温不超过 37.5℃，关节疼痛有所减轻，但走路仍需人扶持，全身皮疹同前。舌质边尖有糜烂面，苔白厚腻，脉象缓滑。

中药改以清热解毒、祛风化湿、消肿除癣为治则。

处方：金银花 20g，大血藤 20g，白术 20g，黄柏 12g，苦参 15g，龙胆草 12g，羌活 15g，独活 20g，猪苓 20g，泽泻 30g，蝉蜕 10g，蛇床子 12g，地肤子 20g，荜澄茄 12g。水煎服，服法同前。

西药泼尼松减为每日 5mg，同时继服西乐葆、迪巧。

2011 年 7 月 30 日复诊：体温正常，关节肿痛明显减轻，右膝消肿无积液，已能在室内缓步走动，不需扶持，两脚掌脓疱性皮疹已除，但全身皮疹依旧，皮疹基底部皮色鲜红，舌苔白厚，脉象缓滑。

中药改以清热解毒、清营凉血、疏风除癣、活血化瘀为治则。

处方：白花蛇舌草 20g，半枝莲 20g，连翘 20g，牡丹皮 20g，青黛 10g（包煎），羌活 15g，土鳖虫 10g，红花 10g，地肤子 20g，蝉蜕 10g，荜澄茄 12g。水煎服，服法同前。

西药激素停用，只服西乐葆，每日 2 片。

2011 年 10 月 14 日复诊：全身皮疹明显好转，尤以躯干皮疹大部消退，无新起皮损；两腕及两手部分远指关节肿痛，两膝踝关节疼痛，走路不稳，舌脉同上。

复查：血象正常，ESR 54mm/h，ASO 138IU/mL，RF（－），CRP 36.4mg/L，肝功能正常。

中药仍按 7 月 30 日处方加雷公藤 10g，继续服用，服法同前。

西药西乐葆继服。

2011 年 12 月 6 日复诊：病情续有好转，躯干皮疹已全部消退，头皮、四肢皮疹亦有消减，腕指关节痛止，两膝踝关节痛，关节活动较前灵活，步态平稳、苔白，脉弦。

中药处方改以清热凉血、祛风胜湿、活血通络为主。

处方：白花蛇舌草 20g，半枝莲 20g，连翘 20g，牡丹皮 20g，雷公藤 10g，羌活 15g，独活 15g，蝉蜕 10g，地肤子 20g，川牛膝 15g，土鳖虫 10g，红花 10g，荜澄茄 12g。水煎服，服法同前。

西药完全停用。

2012年2月20日复诊：全身皮疹已大部消退，仅在前额发际、两臂肘及两小腿仍残留少许片状鳞屑性皮疹，两膝踝关节轻痛，活动自如，舌苔淡黄，脉弦。

嘱按12月6日处方每2日服用1剂，巩固疗效。

病例五

陈某，男，38岁，洗衣店员工，济南长清籍。

初诊：2013年4月13日。

病史：患银屑病3年余，四肢关节痛半年，过去一直服用中成药治疗，病情尚稳定。20天前开始服用私人医生配制药粉（药名不详），半月后症状突然加重，银屑病皮疹泛发全身，皮色鲜红有烧灼感，奇痒难忍，伴有低热，体温不超过37.8℃，两手部分远指关节肿痛，两膝轻痛。

查体：T 37.3℃，面色潮红，躯干、四肢皮肤均见鲜红色皮疹，皮肤顽厚，表面稍有细鳞屑覆盖，几乎见不到正常皮肤，两手部分远指关节屈曲变形，舌质暗红，苔薄黄，脉象滑数。

实验室检查：WBC 10.45×10^9/L，PLT 386×10^9/L，ESR 78mm/h，ASO 216IU/mL，RF < 20IU/mL，CRP 106mg/L，ALT 45U/L，AST 34U/L。

西医诊断：银屑病关节炎红皮症。

中医诊断：疕痹。

病机：素体阴虚血燥，复感风热毒邪，热入营血，侵扰皮表、骨节。

治则：清热解毒，清营凉血，祛风胜湿。

处方：白花蛇舌草20g，半枝莲20g，牡丹皮20g，水牛角粉20g（包煎），生地榆20g，灯盏花15g，蝉蜕10g，地肤子20g，生地黄20g，荜澄茄12g，羚羊角粉0.6g（冲服），雄黄粉0.5g（冲服）。水煎服，每日1剂，连服6日，停药1日。

2013年5月12日复诊：体温正常，全身皮疹同前，无烧灼感，轻痒，两手指节肿痛减轻，舌质尖红，苔黄厚，脉象缓滑。

中药处方调整：白花蛇舌草20g，半枝莲20g，连翘20g，牡丹皮20g，生地榆20g，灯盏花15g，羌活15g，鬼箭羽15g，红花10g，蝉蜕10g，地肤子20g，荜澄茄12g。水煎服，服法同前。

2013年7月6日复诊：症状明显好转，全身斑疹部分消退，可见正常皮肤，皮疹颜色变为浅红色，稍有脱屑，无痒感，关节痛亦轻微，舌质正常，苔白厚，脉象缓滑。

复查：血常规正常，ESR 36mm/h，ASO 108IU/mL，RF（－），CRP 10.06mg/L，肝功能正常。

嘱按5月12日处方继续服用，服法同前。

2013年9月13日复诊：全身皮疹大部已消退，仅前胸、后背残留部分小片状浅红色皮疹，两手指发胀，仅在握拳时稍有痛感。

效不更方，嘱按原方每2日服用1剂，巩固疗效。

【临证备要】

《外科证治全书》指出："白疕，皮肤瘙痒，起如疹疥而色白，瘙之屑起，渐至肢体枯燥折裂，出血痛楚，十指间皮厚而莫能瘙痒，因岁金太过，至秋深燥金用事，乃得此证，多患于血虚体瘦之人，生血润肤饮主之，用生猪油搽之。"银屑病固然多由阴虚血燥所致，但应警惕病机时有转化，如病例三、病例四，病初均为寻常型银屑病，以后又转化成为脓疱型。尤其病例四中，既有脓疱型皮疹，又有发热、口有臭味、舌苔厚腻、脉象滑数等一派湿热壅盛之象，故药用二妙丸合龙胆泻肝汤加减，大力清解湿热。方中选用金银花、大血藤、连翘清热解毒；白术、黄柏、熟大黄、龙胆草、猪苓、泽泻清热除湿；蝉蜕、地肤子、蛇床子疏风除癣；荜澄茄反佐以防苦寒伤胃。待湿热消减以后，仍以清热凉营、祛风胜湿、活血化瘀善后，疗效显著。

肾上腺皮质激素对本病确有一定疗效，但不宜大剂量使用。病例一在大量使用地塞米松静脉滴注后病情突然加重，似乎与用药不当有关。从中医理论分析，激素具有温肾助阳的作用，银屑病的病机主要是血热血燥，大量的温热药势必会使其不堪重负而加重病情，应引以为戒。在处理本病时不仅要慎用温热药物，即使在饮食中也应忌食辣椒、羊肉、狗肉等燥热食品以及香菜、香椿芽等发物。

银屑病红皮症大部分是由于治疗不当，使用刺激性外用药或过敏性药物所致，这与病例五在服用私人配制的药粉后突然病情加重，泛发全身形成红皮疹的病情完全相符。此类患者病势比较凶险，容易产生诸多并发症，应迅速控制病情防止传变。此乃感受风热毒邪，透发皮表所致。药用白花蛇舌草、连翘、雄黄清热解毒；半枝莲、羚羊角、生地榆、水牛角、灯盏花、生地黄、牡丹皮清营凉血；蝉蜕、地肤子疏风胜湿；荜澄茄反佐以防寒凉碍胃，病情迅速得到有效控制，热退身凉，皮疹不再继续发展；然后酌减清热解毒凉血药味，稍加活血化瘀之鬼箭羽、红花，使皮疹日趋消减而达到临床痊愈。

病例三中患者初诊时经常低热，两手及脚踝关节肿胀，两膝髌上滑囊明显积液，皮损基底部颜色鲜红，舌苔白厚，脉弦滑而数，湿热壅盛之象明显。从整体来说，治疗"白疕"和"湿热痹"二者之间并无矛盾之处，但用药策略则各有侧重。就该患者初诊的病情而论，白疕当属重症，因为皮损遍及全身达到体无完肤的程度，实属少见。由于关节肿胀剧烈疼痛，活动功能障碍，痛苦难忍，生活不能自理，因此治疗重点首当侧重于湿热痹。药用金银花、大血藤、板蓝根、猫爪草清利湿热；猪苓、泽泻、防己、车前草健脾利湿；羌活、独活、川芎、川牛膝祛风胜湿；荜澄茄、吴茱萸反佐以防清利湿热药苦寒伤胃之弊。8 月 1 日复诊时湿热痹症状大减，病情稍稍缓和，但由于湿热熏蒸，灼伤口舌，出现溃疡糜烂，有碍饮食，故改用四黄汤化解三焦湿热。10 月 30 日复诊时湿热痹虽趋缓解，但白疕症状又有加重，且皮肤皲裂渗液，脓疱疹密集。说明湿热壅盛，热盛化毒，因此治疗重点又转向白疕。药用金银花、连翘、牡丹皮、赤芍、生地榆、熟大黄清热解毒、清营凉血以泄血热；使用熟大黄意在增强清热解毒而不在泻下；使用蝉蜕、槐米、蜂房祛风除疹；羌活、地肤子祛风除湿；荜澄茄、吴茱萸、干姜反佐以温中健胃，使皮疹得到明显改善。

病例三和病例五 2 例中都曾使用过雄黄粉冲服，这只是在特殊情况下使用的范例。该药只限于银屑病皮疹特重，中医辨证属热毒炽盛时使用，该药味苦辛、温、有毒，主含硫化砷（As_2S_3）其含砷量约 75%。本品遇热易于分解，变成有剧毒的三氧化二砷，故须慎重使用，临床多入丸散服用，口服用量为 $0.15 \sim 0.3$g/d。该病例使用 0.5g/d，但只限于服用 4 周，且每周停药 1 日，并未发现毒副作用。《毒药本草》记载其功能主治"解毒杀虫，燥湿祛痰，外用治痈肿、疥癣，内服治虫积腹痛"。该药用于重症白疕意在以毒攻毒，颇有效验，但不宜久服。

第六节　皮肌炎与多发性肌炎

【临证心法】

皮肌炎与多发性肌炎都属于炎性肌病，二者的区别在于后者没有皮肤损害。至于肌肉损害所出现的症状和发病机理，二者是完全相同的，而且使用的治疗方法也是完全一致的。因此，西医将二者统属于同一种疾病的两种不同类型。从中医的角度对皮肌炎和多发性肌炎的认识也同中有异，二者的临床表现完全可以归属于中医肌痹的范畴，但皮肌炎的皮炎症状则应归属于温毒或阴阳毒一类的疾病。二者的发病机理是有很大差异的，故作者将两种疾病分别论述如下：

1. 关于皮肌炎的论述

（1）皮肌炎的病因病机

皮肌炎的临床特征之一是皮肤的特异性改变，即出现眶周紫红色水肿斑，两颊、颈、胸前 V 区和背部暴露部位皮肤充血性斑疹，甚至四肢也会出现红色斑丘疹。这些特异性皮肤损害，正是揭示皮肌炎发病机理极为重要的依据。

参考《金匮要略》中所载的"阴阳毒"相关条文："阳毒之为病，面赤斑斑如锦纹，咽喉痛，唾脓血……升麻鳖甲汤主之。阴毒之为病，面目青，身痛如被杖，咽喉痛……升麻鳖甲汤去雄黄、蜀椒主之。"《诸病源候论》谓："阴阳毒病无常也，或初得病便有毒，或服汤药，经五六日以上，或十余日后不瘥，变成毒者。其候身重背强……体如被打，发斑，此皆其候。"这说明无论是阳毒还是阴毒，其共同具有的临床表现是发斑，而其病因病机都是毒邪致病。《诸病源候论》又有对温毒发斑的论述，即："温毒发斑，发于肌肤，斑烂隐疹，如锦纹也。"再如伤寒、温病，凡诸热病，只要是热入营血，即易发生斑疹。叶天士曾说："斑疹皆邪气外露之象。"由此可见，皮肌炎既然有皮肤斑疹出现，其病机一定离不开热毒致病的因素。

至于皮肌炎所出现的肌无力症状可以作为"痿躄"加以论证。造成痿躄的原因与感受热毒密不可分。张子和在《儒门事亲》中首先确立了"痿证无寒"的框架，其次他又指出："大抵痿之为病，皆因客热而成。""痿之为状……总由肺受火热叶焦之故，相传于四脏，痿病成矣。"正是由于患者素体亏虚，腠理空疏，或内有蕴热，感受热毒时邪，热入营血或有发热，热灼皮表引发斑疹，兼夹风邪可致皮肤瘙痒；热毒灼伤肌腠则肌肉灼痛无力；热伤脾胃，易致口渴纳呆，尿黄便结，阴津不足；肝肾阴亏，往往出现脱发，月经量少或闭经。病机可表解如下：

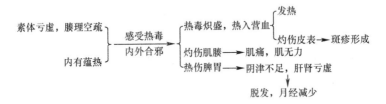

（2）皮肌炎的辨证论治

①热毒炽盛型

主症：颜面、躯干或四肢均可见广泛斑疹，皮损鲜红，有烧灼感，并伴脱屑、瘙痒，肌痛，肌无力，口干渴，尿黄赤，或有发热，舌质红，苔少或黄厚，脉象弦数。

治则：清热解毒，祛风凉血，益气活血。

方药：清瘟败毒饮加减。

白花蛇舌草 20g，半枝莲 20g，连翘 20g，牡丹皮 20g，生地榆 20g，赤芍 20g，蝉蜕 10g，黄芪 20g，楮实子 20g，红花 10g，荜澄茄 12g。

加减：如有高热不退者，加生石膏 30～60g、石斛 10～15g；皮疹广泛持续，不见好转者，加青黛 10g（包煎）、水牛角 15g；肌痛明显者，加大血藤 20g。

方解：上方白花蛇舌草、半枝莲、连翘、牡丹皮、生地榆作为君药既有清热解毒之功又兼清营凉血之力；黄芪益气固表，楮实子益气明目、美颜色、补虚劳，与黄芪配伍作为臣药相得益彰；蝉蜕、赤芍、红花作为佐药祛风活血，是以辅佐君药消减红斑皮损；荜澄茄温中和胃作为使药，中和君药苦寒之性，以免其碍胃伤阳。

②气虚血热型

主症：肌痛、肌无力明显，甚则不能行动；斑疹局限于颜面颈项或上胸部，皮损色泽浅红，不痒或轻痒，可有脱屑，舌质尖红，苔白或黄厚，脉象沉而略数。

治则：补中益气，养阴清热，活血化瘀。

方药：黄芪 20g，西洋参 6g，楮实子 20g，半枝莲 20g，垂盆草 10g，连翘 20g，石斛 10g，女贞子 12g，赤芍 20g，红花 10g。

加减：如红斑继续扩大加深者，加牡丹皮 20g、生地榆 20g；肌痛加重者，加大血藤 20g；皮下组织出现硬结者，加水蛭 6g、莪术 12g。

方解：由于这一类型患者正气亏虚较为突出，必须以大量参、芪以益气扶正；碍于内有蓄热，人参药性温热，易于化燥助热，故改以西洋参与黄芪、楮实子配伍作为君药，既可增益补气功能，又能清火生津益胃；半枝莲、垂盆草、连翘清热凉血；赤芍、红花活血化瘀；石斛、女贞子补肝肾、强腰膝，资助阴津之不足，辅佐清营凉血之功，促使红斑皮疹逐渐消退。

2. 关于多发性肌炎的论述

（1）多发性肌炎的病因病机

多发性肌炎可属于中医"肌痹""痿病"范畴。《素问·长刺节论》云："病在肌肤，肌肤尽痛，名肌痹。"肌痹又称肉痹，《中藏经》曾经对肉痹有这样的描述："肉痹者，饮食不节，膏粱肥美之所为也……肉痹之状，其先能食而不能充悦，四肢缓而不能收持者是也。"这正好说明肌痹既有肌肉疼痛的症状也有肌无力的症状。

《诸病源候论》还认为肌痹与风湿有一定的关联："人腠理虚者则风湿之气伤之，搏于气血，血气不行则不宣，真邪相击，在于肌肉之间，故其肌肤尽痛；然诸阳之经，宣行阳气，通于身体，风湿之气，客在肌肤，初始为痹。若伤诸阳之经，阳气行则迟缓，而机关瘲疭，经脉不收摄，故风湿痹而复手足不随也。"另外，《黄帝内经》又对肌痹的病情发展有所记载，论曰："肌痹不已，复感于邪，内舍于脾，发为脾痹。""脾痹者，四肢懈惰，发咳呕汁，上为大塞。"这与多发性肌炎的食道肌炎所引起的吞咽障碍症状极为相似。

至于痿病的论述我们认为，多发性肌炎有关痿病的病因病机与皮肌炎有所不同，多发性肌炎的病因病机主要是湿热成痿而并非由于热毒。《素问·痿论》云："有所远行劳倦，逢大热而渴，渴则阳气内伐，内伐则热合于肾。肾者水脏也，今水不胜火，则骨枯而髓虚。故足不任身，发为骨痿。故下经曰：骨痿者，生于大热也。此湿热成痿，令人骨气无力，故治痿独取阳明。""阳明者脏腑之海，主润宗筋，宗筋主束骨而利机关也。阳明虚则宗筋纵，带脉不引，故足痿不用。"

内生湿热，或感受外来湿热，耗气伤阴，脾胃功能失健，机体受纳水谷精微不足，气血亏虚是造成四肢痿软无力的主要原因。《景岳全书·痿证》说："痿证之义……元气败伤，精虚不能灌溉，血虚不能营养者亦不少矣。"然而湿热亦可伤阴，《东垣十书》有"湿热乘其肝肾"之说，热毒亦可直接攻伐肝肾促使肝肾阴亏。丹溪治法有泻南方补北方之说，"泻南方，则肺金不受刑"即清肺热之意；"补北方，则心火自降"，即滋补肝肾之意。综观以上论述，本病的重要病机是热伤气阴，脾胃失健，肝肾受损。因此大体可以分为以下两个类型加以论治：

（2）多发性肌炎的辨证论治

①脾胃湿热型

主症：全身倦怠无力，甚则步履艰难，肌肉消瘦，少动，多睡，心烦，溺黄，胃脘嘈杂，口苦，口臭，纳呆，脘腹胀满，舌质尖红，苔白厚或黄腻，脉象濡缓或缓滑。

治则：清热化湿，健脾益气。

方药：黄芪 20g，党参 20g（或红参 6g），楮实子 20g，白术 20g，黄柏 12g，栀子 10g，白豆蔻 6g，厚朴 10g，白芍

20g，甘草 6g。

加减：如体虚无力无明显改善者，加绞股蓝 20g；如恶心、干哕、不思饮食者，加半夏 9g、焦山楂 12g；如大便稀溏或完谷不化者，去栀子，加芡实 20g、神曲 6g。

方解：本方去苍术改用白术配黄柏取二妙丸之意，再加栀子以祛湿热而防其过燥助热；选用黄芪、党参、楮实子以扶正益气；白豆蔻、厚朴健脾化湿；白芍、甘草酸甘化阴，以防湿热伤阴。

②热乘肝肾型

主症：下肢痿软乏力，五心烦热，烦躁不宁，腰膝酸痛，头晕目眩，男子遗精早泄，女子月经量少，舌红少苔，脉象沉缓。

治则：清热益气，补益肝肾。

方药：贯众 15g，大青叶 20g，黄芪 20g，楮实子 20g，白芍 30g，山萸肉 12g，菟丝子 20g，沙参 15g，五味子 10g，丹参 20g。

方解：方中选用白芍、山萸肉、菟丝子、沙参、五味子着重补益肝肾为君药；贯众、大青叶清热解毒兼祛湿热为臣药；黄芪、楮实子益气扶正为佐药；丹参活血养血为使药。诸药共奏祛邪扶正、标本兼治之功。

【验案举例】

病例一

牛某，男，39 岁，济南灯泡厂职工，住院号 19451。

患者因皮肤红斑、全身肌肉疼痛、无力、行动受限 80 余天，于 1984 年 10 月 16 日入院。

病史：患者于 1984 年 7 月 20 日出现面颊、眼睑、颈部及上胸部暗紫色红斑，无明显诱因。曾按"暴晒性皮炎"治疗无效，1 个月后出现全身肌肉疼痛、极度疲乏无力、行动受限、吞咽困难等症，某医院诊为"皮肌炎"，住院 40 余天，应用大剂量激素及免疫抑制剂治疗，病情无明显改善而转入我院。入院时全身肌肉剧痛，卧床不起，言语不利，吞咽困难，胸闷，咳嗽气喘，痰白黏稠量多。1977年曾因头晕乏力，在某医院诊断为"骨髓纤维化"，治疗后病情稳定。

查体：T 36.8℃，R 82次/分，神志清，被动体位，说话断断续续，语音不清，心律齐，无杂音，两肺满布痰鸣音，肝未触及，脾左肋下7cm，双侧膝腱反射、肱二头肌反射消失，病理反射未引出，舌质暗红，苔黄腻，脉滑数。

实验室检查：HGB 10.5g/L，RBC 2.9×10^9/L，WBC 4.3×10^9/L，NEUT 78%，ESR 80mm/h，尿肌酸205mg/24h，尿肌酐784mg/24h，AST 196U/L，CPK 889U/L，LDH 890U/L。

西医诊断：皮肌炎；骨髓纤维化。

中医诊断：肌痹；痿证；阴阳毒。

治疗经过：入院后先用地塞米松20mg/d，环磷酰胺0.2g/d，并应用中药清热解毒、凉血活血兼以健脾益气。

方药：金银花30g，连翘15g，生地黄15g，牛膝15g，牡丹皮20g，紫草12g，丹参24g，黄芪30g，党参15g，云苓30g，桔梗12g，车前子24g（包煎）。水煎服，每日1剂。

服药5剂，始见效，但由于患者吞咽困难，饮食时呛咳，异物进入呼吸道，引起呼吸系统感染，而出现高热，肌痛加重，呼吸困难，咳嗽，咯吐大量泡沫状黏痰，每日达1000mL左右，两肺底闻及湿啰音。遂选用庆大霉素、红霉素静脉输液以控制感染；鼻饲中药及流质饮食；吸氧。中药改以清肺化痰止咳为主。

处方：金银花30g，连翘15g，生地黄15g，牛膝15g，牡丹皮20g，紫草12g，丹参24g，桔梗12g，云苓30g，生石膏24g，板蓝根15g，黄芩12g，苏叶9g，马勃6g。水煎服，每日1剂。

治疗8日后，患者体温下降，咳嗽减轻，痰量减少，但上肢仍肿胀，肌肉疼痛。拟麻杏石甘汤合二陈汤加减，以宣肺和胃、清热利湿。

处方：贯众 15g，蚤休 20g，连翘 20g，牡丹皮 20g，麻黄 6g，炒杏仁 6g，生石膏 30g，陈皮 10g，茯苓 20g，半夏 9g，干姜 6g，甘草 6g。水煎服，每日 1 剂。

治疗 2 周后，体温渐趋正常，皮肤水肿性红斑逐渐消退，上肢水肿减轻，吞咽好转。1 个月后拔除胃管，可进半流质饮食，肌痛大减，下肢肌力恢复至 IV 级。此期间已停用环磷酰胺；地塞米松由 20mg/d 逐渐减至 5mg/d。后以补中益气汤加减，健脾益气活血，佐以滋补肝肾。

处方：黄芪 30g，升麻 9g，柴胡 9g，陈皮 9g，党参 30g，当归 12g，炙甘草 6g，菟丝子 18g，枸杞子 15g，何首乌 18g，丹参 15g，雷公藤 15g，鸡血藤 24g，赤白芍各 15g。水煎服，每日 1 剂。

调治 3 个月，患者皮肤红斑基本消退，肌痛、吞咽困难消失，肌力完全恢复正常，行走自如，生活能自理。尿肌酸 184mg/24h，尿肌酐 205mg/24h，CPK 136U/L，LDH 244U/L，AST 196U/L，ESR、AST 恢复正常。

患者于 1985 年 3 月 15 日出院，出院时已改用口服泼尼松 15mg/d。中药按原方继服。

2 个月后复诊，症状消失，肌酶复查正常，泼尼松已减至 5mg/d。嘱按原方隔日服用 1 剂，以巩固疗效。

病例二

贾某，女，22 岁，某商场营业员，住院号 32545。

因四肢肌肉疼痛、全身无力、活动受限 40 余天，于 1983 年 9 月 22 日入院。

病史：患者 40 多天前，因夜宿受凉，第二天发热（体温 37.5℃），面部出现红斑，张口困难，腰痛，下蹲不利，以后渐感四肢肌肉疼痛，以近端明显，行动困难。病后 5 天在淄博某医院诊断为皮肌炎，应用泼尼松、抗生素等住院治疗近 20 天，病情无明显好转，自动出院，于 1983 年 9 月 27 日入我院。

查体：T 36.6℃，神志清，语音低弱，四肢软弱，卧床不起，面颊及四肢见点片状红斑。张口受限，仅容一指。呼吸、吞咽困难，饮食时呛咳。心肺（－），肝脾未及。四肢肌肉压痛，以近端明显。肌力Ⅰ级，双侧膝腱反射明显减弱。舌质淡红，苔薄黄，脉滑数。

实验室检查：ESR 17mm/h，ANA 1：40，狼疮细胞（－），尿肌酐 135mg/24h，尿肌酸 272mg/24h，AST 172U/L，CPK 874U/L，LDH 4822U/L。肌电图报告为肌源性肌病。

西医诊断：皮肌炎。

中医诊断：肌痹；痿证；阴阳毒。

治疗经过：入院后使用氢化可的松 100mg/d，静脉滴注，并应用中药犀角地黄汤加减，清热解毒，凉血活血。

处方：生地黄 15g，牡丹皮 12g，赤芍 12g，羚羊角粉 1.5g（冲服），金银花 30g，连翘 15g，紫草 9g，丹参 30g，水牛角粉 20g（包煎），川芎 9g。水煎服，每日 1 剂。

治疗半个月，皮肤红斑逐渐消退，肌肉疼痛减轻，吞咽好转，但仍全身乏力，活动受限。遂改为补中益气汤加减，以健脾益气。服药 10 余剂后，感觉全身较前有力，握力增强，四肢略可抬离床面。当疾病逐渐好转时，患者不慎受凉，并发呼吸道感染，出现高热、头痛、胸闷、咳嗽、吐黄黏痰。中药遂改用辛凉解表、清肺化痰之剂。

处方：金银花 30g，桑叶 9g，葛根 15g，黄芩 12g，板蓝根 15g，桑白皮 12g，炒杏仁 9g，前胡 12g，炙杷叶 9g，橘红 9g，紫菀 12g，款冬花 12g。水煎服，每日 1 剂。

并配用红霉素、白霉素等控制感染。10 天后，体温降至正常，咳嗽、咯痰渐愈。中药改以健脾益气、清热凉血为主，佐以活血通络。

处方：黄芪 45g，柴胡 6g，升麻 6g，白花蛇舌草 20g，半枝莲 20g，连翘 20g，白术 12g，陈皮 9g，牡丹皮 20g，丹参

30g，党参 30g，鸡血藤 15g。水煎服，每日 1 剂。

应用上方治疗 5 个多月，肌肉疼痛完全消失，肌力逐渐恢复至 Ⅳ 级，可自己行走，生活自理。复查 24 小时尿肌酐 0.4g，尿肌酸 0.1g，肌酶均正常。于 1984 年 3 月 28 日出院。出院后基本恢复正常工作，随访 2 月疗效巩固。

病例三

陈某，女，38 岁，公司职员，山东滕州人。

初诊：2010 年 3 月 17 日。

病史：患者 8 个月前劳累后开始出现全身乏力，继而逐渐消瘦，自觉双手手指关节有僵硬感，不痛，能握拳，双手接触凉水后指端变紫。2009 年 10 月 22 日至 11 月 13 日于济宁市某医院住院治疗，诊为"混合性结缔组织病"，给予泼尼松 17.5mg/d，硝苯地平、帕夫林、钙片等治疗，症状时轻时重。刻下自觉全身无力，行走活动缓慢，四肢肌肉酸痛，劳累后加重，双手指间关节有僵紧感，但不痛，脱发，嗜睡，食欲不振，月经延期，量少，色淡，小便黄，大便软。

查体：一般情况可，四肢近端肌肉轻压痛，肌力 Ⅳ 级，两膝下蹲后不能起立，双手有雷诺现象，睑结膜及甲床色淡，舌苔白腻，脉沉缓。

实验室检查：HGB 83g/L，RBC $4.1×10^9$/L，WBC $3.95×10^9$/L，ESR 24mm/h，CPK 67U/L，LDH 398.3U/L，HBDH 283.9U/L，CPK-MB 72.7U/L，ANA1：320，尿常规、ENA、肝肾功均为（－）。心脏彩超示：心包少量积液。

西医诊断：多发性肌炎。

中医诊断：肌痹。

病机：正气亏虚，脾胃湿热。

治则：清热化湿，健脾益气。

处方：黄芪 20g，楮实子 20g，绞股蓝 15g，龙胆草 12g，板蓝根 20g，白芍 30g，山萸肉 12g，贯众 15g，赤芍 15g，红花 10g，桂枝 10g。水煎约 500mL，分早晚 2 次温服，每日 1 剂。

西药口服泼尼松 17.5mg/d。

2010 年 4 月 21 日复诊：服药后体力增进，肌肉酸痛减轻，胸骨时有隐痛，双手指节仍有僵硬感，无痛，脱发减轻，便溏，四肢肌肉仍有压痛，肌力 IV 级，双手有雷诺现象，苔白腻，脉缓滑。

实验室检查：HGB 75g/L，RBC 3.92×10⁹/L，WBC 4.92×10⁹/L，PLT 370×10⁹/L，ESR 10mm/h，CPK 65U/L，LDH 246.7U/L，HBDH 182.8U/L，CPK-MB 10.9U/L，ALT 7U/L，AST 15.9U/L。

处方：黄芪 20g，楮实子 20g，绞股蓝 15g，葛根 30g，白芍 30g，山萸肉 12g，熟地黄 20g，当归 15g，贯众 15g，大青叶 20g，红花 10g，黄柏 12g，白术 20g，赤芍 20g。用法同前。

西药泼尼松减至 10mg/d，加用钙尔奇 D 0.6g/d。

2010 年 5 月 19 日复诊：服药后体力较前好转，月经已正常，颜面出现散在粟粒样皮疹，有痒感，胃脘不适，恶心呕吐，仍时有便溏。苔白腻，脉沉缓。

处方：黄芪 15g，楮实子 20g，绞股蓝 15g，半夏 9g，贯众 15g，大青叶 20g，白豆蔻 6g，白术 20g，猪苓 20g，山萸肉 12g，菟丝子 20g，丹参 20g，桂枝 6g。用法同前。

西药泼尼松 10mg/d 继服。

2010 年 6 月 16 日复诊：仍感胃脘隐痛不适，颜面皮疹不痒，眼角糜烂，便溏止，苔白腻，脉沉缓，双手皮温低，有雷诺现象。

处方：黄芪 15g，楮实子 20g，绞股蓝 15g，半夏 9g，葛根 20g，白豆蔻 6g，山萸肉 12g，赤芍 20g，红花 10g，桂枝 10g，延胡索 15g，甘草 6g。用法同前。

西药泼尼松 10mg/d，钙尔奇 D 0.6g/d。

2010 年 7 月 21 日复诊：仍胃脘隐痛不适，面部皮疹消失，乏力，眠差，便溏，苔白，脉沉缓。

处方：黄芪 15g，楮实子 20g，绞股蓝 15g，熟地黄 20g，当归 15g，山萸肉 12g，党参 20g，白术 20g，草豆蔻 10g，鸡血藤 20g，吴茱萸 5g，延胡索 15g，甘草 6g。用法同前。

西药泼尼松改为 7.5mg/d，钙尔奇 D 0.6g/d。

2011 年 1 月 12 日复诊：仍感全身乏力，有时脘腹疼痛，恶心呕吐，月经正常，大便正常，双手轻度充血，有雷诺现象，舌有齿痕，苔白，脉沉缓。

实验室检查：HGB 104g/L，PLT 414×10^9/L，ESR 8mm/h，CPK 81.8U/L，LDH 163U/L，CPK-MB 9.9U/L，HBDH 119.1IU/L。

处方：黄芪 15g，楮实子 20g，绞股蓝 15g，葛根 20g，党参 20g，白豆蔻 6g，半夏 6g，丹参 20g，桂枝 10g，山萸肉 12g，菟丝子 15g，延胡索 15g，甘草 6g。用法同前。

西药泼尼松减至 5mg/d，钙尔奇 D，口服 0.6g/d。

2011 年 6 月 29 日复诊：仍感胃中嘈杂，反酸，饮食无影响，月经正常，苔白，脉沉缓。

实验室检查：HGB 89g/L，RBC 4.48×10^9/L，ESR 11mm/h。

处方：黄芪 15g，楮实子 20g，绞股蓝 15g，半夏 9g，党参 20g，白术 20g，吴茱萸 5g，砂仁 6g，黄连 6g，草豆蔻 10g，延胡索 15g，甘草 6g。用法同前。

西药泼尼松 5mg/d，钙尔奇 D 0.6g/d。

2012 年 2 月 1 日复诊：体力尚可，无明显乏力感，全身肌肉关节无不适，胃脘疼痛止，无恶心呕吐，纳眠可，二便调。

实验室检查：PLT 312×10^9/L，ESR 8mm/h，ALT 10.7U/L，AST 20U/L，CPK 122U/L，LDH 158U/L，CPK-MB 11.2U/L，HBDH 121.9U/L。

嘱中药按 6 月 29 日处方，每 2 日服用 1 剂，巩固疗效。
泼尼松已停用 2 个月。

病例四

刘某，女，16 岁，山东青岛人，学生。

初诊：2007 年 3 月 10 日。

病史：发现颜面、前胸、两侧前臂红斑半年余，全身乏力，四肢肌肉酸胀不适，无疼痛，颜面皮肤有烧灼感，心烦口渴，阵发心悸，有时低热，体温不超过 37.5℃，以往无重要发病史。

查体：T 37.2℃，舌质尖红，苔薄白，脉象沉细数。发育营养中等，两侧眼睑有紫红色斑，两侧颜面、前胸、两前臂有片状鲜红色斑，两臂红斑表面有细鳞屑，心肺无异常，肝脾无肿大，四肢肌肉有轻压痛，两下肢肌力明显减弱，肌力约Ⅲ级，蹲下后不能起立，上楼时须有人扶持。

实验室检查：血象正常，ESR 58mm/h，AST 76U/L，CPK 884U/L，LDH 560U/L，CK-MB 64U/L，HBDH 224U/L，尿（－）。

西医诊断：皮肌炎。

中医诊断：温毒发斑；肌痹。

病机：热毒炽盛，攻注肌肤，耗伤气阴。

治则：清热解毒，凉血活血，益气养阴。

处方：白花蛇舌草 20g，半枝莲 20g，连翘 20g，牡丹皮 20g，紫草 15g，生地榆 20g，黄芪 20g，栀子 10g，沙参 15g，丹参 20g，五味子 10g，荜澄茄 12g。水煎服，每日 1 剂。水煎 2 遍共取药汁约 500mL，分 2 次服用，连服 6 日，停药 1 日。

西药口服醋酸泼尼松每日 10mg，羟基氯喹 0.2g/d，维 D 钙每日 0.3g。

2007 年 6 月 24 日复诊：体力有增进，无心烦口渴，心悸亦除，但颜面、胸、臂红斑无好转，舌质红，苔黄厚，脉象沉细数。

复查：血象（－），ESR 42mm/h，AST 54U/L，CPK 520U/L，LDH 482U/L，CK-MB 65U/L，HBDH 184U/L，尿（－）。

中药按初诊方去丹参、五味子，加水牛角粉20g（包煎）、赤芍20g、红花10g，服法同前。西药醋酸泼尼松减至5mg/d，羟基氯喹同前。

2007年9月20日复诊：颜面、躯干、前臂红斑均有明显好转，皮损面积缩小，皮色变浅，体力续有增进，上楼时可自行扶栏杆攀登，下蹲后需助力起立，苔白，脉象沉缓。

中药按二诊方继服，服法同前。西药完全停用。

2007年12月25日复诊：颜面、前胸红斑基本消退，但两眼睑仍可见紫红色斑，两臂红斑仅残留少数小片状红斑，体力继增，舌脉同前。

复查：ESR 20mm/h，AST 16U/L，CPK 179U/L，LDH 153U/L，CK-MB 27U/L，HBDH 116U/L，尿（－）。

中药处方调整：白花蛇舌草20g，半枝莲20g，连翘20g，牡丹皮20g，生地榆20g，黄芪20g，楮实子20g，赤芍20g，女贞子12g，红花10g，荜澄茄12g。服法同前。

2008年5月20日复诊：患者体力基本恢复正常，自行停服中药已4个月。近期皮肤红斑复发加重，两侧颜面红斑加深，躯干、四肢均见大片红色斑疹，表面有鳞屑，轻痒，苔白，脉沉略数。

复查：ESR 18mm/h，AST 15U/L，CPK 106U/L，LDH 113U/L，CK-MB 22U/L，HBDH 79U/L，尿（－）。

中药处方调整：白花蛇舌草20g，半枝莲20g，连翘20g，牡丹皮20g，生地榆20g，蝉蜕10g，地肤子20g，槐米20g，赤芍20g，红花10g，女贞子12g，荜澄茄12g。服法同前。

2009年4月18日复诊：患者一直按5月20日处方治疗，

服药期间皮疹有明显好转，但躯干、四肢皮疹未能完全消除，停服中药，皮疹即又加重，苔白，脉象沉缓。

中药嘱按原处方加青黛 10g（包煎），每日 1 剂，连服 2 日，停药 1 日。

2009 年 11 月 6 日电话随访，无不适，皮疹已完全消退。

病例五

李某，女，16 岁，学生，山东青岛人。

初诊：2004 年 8 月 29 日。

病史：全身乏力、颜面及两手红斑 2 年。患者 2002 年秋季开始出现低热，颜面及两手红斑，全身乏力。曾在当地 2 次住院均诊为皮肌炎，一直服用泼尼松、羟氯奎等维持治疗。1 月前又因出现高热、吞咽呛咳再次入住青岛大学附属医院，使用甲强龙、环磷酰胺、丙种球蛋白等治疗，病情好转，于前日出院。出院时服用泼尼松 30mg/d、羟基氯喹 0.2g/d，以及帕夫林、维生素 E 等。

查体：体温正常，四肢无力，饮水易咳呛，神志清，精神不振，激素面容，颜面、前胸、后背均有紫红色斑疹，斑疹表面有细鳞屑，两手掌明显充血，雷诺征（＋），四肢肌肉有压痛，肌力 IV 级。舌质红、苔白，脉象弦滑。

实验室检查：HGB 108g/L，RBC $3.64×10^9$/L，WBC $12.4×10^9$/L，AST 61U/L，CPK 1633U/L，LDH 725U/L，CK-MB 187U/L。

西医诊断：皮肌炎。

中医诊断：温毒发斑；肌痹。

病机：热毒炽盛，灼伤皮表，内蚀脏腑。

治则：清热解毒，凉血活血，益气养阴。

处方：黄芪 20g，白花蛇舌草 20g，蚤休 20g，连翘 15g，牡丹皮 15g，楮实子 15g，太子参 15g，赤芍 20g，女贞子 15g，山萸肉 12g，生地黄 15g，荜澄茄 10g，干姜 6g。水煎服，每日1剂，连服6日，停药1日。

西洋参9g、红枣20枚，浓煎约500mL，代茶饮，每周1剂。

西药改泼尼松20mg/d，钙尔奇D 0.6g/d，羟基氯喹0.2g/d。

2004年10月31日复诊：症状明显好转，体力大增，已能坚持上学，尚不能参加体育活动，颜面及胸背部红斑明显消减，饮食无咳呛，舌尖红，苔薄黄，脉象弦滑。

实验室检查：血常规（－），AST 42U/L，LDH 337U/L，CPK 419U/L。

中药停用西洋参方，余药继服。

西药泼尼松减至15mg/d，羟氯喹0.1g/d。

2005年3月27日复诊：体力基本恢复正常，四肢肌肉无压痛，但颜面及胸背斑疹仍明显，且有痒感，舌脉同前。

实验室检查：AST 30U/L，CPK 281U/L，LDH 251U/L。

中药以清热凉血、散风活血、益气养阴为治则。

处方：黄芪20g，金银花20g，连翘20g，牡丹皮20g，熟大黄10g，楮实子15g，赤芍15g，女贞子15g，蝉蜕10g，鬼箭羽15g，沙参12g，山萸肉12g，丹参15g，荜澄茄12g。服法同前。

西药泼尼松减至10mg/d。

2005年7月31日复诊：颜面、胸、背部红斑皮疹明显消减，已无痒感，舌质淡红，苔白厚，脉弦。

实验室检查：ALT 9U/L，AST 17U/L，LDH 177U/L，CPK 105U/L。

中药按原方继服，每日1剂，连服3日，停药1日。

西药泼尼松减至2.5mg/d，停用羟基氯喹。

2006年1月23日复诊：体力恢复正常，颜面、颈项、胸、背部红斑皮疹完全消退，目前仅两侧颜面潮红，两手指端色红，雷诺征（＋），舌脉同前。

复查：心肌酶谱正常。

中药改以清热凉血、益气养阴、解痉活血为治则。

处方：黄芪20g，金银花20g，连翘15g，牡丹皮15g，葛根30g，赤白芍各20g，山萸肉12g，沙参15g，苏木10g，红花10g，白芥子12g，甘草6g。水煎服，每日1剂，连服2日，停药1日。

西药完全停用。

2006年5月28日复诊：自觉无任何不适，颜面、两手指端略红，雷诺征（一），舌质淡红，苔薄白，脉弦。

复查：心肌酶谱正常。

中药隔日服用1剂，巩固疗效。

【临证备要】

皮肌炎的危险性很大程度在于吞咽障碍和呼吸肌麻痹。吞咽障碍容易造成吸入性肺炎或呼吸道梗塞而窒息；呼吸肌麻痹则更容易导致窒息。因此，吞咽障碍时，必须同时采用鼻饲，以杜绝异物的吸入，例一、例二的治疗过程可供参考。两例虽然没有发生呼吸肌麻痹，但对于这种患者应随时备有自动呼吸机，以便病情需要时应用。随时清理壅塞呼吸道的痰涎也是十分必要的，可以说，皮肌炎的护理对于抢救危重病例也是十分重要的一环。

控制皮肌炎的病情发展，防治皮肌炎的继发感染，在抢救危重患者时使用肾上腺皮质激素和抗生素等西药是十分必要的。中西医结合更能发挥各自的优势，使病情转危为安，既能缩短治疗的病程，又有利于撤减激素，避免对激素的依赖。

面对危重患者的种种病情变化，中医要随机应变，因势利导。病例一、二均有严重呼吸道感染的情况，按照急则治其标的原则，采用清热解毒、宣肺化痰的手段促使并发症得以迅速控制；然后改以健脾益肾、补中益气，治其本病，得以完美收官。

病例四、五均为皮肌炎病例，是以全身红斑皮疹及肌无力为主要特征，辨证应归属于热毒炽盛、气阴亏虚，治疗当以清热解毒、祛风凉血、益气养阴为主。服用中药后其肌炎症状很快得到缓解，化验指标中肌酶也恢复正常，但其红斑皮疹却迟迟不能消退。尤其以例四较为突出，其皮疹症状竟不断反复近3年之久。其间使用大量清热解毒、凉血活血、祛风胜湿药物，虽然取效一时，但却始终不能防止复发，无法根治。最后在加用一味青黛后终于获得了全面康复，这是值得思考的。据方药考证，青黛性味咸寒，功能泻、肝清郁火、凉血解毒。《神农本草经》记载："青黛去烦热、吐血、咯血、斑疮、阴疮，杀恶虫。"可见青黛治疗斑疮皮疹有其独到的功效，值得加以借鉴。病例五的另一特点是全身肌无力症状较为突出，在处方用药中除了重用黄芪 20g 外，加用西洋参 9g、红枣 20枚，浓煎代茶饮，能使肌无力症状迅速得到改善，也是值得加以借鉴之处。

病例三诊断为多发性肌炎，全身乏力、肢体消瘦、四肢肌肉酸痛、活动缓慢、嗜睡、食欲不振等为主要临床表现，辨证为脾胃湿热，故用半夏、白豆蔻、白术、猪苓以醒脾化湿；贯众清热化瘀；黄芪、熟地黄益气养血；更以楮实子、绞股蓝二味贯穿于治疗全过程。楮实子甘寒无毒，入肝、肾二经，具有益气明目、美颜色、消水肿、壮筋骨、补虚劳、健腰膝、助阳气等功效。绞股蓝性味甘温，入脾、肺二经，具有清热解毒、养血生津、补元气、抗疲劳等功效，素有南方人参之美称。二者合用，益气养阴，相得益彰，为治疗多发性肌炎扶正祛邪之要药。

第七节　痛　　风

【临证心法】

痛风是一种代谢性疾病，是由嘌呤代谢紊乱所引起的高尿酸血症所致的疾病。痛风有原发性痛风和继发性痛风之分。本文主要讨论的是原发性痛风。继发性痛风当以治疗原发病为主，但继发性痛风出现的症状可参考本文进行辨证论治。

中医古代文献中也有"痛风"的病名，但其含义并非与西医所指"痛风"完全一致。国医大师朱良春将其命名为"浊瘀痹"是比较贴切的。作者认为本病的病因病机是有一定的遗传因素的。《素问·经脉别论》云："饮入于胃，游溢精气，上输于脾，脾气散精，上归于肺，通调水道，下输膀胱；水精四布，五经并行，合于四时，五脏阴阳，揆度以为常也。"这是中医对健康人群脾胃的消化吸收功能以及营养物质正常传化的具体描述。正是因为病者先天禀赋不足，脾肾亏虚，不能将胃内腐熟的食物化为精微物质输送到五脏六腑、四肢百骸，又不能把代谢形成的浊毒物质排泄到体外。《内经》云："伤于湿者，下先受之。"本病的初发症状多为下肢踇趾或脚踝出现红肿热痛。这正是因为脾虚湿盛，郁久化热，湿热与浊毒兼夹为患，攻注骨节筋腱所致。病深日久，四肢大小关节均可受累。"脾为生痰之源"，脾虚湿盛，极易化生痰浊，痰湿痹阻经络，瘀结凝聚又可滋生痰核结节，痰核流注，腐骨蚀筋，而形成骨节强直畸形。由此看来，本病的主要病机可以湿、热、浊、毒、瘀概括其全貌。

具体分型论治如下：

1. 急性发作型

主症：发病突然，关节疼痛剧烈难忍，局部红肿微热，皮肤紧绷发亮，触压痛明显，小便短赤，大便干结，或有发热，舌苔黄腻，脉象弦紧。

病机：湿热浊毒，攻注骨节，经络痹阻。

治则：清热解毒，健脾化湿，活血通络。

处方：金银花 20g，大血藤 20g，虎杖 20g，黄柏 12g，白术 20g，土茯苓 20g，熟大黄 10g，鬼箭羽 15g，红花 10g，荜澄茄 15g。

方解：方中金银花、大血藤、虎杖、熟大黄清热解毒、导热泻浊为君药；白术、黄柏、土茯苓健脾化湿为臣药；鬼箭羽、红花活血通络为佐药；荜澄茄温中和胃，反佐苦寒之性为使药。共奏清泻浊毒、缓急止痛之功效。

2. 发作间歇型

主症：肢体困重，酸胀乏力，木麻不适，腹胀纳少，或有下肢浮肿，大便稀溏，舌质淡胖，苔白厚或腻，脉象濡缓。

病机：脾肾亏虚，健运失司，泄浊无权，痰湿滋生，困扰肢体。

治则：健脾消导，清热化湿，利尿泄浊。

处方：党参 20g，白术 20g，枳实 10g，山楂 15g，黄柏 12g，田基黄 20g，茯苓 20g，猪苓 20g，泽泻 20g，白芥子 6g。

方解：方中以党参、白术、枳实、山楂健脾消导为君药；黄柏、田基黄清热利湿、杜渐防变为臣药；茯苓、猪苓、泽泻利尿泄浊为佐药；白芥子祛痰燥湿反佐臣药，苦寒之性为使药。冀能达到标本兼治、预防急性发作之目的。

3. 慢性发作型

主症：肢体关节肌肉疼痛，痛处不红不热，固定不移，屈伸不利，关节肿胀，或有强直畸形，球形结节，舌质淡红，苔白厚，脉象弦滑。

病机：脾虚湿盛，湿酿成痰，痰湿互结，痹阻经络，痰核流注。

治则：清热燥湿，健脾化痰，软坚活血。

处方：白术 20g，黄柏 12g，大血藤 20g，田基黄 20g，土茯苓 20g，水蛭 6g，莪术 15g，红花 10g，胆南星 6g，白芥子 10g。

方解：方中黄柏、大血藤、田基黄清热燥湿为君药；白术、土茯苓健脾化湿为臣药；水蛭、莪术、红花软坚活血为佐药；胆南星、白芥子温中化痰，反佐君药苦寒之性为使药。共奏清湿热、祛浊毒、除痰核之功效。

【验案举例】

病例一

刘某，男，50岁，出租车司机，山东济南籍。

初诊：2007年3月20日。

病史：患者确诊痛风已6年。6年前开始出现两脚踝、脚趾经常交替性肿痛。初起每年发作仅3～4次，以后逐渐加重，发病频率增多。近半年来又有两侧腰痛，两膝踝持续性胀痛，时有胸闷，头晕，心悸，全身乏力。过去曾服用秋水仙碱治疗，因药后恶心、呕吐、腹泻而停药；现在服用苯溴马隆片及小苏打治疗。过去有饮酒嗜好；现已忌酒，忌食海鲜类食品。

查体：形体较肥胖，BP 146/88mmHg，心肺无异常，两膝踝轻肿，关节无积液。舌体胖大，苔白厚，脉象弦滑。

实验室检查：血象正常，ESR 12mm/h，CRP 11.51mg/L，UA 713μmol/L，BUN 10.71μmol/L，Cr 196μmol/L，GLU 6.77μmol/L，CHOL 6.81μmol/L，TG 2.23μmol/L；B超检查示左肾结石（0.3cm×0.3cm）；尿常规PRO（＋＋），BLD（＋）。

西医诊断：痛风；肾结石。

中医诊断：浊瘀痹；肾石。

病机：素体湿热蕴积，脾肾亏虚，运化失调，化浊无权，滋生热毒，攻注骨节，炼浊成石。

治则：清热解毒，利尿化湿，软坚活血。

处方：白术15g，黄柏12g，田基黄20g，熟大黄20g，红花10g，漏芦12g，川牛膝15g，猪苓20g，泽泻20g，茯苓皮20g，海金砂20g，冬葵子15g，白芥子12g。水煎服，每日1剂，连服6日，停药1日。

医嘱增加饮水量，每日保持在3000mL左右。

西药口服小苏打1g/d，别嘌醇0.1g/d。

2007 年 5 月 6 日复诊：两膝踝关节疼痛已轻微，仍有腰痛、头晕、乏力，舌脉同前。

复查：UA 652μmol/L，BUN 8.9μmol/L，Cr 181.9μmol/L，尿常规 PRO（＋＋），BLD（＋＋）。

中药处方调整：黄芪 15g，黄柏 12g，田基黄 20g，熟大黄 10g，漏芦 12g，炮山甲 6g，海金沙 15g，冬葵子 15g，猪苓 30g，泽泻 30g，覆盆子 20g，白芥子 10g。水煎服，服法同上。

西药服法同前。

2007 年 7 月 6 日复诊：体力有增进，腰痛、关节疼痛已止，舌质淡，苔白厚，脉象缓滑。

复查：UA 486μmol/L，BUN 7.8μmol/L，Cr 182.6μmol/L；尿常规 PRO（＋＋），BLD（±）。B 超示左肾结石已消失。

中药处方调整：黄芪 15g，黄柏 12g，田基黄 20g，续断 15g，杜仲 12g，覆盆子 20g，金樱子 15g，桑螵蛸 12g，猪苓 15g，泽泻 20g，莲须 6g，芡实 20g。水煎服，服法同上。

西药服法同前。

嘱每日饮水量可改为 2000mL 左右。

2007 年 9 月 6 日复诊：自觉无不适，舌脉同前。

复查：UA 466μmol/L，BUN 7.2μmol/L，Cr 132μmol/L；尿常规 PRO（－），BLD（±）。

嘱按 7 月 6 日复诊方，每 2 日服用 1 剂，巩固疗效。

病例二

吴某，男，36 岁，已婚，市工商管理局干部，山东济南籍。

初诊：2011 年 8 月 4 日。

病史：主诉左踝并左脚拇趾肿痛 7 天。患者于 2 年前曾有两脚拇趾交替反复肿痛病史，于 1 周前与友人聚餐饮酒，并食海鲜后诱发左踝、左脚拇趾肿痛，夜间痛苦，难以入睡，行动艰难。服用秋水仙碱及吲哚美辛后，关节肿痛稍减，特来就诊。

查体：左踝及左脚第一跖趾关节明显红肿，局部灼热，触压痛明显，舌质尖红，苔黄稍腻，脉象弦。

实验室检查：WBC 10.25×10^9/L，CRP 20.44mg/L，ESR 23mm/h，UA 504μmol/L。

西医诊断：痛风。

中医诊断：浊瘀痹。

病机：素体湿热蕴积，骤进醇酒厚味，化生浊毒，攻注骨节。

治则：清热解毒，利湿泻浊，活血化瘀。

处方：蒲公英20g，紫花地丁20g，黄柏12g，田基黄20g，熟大黄10g，猪苓20g，泽泻20g，萆薢20g，水蛭6g，红花10g，荜澄茄12g，甘草6g。水煎服，每日1剂，连续服用。

医嘱忌酒，忌食海鲜、油腻食物。

2011年8月11日复诊：初诊服药2天后，关节肿痛即有明显减轻，可以不服止痛药。目前关节肿痛轻微，可以自由走动，舌质正常，苔白，脉象弦。

嘱按原方，去萆薢，加川牛膝15g。水煎服，服法同前。

2011年8月18日复诊：关节肿痛消失，一切如常，无不适。

嘱停药观察。

病例三

徐某，男，40岁，已婚，渔民，山东龙口籍。

初诊：2002年9月3日。

病史：主诉关节反复肿痛12年。12年前两脚踇趾根部经常反复肿痛，在当地就医诊为痛风，发病时服用秋水仙碱有暂效。近2年来关节肿痛发作频繁，关节肿痛由两脚踇趾发展到两脚踝、两膝及两手掌指关节，关节周围有皮下结节出现。近1个月来两膝、两踝及两脚姆趾关节持续肿痛，右脚姆指根部皮下结节溃破，难以行动，服用秋水仙碱及吲哚美辛仍未见效。

查体：肥胖，两膝、两脚踝、两脚跖趾关节均见明显红肿，有触痛，左踝、左脚跖趾关节可见散在暗红色皮下结节，直径1～2cm，左脚第一跖趾关节1处皮下结节破溃，有膏脂状液体流出，舌质暗红，苔黄腻，脉象滑数。

实验室检查：血常规正常。ESR25mm/h，UA 571μmol/L。

X线检查：双脚跖趾关节可见膨胀性骨质破坏。

西医诊断：痛风。

中医诊断：浊瘀痹。

病机：素体肥胖，湿热蕴积，更加嗜酒，饮食肥甘滋腻，聚湿生痰，郁久化生热毒，攻注骨节，经脉瘀阻，滋生痰核留注。

治则：清热解毒，祛湿化痰，活血化瘀。

处方：金银花20g，大血藤20g，连翘20g，黄柏12g，田基黄20g，熟大黄10g，白术15g，猪苓20g，土茯苓20g，土鳖虫10g，红花10g，白芥子12g。水煎服，每日1剂，连服6日，停药1日。

西药口服小苏打1g/d，别嘌醇0.1g/d。

医嘱忌酒、海鲜和油腻食物。

2012年10月3日复诊：症状明显好转，两膝肿痛已除，两踝、两脚跖趾关节肿痛明显减轻，左脚姆趾根部破溃结节已愈合，舌质暗，苔黄，脉象缓滑。

中药按上方去白术、土茯苓，加泽泻20g、山慈姑10g。水煎服，服法同上。

西药服用同前。

2012年12月3日复诊：症状续有好转，两脚踝、脚跖趾关节肿痛已轻微，可以自由活动，已恢复工作，转业为食物加工业工人，舌脉同前。

复查：ESR 14mm/h，UA 468μmol/L。

嘱按 10 月 3 日加减方，每 2 日服用 1 剂，巩固疗效。

病例四

王某，男，44 岁，已婚，建筑工程师，山东肥城籍。

初诊：2014 年 6 月 9 日。

病史：主诉两脚踝、脚趾反复肿痛 7 年。患者于 7 年前开始反复出现两踝、两脚趾根部交替性关节肿痛，在当地诊为痛风，关节肿痛发作时服用小苏打、秋水仙碱有暂效。近 1 年来又出现右侧腰痛，小便时常有砂粒样杂物排出，关节肿痛加重且频率增加。近 1 周又有左踝、左脚踇趾肿痛，特来就诊。

查体：左踝、左脚第一跖趾关节明显红肿，表面皮色光亮，触压痛明显，舌质正常，苔白厚腻，脉象略数。

B 超检查：右肾及右输尿管中段可见 0.4cm×0.2cm 及 0.3cm×0.3cm 光团。

西医诊断：痛风合并右肾及输尿管结石。

中医诊断：浊瘀痹；砂淋。

病机：素体湿热蕴积，复加饮食不节，体内污浊，难以排解，湿热污浊滋生热毒，攻注骨节，肿痛难解；湿热煎熬污浊，炼生砂石，尿路受阻。

治则：清热解毒，利尿祛湿，活血化瘀。

处方：金银花 20g，大血藤 20g，黄柏 12g，田基黄 20g，板蓝根 20g，猪苓 20g，泽泻 20g，土鳖虫 10g，红花 10g，川牛膝 15g，两头尖 10g，白芥子 12g。水煎服，每日 1 剂，连服 6 日，停药 1 日。

西药口服小苏打 1g/d，别嘌醇 0.1g/d。

医嘱忌酒、海鲜、动物内脏及油腻食物。

2014 年 7 月 8 日复诊：左踝、左脚踇趾肿痛明显减轻，活动不受限，苔白，脉象缓滑。

复查：UA 486μmol/L。

中药治疗改以清热燥湿、健脾利水、软坚散结为治则。

处方：白术15g，黄柏12g，田基黄20g，猪苓20g，泽泻20g，炮山甲6g，海金沙15g，鸡内金6g，冬葵子15g，莪术15g，石韦20g，车前草15g。水煎服，服法同上。

西药服用同上。

嘱增加饮水量，每日饮水尽可能达到3000mL左右。

2014年9月3日复诊：关节肿痛已除，腰痛未再发作，药后小便经常有砂粒排出，舌脉同上。

复查：UA 408μmol/L。B超示右肾、右输尿管结石已消失。

中药处方调整：白术15g，黄柏12g，田基黄20g，猪苓15g，泽泻20g，川牛膝15g，鬼箭羽15g，红花10g，石韦20g，白芥子6g。水煎服，每2日服用1剂，巩固疗效。

西药服用同前。

病例五

袁某，男，45岁，已婚，饲养专业户，济南济阳县籍。

初诊：2014年11月2日。

病史：两脚第一跖趾关节反复交替性肿痛3年余。患者10天前左脚第一跖趾关节又有肿痛发作，服用秋水仙碱后，恶心呕吐不能坚持服药，改服苯溴马隆及双氯芬酸钠，效果不显。过去有烟酒嗜好，现已戒绝。

查体：体质肥胖，左脚第一跖趾关节明显红肿，不敢屈伸活动，局部皮肤光亮，触压痛明显，不能行动，舌质暗红，苔白厚稍腻，脉象弦。

实验室检查：WBC $12.36 \times 10^9/L$，ESR 36mm/h，UA 637μmol/L

西医诊断：痛风。

中医诊断：浊瘀痹。

病机：素体脾虚湿盛，感受热毒，攻注骨节。

治则：清热解毒，健脾利湿，活血通络。

处方：独活 20g，金银花 20g，虎杖 20g，黄柏 12g，板蓝根 20g，猪苓 20g，泽泻 20g，土茯苓 20g，川牛膝 15g，土鳖虫 10g，红花 10g，荜澄茄 12g。水煎服，每日 1 剂。

门诊当日采用长约 75mm 毫针进行经络伏刺治疗。嘱患者正坐在椅子上，左下肢垂直地面并暴露出进针部位，经常规皮肤消毒后，选取左侧合阳→承山、阳陵泉→悬钟、地机→三阴交、足三里→下巨虚、阳陵泉→光明经络段，以 25°角刺入皮下，然后自上而下完全平进整个经络段，留针 2 小时后完成治疗。进针后患者即感脚趾疼痛明显减轻，出针后疼痛已去大半，随即可以步行。嘱回家后服用中药 1 周后复诊。

2014 年 11 月 9 日复诊：左脚第一跖趾关节基本消肿，局部无触压痛，仅在走路时局部稍有痛感。

嘱按中药原方隔日服用 1 剂，巩固疗效，1 个月后停药。

西药口服别嘌醇，每日 0.1g。

【临证备要】

痛风所引起的关节炎急性发作，虽然疼痛剧重，但无论是使用西药或是中药都是可以控制的。西药秋水仙碱容易引起胃肠道的不良反应，有些患者难以忍受。服用中药煎剂同样可以迅速缓解症状，但必须辨证确切、用药精当。清热解毒药应该选用金银花、大血藤、黄柏、田基黄、龙胆草等兼有清利湿热的药味；配伍熟大黄既能清热解毒又兼活血化瘀，通便以祛湿毒；漏芦既能清热解毒又能舒筋通脉；在此基础上加猪苓、泽泻、土鳖虫、红花等利尿活血，定会立竿见影，消肿止痛。

痛风的兼证可以合并有泌尿系结石和肾功能不全。在关节肿痛症状得到有效控制以后，可以全力以赴排出结石，使用海金沙、鸡内金、冬葵子等软坚散结是行之有效的；穿山甲的作用更为关键，虽然药价较为昂贵，但只要条件许可，则不可或缺；在此基础上需要大量饮水，加猪苓、泽泻等大剂利尿药有利于冲刷尿路。如此用药，既能碎石，亦能排石，例一、例四可供借鉴。肾功能减退也应注意利尿。如有血尿或蛋白尿，则应增加补肾固摄止血的药味，如续断、杜仲、覆盆子、金樱子、桑螵蛸、莲须、芡实、茜草、白茅根等。

痛风的治疗应尽可能早发现、早治疗。如果到了晚期出现痛风结节、关节强直变形，虽然用药可以改善症状，但却难以根治、消除结节或改善关节功能。原发性痛风是有一定的遗传因素的。该病发生嘌呤代谢障碍是无法改变的，因此生活上必须严格忌酒，忌食高嘌呤饮食。在此基础上还应该定期监测血尿酸含量及肾功能变化，只要肾功能正常，血尿酸含量保持在安全水平，而没有任何临床症状的情况下，是完全可以不用服药维持正常生活的。

长毫针经络伏刺疗法将传统的针刺疗法中单穴位垂直进针的手法改良为"伏刺进针""平铺留针"的治疗方式，利用长针长向、长经络段和长时间留针，可使毫针长时间平伏在病变区域的经络段上，启动并加强经络的气血运行力量，从而良性放大了类似针灸的治疗作用，起到了立竿见影减轻疼痛的作用。

第八节　幼年特发性关节炎

【临证心法】

幼年特发性关节炎是指在 16 岁以前发生的关节炎性疾病，但 6 个月以内的婴幼儿极为少见。根据临床表现不同本病可分为三个不同的类型：其一为全身型，此型的临床表现酷似成人斯蒂尔病，即为高热、皮疹、关节疼痛、白细胞总数明显增高为主要特征；其二为多关节型，其临床表现酷似成人类风湿关节炎，既可侵犯大关节，又可累及手脚小关节，而且还可出现关节强直变形；其三为少关节型，此型又分为两个亚型，少关节Ⅰ型多见于女孩，以大关节慢性疼痛为主，但容易并发虹膜睫状体炎，少关节Ⅱ型则多见于男孩，多侵犯膝、踝关节，易造成关节破坏、强直或变形，部分患者可累及骶髂关节而演变为强直性脊柱炎。

本病属于中医"痹病"范畴，与"血痹""历节""鹤膝风"相似。作者认为本病的病因病机为病者先天禀赋不足，气血亏虚，腠理空疏，感受风寒湿热之邪；幼儿乃纯阳之体，感受外邪极易从阳化热，滋生热毒，侵扰肌肤骨节而发病。具体辨证论治如下：

1. 热毒炽盛型

主症：持续高热，皮疹显露，关节疼痛，红肿灼热，烦躁不宁，小便黄赤，舌质干红，苔黄，脉象洪数。

病机：内有蕴热，复感风热毒邪，内外合邪，气营两燔，攻注肌肤骨节。

治则：清热解毒，清气凉营，祛风胜湿。

处方：金银花 20g，大血藤 20g，板蓝根 20g，水牛角 15g，连翘 20g，知母 15g，牡丹皮 20g，生石膏 30g，羌活 15g，蝉蜕 10g，荜澄茄 12g。

方解：金银花、大血藤、板蓝根清热解毒为君药；水牛角、连翘、知母、牡丹皮、生石膏清气凉营为臣药；羌活、蝉蜕祛风胜湿、宣透化斑为佐药；荜澄茄温中和胃，反佐苦寒药性为使药。共奏清热祛湿、化斑除痹之功效。

2. 湿热浸淫型

主症：关节疼痛肿胀，内有积液，时有低热，下肢沉重酸胀不适，嗜睡少动，不思饮食，舌质暗红，苔白厚或黄腻，脉象滑数。

病机：内有蕴热，复感风湿热邪，内外合邪，痹阻经络骨节。

治则：清热解毒，祛风除湿，健脾益气。

处方：金银花 20g，大血藤 20g，田基黄 20g，白术 20g，黄柏 12g，独活 15g，川牛膝 15g，猪苓 20g，泽泻 20g，党参 15g，荜澄茄 12g。

方解：金银花、大血藤、田基黄清热解毒，兼清湿热为君药；独活、黄柏、猪苓、泽泻祛风除湿为臣药；党参、白术健脾益气为佐药；川牛膝、荜澄茄通经活络、温中和胃为使药。共奏祛湿热、除热痹之功效。

3. 脾虚湿毒型

主症：双膝壅肿，疼痛剧烈，触压痛明显，难以屈伸，上下腿细，惟膝独大，如鹤之膝，舌质淡，苔白厚，脉象沉缓。

病机：湿热浸淫，病久日深，气血亏虚，湿热毒瘀积聚两膝。

治则：清热解毒，补益气血，祛风胜湿，活血化瘀。

处方：金银花 20g，大血藤 20g，猫爪草 20g，独活 20g，川牛膝 15g，黄芪 15g，党参 20g，当归 15g，土鳖虫 10g，红花 10g，吴茱萸 5g，甘草 6g。

方解：金银花、大血藤、猫爪草清热解毒为君药；黄芪、党参、当归补益气血为臣药；独活、土鳖虫、红花、川牛膝祛风胜湿、活血化瘀为佐药；吴茱萸、甘草温中和胃为使药。共奏扶正祛邪、活血除痹之功效。

4. 肾督亏虚型

主症：腰脊背痛，两侧髋、膝疼痛，两侧跟腱肿痛，行动艰难。

病机：先天禀赋不足，肾元亏虚，感受风寒湿热之邪，郁而化热，攻注筋腱骨节。

治则：清热解毒，祛风胜湿，补肾强督，活血通络。

处方：金银花 20g，大血藤 20g，虎杖 20g，葛根 20g，续断 15g，川牛膝 15g，独活 15g，鬼箭羽 15g，红花 10g，荜澄茄 12g。

方解：金银花、大血藤、虎杖清热解毒为君药；葛根、续断、独活补肾强督、祛风胜湿为臣药；川牛膝、鬼箭羽、红花活血通络为佐药；荜澄茄温中和胃为使药。共奏祛邪补肾除痹之功效。

【验案举例】

病例一

郭某，女，16 岁，学生，山东滨州籍。因双膝关节肿痛 4 年，于 2001 年 3 月 10 日收入住院，住院号：37281。

病史：患者两膝关节肿痛 4 年；两膝疼痛剧烈，不能行动已 3 年余，常有低热，体温不超过 37.8℃。曾在当地住院治疗，诊为"幼年类风湿关节炎"，服用甲氨蝶呤、芬必得、泼尼松等治疗，效果不明显。现仍服用泼尼松每日 10mg。近半个月来又有恶心呕吐，时有胃痛，不思饮食，经门诊收入住院。

查体：T 37.8℃，形体消瘦，卧床不起，心肺无异常，肝脾无肿大，上腹部有轻压痛，无反跳痛，两膝轻肿，无积液，按之有烧灼感，两膝屈曲固定，不能屈伸，稍稍移动，即嚎叫疼痛不能耐受，左膝屈曲约 30°，右膝屈曲约 45°，双下肢肌肉明显萎缩，舌质红，苔少，脉象沉细数。

实验室检查：HGB 102g/L，RBC 4.02×10^9/L，WBC 10.42×10^9/L，ESR 108mm/h，ASO 156U/mL，RF 44U/mL，CRP 116mg/L，肝肾功（一）。

X 片检查：双膝间隙狭窄，软骨下可见骨质破坏。

西医诊断：幼年特发性关节炎（少关节型）。

中医诊断：鹤膝风。

病机：先天禀赋不足，内有蕴热，感受风湿热毒，攻注骨节，蚀骨伤筋。

治则：清热解毒，祛风胜湿，降逆和胃。

处方：金银花 20g，大血藤 20g，知母 15g，银柴胡 12g，牡丹皮 15g，独活 20g，川牛膝 15g，白豆蔻 6g，砂仁 6g，半夏 9g，焦山楂 10g，延胡索 15g，甘草 6g。水煎服，每日 1 剂，连服 6 日，停药 1 日。

西药口服泼尼松每日 10mg，塞来昔布 0.2g 每日 2 次，阿法骨化醇每日 0.25g，维 D 钙每日 0.3g。

倍他米松磷酸钠注射液（得保松）1mL，加入2%利多卡因2mL，两膝关节注射，每周1次。

4月10日科主任查房：体温正常，两膝关节疼痛略有减轻，可以稍稍屈伸活动，胃内较前舒适，无恶心呕吐，饮食有增进，舌质尖红，苔薄白，脉象沉细。

中药处方调整：金银花20g，大血藤20g，翻白草根15g，猫爪草20g，虎杖20g，田基黄20g，独活20g，川牛膝15g，荜澄茄12g，地风皮12g，桂枝10g，党参15g，甘草6g。水煎服，服法同上。

西药服用同前。

5月10日科主任查房：两膝疼痛明显减轻，可以做被动屈伸活动，但仍然屈曲固定不能伸展，舌质正常，苔白，脉象沉细。

复查：血象正常，ESR 76mm/h，ASO 128U/mL，RF<20U/mL，CRP 58.2mg/L。

中药按4月10日处方去地风，加虎杖20g，服法同上。

西药泼尼松改为每日5mg，余药同前。

同时对双下肢进行工具牵拉，每次1~2小时，每日2次。

6月9日科主任查房：症状续有改善，两膝不活动不痛，屈伸活动度亦有改善。工具牵拉由2kg已增至5kg。腰椎硬膜外麻醉下予以人工手法对两膝关节进行牵拉矫形一次成功，完全伸直后以夹板固定，然后按操作程序给予牵拉后护理管理。

中药按原方继续服用。西药完全停用。

7月9日科主任查房：两膝疼痛已轻微，可以自行屈伸活动，疼痛程度可忍耐，挂双拐可以在室内缓步走动，苔薄白，脉象沉缓。

复查：血常规正常，ESR 36mm/h，ASO 115U/mL，RF（-），CRP 9.48mg/L。

中药处方调整：金银花20g，大血藤20g，猫爪草20g，独活20g，川牛膝15g，党参15g，赤白芍各20g，骨碎补

15g, 鸡血藤 20g, 鹿角胶 12g（烊化），桂枝 6g。准予出院后，水煎服，每日 1 剂，连服 3 日，停药 1 日。

2002 年 11 月 6 日门诊复诊：病情续有好转，两膝关节痛止，不拄拐亦能在室内缓步走动，两下肢肌肉较前明显丰满。

嘱按出院时处方继续每 2 日服用 1 剂，加强锻炼，巩固疗效。

病例二

赵某，男，10 岁，学生，山东聊城籍。

初诊：2012 年 8 月 9 日。

病史：反复出现高热 2 个月，体温达 39～40℃，发热时两膝关节疼痛，四肢近端有粟粒状浅红色皮疹，有痒感，无咽痛，在当地诊断为幼年类风湿关节炎，给予静滴地塞米松及头孢类抗生素，症状完全消失，以后给予口服泼尼松每日 20mg，病情可以保持稳定，但激素稍稍减量又会迅速反弹。

查体：T 36.2℃，激素面容，颜面有痤疮，两侧耳郭后可见散在斑点状浅红色斑丘疹，左侧颈部及锁骨上可扪及 2 粒绿豆大淋巴结，无触压痛，心肺（一），肝脾无肿大，舌质暗红，苔少，脉象弦数。

实验室检查：WBC 11.86×10^9/L，PLT 381×10^9/L，ESR 44mm/h，CRP 24.6mg/L，肝功能正常。

西医诊断：斯蒂尔病。

中医诊断：热痹。

病机：先天禀赋不足，阳盛阴衰，内有蕴热，复感热毒，侵扰肌肤骨节，热入营血。

治则：清热解毒，清气凉营，益气养阴，疏风解表。

处方：白花蛇舌草 20g，蒲公英 20g，半枝莲 20g，连翘 20g，生石膏 30g，牡丹皮 20g，知母 15g，蝉蜕 10g，羌活 15g，水牛角粉 20g（包煎），太子参 15g，荜澄茄 12g，羚羊角粉 0.6g（冲服）。水煎服，每日 1 剂，连服 6 日，停药 1 日。

西药泼尼松口服每日 20mg，钙尔奇 D 每日 1 片。

2012 年 9 月 9 日复诊：体温正常，但左髋关节疼痛，屈伸不利。

X 线检查示左股骨头边缘可见囊状骨质破坏，外形较完整。

中药按上方继续服用。

西药泼尼松改为每日 15mg，阿法骨化醇每日 0.25g，钙尔奇 D 每日 1 片。

2012 年 10 月 12 日复诊：体温正常，左髋关节疼痛加重，屈伸受限，步态不稳，舌质正常，苔白，脉弦。

复查：WBC 10.38 × 10^9/L，PLT 134 × 10^9/L，ESR 98mm/h，CRP 12.68mg/L。

中药按原方去蝉蜕、羌活、太子参，加大血藤 20g、水蛭 6g、红花 10g。水煎服，服法同上。

西药泼尼松改为每日 10mg，余药同前。

2012 年 12 月 6 日复诊：病情稳定，体温正常，左髋关节疼痛减轻，屈伸活动不受限，走动较平稳，舌脉同上。

中药按 10 月 12 日加减方继服，服法同前。

西药泼尼松减为每日 7.5mg。

2013 年 2 月 26 日复诊：病情稳定，自觉无不适，舌质正常，苔白，脉象沉缓。

复查：WBC 9.36×10^9/L，ESR 18mm/h，CRP 0.68mg/L。

中药处方调整：白花蛇舌草 20g，半枝莲 20g，连翘 20g，牡丹皮 20g，知母 15g，大血藤 20g，川牛膝 15g，骨碎补 15g，鬼箭羽 15g，红花 10g，赤芍 15g，荜澄茄 12g，甘草 12g。水煎服，每日 1 剂，连服 3 日，停药 1 日。

西药泼尼松改为每日 5mg，余药同前。

2013 年 4 月 10 日复诊：病情同前，自觉无不适，舌脉同前。

X 线检查示：左侧股骨头破坏较前有改善。

嘱按 2 月 26 日处方继续每 2 日服用 1 剂；西药泼尼松改

为每 2 日服用 5mg，巩固疗效。

病例三

秦某，男，11 岁，学生，山东新泰籍。

初诊：2013 年 4 月 13 日。

病史：关节疼痛 8 个月，伴有低热。两踝关节、左膝肿痛，左膝积液，曾在当地医院多次抽过积液，并服用甲氨蝶呤、泼尼松等治疗，但左膝积液仍有反复。目前体温正常，左膝、两踝关节仍有肿痛，口服泼尼松每日 10mg，甲氨蝶呤每周 7.5mg。

查体：T 36.8℃，肥胖，左膝、两踝肿胀，左膝中度积液，有灼热感，轻压痛，舌质胖大，苔白厚，脉象滑数。

实验室检查：WBC 10.46×10^9/L，PLT 456×10^9/L，ESR 64mm/h，CRP 33mg/L，肝功能正常。

西医诊断：幼年特发性关节炎（少关节型）。

中医诊断：湿热痹。

病机：素体肥胖，多痰多湿，内有蕴热，复感热毒，内外合邪，湿热弥漫，浸淫关节。

治则：清热解毒，健脾利湿，祛风通络。

处方：金银花 20g，大血藤 20g，黄柏 12g，田基黄 20g，猫爪草 20g，独活 20g，川牛膝 15g，猪苓 20g，白术 15g，泽泻 30g，茯苓皮 20g，白芥子 10g。水煎服，每日 1 剂，连服 6 日，停药 1 日。

西药继续服用泼尼松每日 5mg，碳酸钙 D_3 每日 1 片。

2013 年 5 月 13 日复诊：体温正常，两踝关节肿痛减轻，但左膝关节肿痛并有明显关节积液，舌脉同前。

中药按原方加薏苡仁 20g，服法同前。西药服用同前。

左膝关节穿刺积液抽净后，注入倍地米松磷酸钠注射液（得保松）1mL，2% 利多卡因 1mL。

2013 年 6 月 14 日复诊：症状明显好转，左膝、两踝关节消肿，无积液，疼痛轻微，关节表面无灼热感，舌质正常，苔白，脉象缓滑。

复查：血常规正常，ESR 48mm/h，CRP 9.48mg/L。

中药按5月13日加减方继服，泼尼松改为隔日服用5mg。

2013年8月10日复诊：关节痛止，无肿胀积液，自觉无不适，舌脉同前。

中药处方调整：金银花20g，大血藤20g，黄柏12g，猫爪草20g，独活20g，川牛膝15g，猪苓20g，土茯苓20g，泽泻20g，车前草15g，党参15g，荜澄茄10g。水煎服，每日1剂，连服3日，停药1日。

西药完全停用。

2013年10月15日复诊：病情稳定，关节无肿痛，舌脉同前。

复查：ESR 45mm/h，CRP 3.28mg/L。

嘱按8月10日处方继续每2日服用1剂，半年后随访，病情一直稳定，无不适。由于检查血沉一直不正常，家属不敢停药。直至最近复查血沉为23mm/h，接近正常方停止服药。

病例四

马某，男，14岁，学生，山东邹平籍。

初诊：2013年7月8日。

病史：反复低热并四肢关节疼痛8个月，在当地医院诊为类风湿关节炎，给予泼尼松、布洛芬等治疗，症状时轻时重。近1个月来症状加重，低热，经常鼻衄，四肢大小关节均有疼痛，两膝、踝肿痛难以行走，现仍服用泼尼松每日10mg，布洛芬每日0.2g。

查体：T37.6℃，两腕、双手部分近指关节肿胀，两腕屈曲受限，两膝、踝关节肿胀灼热，两膝压痛明显，无积液，行动艰难，需扶持，舌质尖红，苔白稍腻，脉象滑数。

实验室检查：WBC 10.86×10^9/L，ESR 107mm/h，CRP

113.09mg/L，ASO 179U/mL，RF 47.4U/mL。

西医诊断：幼年特发性关节炎（多关节型）。

中医诊断：尪痹。

病机：先天禀赋不足，内有蕴热，复感风湿热毒，热伤脉络，攻注骨节。

治则：清热解毒，清营凉血，祛风胜湿。

处方：金银花 20g，连翘 20g，白花蛇舌草 20g，半枝莲 20g，牡丹皮 20g，水牛角粉 15g（包煎），羌活 15g，独活 20g，猫眼草 15g，土茯苓 20g，荜澄茄 12g，羚羊角粉 0.6g（冲服）。水煎服，每日 1 剂，连服 6 日，停药 1 日。

西药泼尼松每日 10mg，碳酸钙 D_3 每日 1 片，布洛芬每日 0.2g。

2013 年 7 月 29 日复诊：体温已正常，未再出现鼻衄，四肢关节肿痛如前，舌质正常，苔白厚腻，脉象缓滑。

中药处方调整：金银花 20g，大血藤 20g，虎杖 15g，黄柏 12g，板蓝根 20g，羌活 15g，独活 20g，猪苓 20g，泽泻 30g，土茯苓 20g，川牛膝 15g，荜澄茄 15g。水煎服，服法同前。

西药同前。

2013 年 9 月 20 日复诊：体温正常，两膝、踝关节肿痛明显减轻，可以在室内缓步走动，不需扶持，两腕、两手部分指节仍肿痛，两腕不能屈，两手握不住，药后恶心，大便溏泄，日 2～3 次，舌质淡，苔白厚，脉象缓滑。

复查：血常规正常，ESR 56mm/h，CRP 59.3mg/L，ASO 126U/mL，RF 22U/mL，肝功能正常。

中药处方调整：金银花 20g，大血藤 20g，虎杖 20g，猫眼草 15g，土茯苓 20g，羌活 15g，独活 20g，川牛膝 15g，猪苓 20g，泽泻 30g，半夏 9g，荜澄茄 15g，甘草 6g。水煎服，服法同前。

西药泼尼松改为每日 5mg，余药同前。

2013年12月6日复诊：症状有好转，两腕消肿，屈曲不受限，两手部分指节肿痛减轻，但握不紧，两膝、踝关节消肿，活动不受限，可自由在室内走动，但不能下蹲，胃内无不适，大便正常，舌质正常，苔白，脉象沉缓。

复查：血象正常，ESR 43mm/h，CRP 11.8mg/L，ASO 55.3U/mL，RF<10U/mL。

中药按9月20日方继续服用，每日1剂，连服2日，停药1日。

西药泼尼松改为每日2.5mg，余药停用。

2014年2月20日复诊：症状续有好转，两腕、两手关节仅在用力时轻痛，能下蹲，但下蹲时膝部仍有疼痛，余无不适，舌脉同前。

复查：ESR 22mm/h，CRP 0.87mg/L。

中药按原方继续每2日服用1剂，巩固疗效；激素已停用。

【临证备要】

病例一是一名鹤膝风患者。鹤膝风多见于幼年发病，缠绵难治，一般病程都在1～2年以上，且由于长时间关节肿痛不能下地活动而出现下肢肌肉萎缩。《类证治裁·鹤膝风》指出："膝者，筋之府，屈伸不利，两膝壅肿，内外皆痛，腿细膝粗，如鹤之膝，是名鹤膝风。"文中指出该病的特点是内外皆痛，确实如此，该病的最大特点就是难以解决的剧烈疼痛。"痛则收引"，由于剧烈的疼痛，患者往往两膝保持在屈曲状态，稍稍活动即会剧烈疼痛，甚至触摸关节表面皮肤也有剧痛。《类证治裁》又指出："或膝两旁肿痛，憎寒壮热，肿处手不可近者名膝眼毒。胜金丹、仙方活命饮加牛膝……或膝盖上肿痛，亦发寒热，名膝痈，治同上。"参阅胜金丹的处方，其中有白砒、蟾酥、雄黄等剧毒药品，作者推测其意在以毒攻毒。但值得参考的是文中说明该病的重要病机是热毒所致，故应该把治疗的重点放在清热解毒上。作者不敢贸然使用文中所指的方药，根据该病例的实际情况，当时患者既有低热又有恶心、呕吐，时有胃痛，不思饮食，难以接受猛烈药石，急则治标，首先应从调理脾胃入手，选用白豆蔻、砂仁、半夏、焦山楂等芳香健胃之品，稍稍加入一些清热解毒药味，使其有一适应过程。果然药后患者感觉胃内逐渐舒适，饮食如常。然后处方改用金银花、大血藤、翻白草根、猫爪草、虎杖、田基黄等大量清热解毒药物，同时配合使用倍他米松磷酸钠关节腔注射，并口服泼尼松。中西药并用，使病情逐渐有了转机，解决了关节剧烈疼痛的难题。最后需要解决的难题就是矫形问题，所有鹤膝风的患者都有这个问题，由于患者两膝关节长期保持在屈曲状态，肌腱发生挛缩，形成屈曲固定畸形，要恢复关节的活动功能必须进行矫形治疗。为此，我们首创了使用工具牵引过渡到腰麻下手法牵拉矫形的新方法，一举成功，值得加以推广使用。

　　幼儿乃是纯阳之体，先天禀赋不足，更易感受外邪，从阳化热。以上所举 4 个病例都有不同程度的发热，尤其是例二，是一名斯蒂尔病患儿，动辄出现高热持续不退，虽然使用西药泼尼松勉强能够控制发热，但稍稍减量就立即反弹，而且患者已经出现股骨头坏死的迹象，强的松的使用面临难以维持的局面，骑虎难下，希望就只能寄托在中医中药上了。对于该病的辨证用药，必须认识到该病的重要病机是先天不足，气阴亏虚，内有伏邪，感邪即发。治疗上必须先发制人，乘其病情尚趋稳定之时，捣毁其潜藏的窝穴，既要清热，又要解毒；既要清气，又要凉营；疏解风热，益气养阴，扶正祛邪。方中采用白花蛇舌草、蒲公英、连翘清热解毒；半枝莲、生石膏、牡丹皮、水牛角、羚羊角清气凉营；太子参、知母益气养阴；蝉蜕、羌活疏解风热；荜澄茄反佐以制约诸药的苦寒之性。在伏邪得到有效控制以后，逐渐撤减西药激素用量，同时中药处方中适当加入水蛭、红花活血化瘀，有助于控制股骨头坏死，果然收到较为理想的效果。

病例三是一例典型的幼年特发性关节炎少关节型，患者既有低热症状，又有膝、踝关节肿痛，膝关节积液。"伤于湿者，病始于下"，这是典型的湿热痹证，按理说采用清热解毒、健脾利湿、祛风通络的治疗法应该是行之有效的，但是该病例左膝关节反复积液，必须加以局部处理。在抽尽积液后注入倍他米松磷酸钠注射液，加压包扎，这也是治疗成功的重要一环。

病例四乃是一例幼年特发性关节炎多关节型，中医辨证应该属于热痹的范畴。该病例的特点是反复发热、鼻衄和多关节肿痛。其发热由因热毒侵入营血，治疗初始重点应以清营凉血放在首位，故以白花蛇舌草、连翘、水牛角、牡丹皮、羚羊角、半枝莲等解决发热问题，待热势趋于稳定后，再以清热解毒、祛风胜湿为重点解决关节肿痛问题。方中选用金银花、大血藤、虎杖、黄柏、板蓝根等诸多清热解毒药味，虽然对于关节肿痛是极为有利的，但年幼稚体脾胃功能比较娇弱，不能耐受诸多苦寒的药物，因此必须适当调整苦寒药的比重，同时加入一些温中和胃的药，如荜澄茄、吴茱萸、荜茇等以达到平稳过渡。

第九节　成人斯蒂尔病

【临证心法】

成人斯蒂尔病是一种以不明原因的高热、一过性皮疹、关节炎和白细胞升高、血清铁蛋白升高为主要特征的综合征。本病容易反复发作，对肾上腺皮质激素较为敏感，有肯定的疗效，但激素减量或停用时容易复发。

在古代医籍中没有与之相应的病名。江苏省中医院陆燕教授认为本病属于伏邪温病的范畴，应按伏气温病辨证论治。北京望京医院胡荫奇教授认为本病应从伏邪论治。作者极为赞同以上观点。胡教授认为伏气的原因"一方面正气亏虚，不足以驱邪外出；另一方面邪气相对较弱，不足以泛滥，虽然正邪交争，但程度上不甚激烈，正邪之间是一种暂时相对平衡的状态。其次治不得法，不能借助药力驱邪外出，亦是邪伏于内的重要原因"。至于发病原因则是"湿热毒邪内伏气分、营阴或膜原，热毒久伏……复因劳累，外感风寒、风热或汗出当风等外邪引动伏邪，走窜于卫气营血、肌腠关节而发生本病"。作者认为由于该病发作突然且多伴有斑疹出现。《温病学讲义》指出："斑疹之发，多由伏温在内，营分炽热……所以章虚谷说：'火不郁不成斑疹。'斑疹发出皆是邪气外露之象。"由此看来，伏气温病多由感受火热毒邪所致。具体辨证施治如下：

1. 气营两燔型

主症：发病突然，高热持续不退，肢体多发红色皮疹，咽痛，关节痛，烦躁不宁，口干，尿黄，舌质干红，苔黄燥，脉象洪数。

病机：内有热毒，复感风热，热毒炽盛，气营两燔。

治则：清热解毒，清气凉营，散风宣透。

处方：白花蛇舌草 20g，半枝莲 20g，连翘 20g，牡丹皮 20g，生石膏 30g，水牛角 15g，知母 15g，蝉蜕 10g，羌活 15g，荜澄茄 12g，羚羊角粉 0.6g（冲服）。

方解：白花蛇舌草、半枝莲、连翘清热解毒为君药；水牛角、牡丹皮、知母、生石膏、羚羊角粉清气凉血为臣药；蝉蜕、羌活散风透邪为佐药；荜澄茄温中反佐寒凉之性为使药。共奏清热除疹之功效。

2. 湿热蕴毒型

主症：持续低热，关节肌肉疼痛不固定，下肢沉重酸胀，口苦纳呆，四肢皮疹浅红，或隐或显，舌质尖红，苔白厚或白腻，脉弦缓滑。

病机：内伏热毒，外感风湿，困扰肌肤肢节。

治则：清热解毒，祛风胜湿，调和营卫。

处方：金银花 20g，连翘 20g，牡丹皮 20g，板蓝根 20g，黄柏 12g，土茯苓 20g，羌活 15g，川芎 12g，桂枝 6g，甘草 6g。

方解：金银花、连翘、牡丹皮、板蓝根清热解毒为君药；黄柏、土茯苓、羌活、川芎祛风胜湿为臣药；桂枝调和营卫为佐药；甘草调和诸药为使药。共奏清热祛除湿毒之功效。

3. 邪伏稳定型

主症：有反复高热病史，目前体温正常，皮疹隐退，身疲乏力，关节肌肉酸痛，咽干或痛，舌质正常，苔白，脉象沉缓。

病机：热毒之邪受挫，余邪未尽，潜藏不显，正气亏虚，驱邪乏力。

治则：清热解毒，祛风胜湿，益气固表。

处方：金银花 20g，连翘 20g，半枝莲 20g，蒲公英 20g，桔梗 10g，玄参 12g，黄芪 15g，绞股蓝 15g，羌活 15g，川芎 10g。

方解：金银花、连翘、半枝莲、蒲公英清热解毒为君药；黄芪、绞股蓝益气固表、托邪外出为臣药；桔梗、玄参清热利咽为佐药；羌活、川芎祛风胜湿为使药。本着穷寇必追、深挖伏邪、祛邪务尽的精神，必须把清热解毒贯穿于治疗的全过程，但用药不宜过于苦寒，以免损伤脾胃，矫枉过正。

【验案举例】

病例一

蔡某，女，38 岁，已婚，山东某大学教职工，山东曲阜籍。

初诊：2011 年 6 月 30 日。

病史：反复发热 8 个月，每次发热较突然，无一定规律，体温可达 38～40℃，发热前无恶寒，无乏力，无关节肌肉疼痛，但发热时常伴有肢体浅红色粟粒样小丘疹，略有痒感，可自行消退。曾在某医院住院，未明确诊断，发热时静滴地塞米松可退热。现在仍服用醋酸泼尼松每日 15mg 及扑尔敏治疗。

平时易感冒，目前自觉无特殊不适。过去有高血压、慢性胆囊炎、慢性甲状腺炎、一侧卵巢囊肿等病史。现仍服用降压药、利胆药及优佳乐等药物。月经正常，曾育一胎，体健。

查体：T 37℃，血压 138/80mmHg，舌尖红，苔白，脉弦略数，右侧扁桃体 I 度肿大，轻度充血，两侧甲状腺略肿大，心肺无异常，肝脾无肿大，两手背可见散在粟粒样浅红色皮疹。

实验室检查：HGB 118g/L，RBC 3.84×10^9/L，WBC 11.39×10^9/L，ESR 48mm/h，ANA、ENA、抗 ds-DNA 均（一），ASO、RF、CRP 均正常，AST 23U/L，CK 26U/L，LDH 302U/L，CK-MB 6U/L，HBDH 55U/L，SF 825.6μg/mL。

西医诊断：成人斯蒂尔病。

中医诊断：伏邪温病。

病机：感受时邪，邪伏募原，失于宣解，新感热毒引动伏邪，内外合邪，热毒炽盛，邪入营分，发于肌肤，引发高热斑疹。

治则：清热解毒，清营凉血，疏风除疹。

处方：金银花20g，白花蛇舌草20g，半枝莲20g，连翘20g，牡丹皮20g，栀子10g，水牛角15g，蝉蜕10g，徐长卿12g，荜澄茄12g，吴茱萸5g，甘草6g。水煎服，每日1剂，连服6日，停药1日。

西药服用醋酸泼尼松每日15mg，钙尔奇D每日1片，降压药、抗甲减药继服。

2011年9月3日复诊：偶有低热，但体温不超过37.4℃，右颈淋巴结肿痛，局部可扪及黄豆大淋巴结，有按压痛，阵发心悸，烦躁不宁，舌尖红，苔白，脉弦略数。

复查：WBC 12.59×10^9/L，ESR 31mm/h，LDH 325U/L，SF 462.8μg/mL。

中药按初诊方去栀子、水牛角，加蒲公英20g、紫花地丁

20g，服法同前。西药服用同前。

2011年11月5日复诊：体温正常，右颈淋巴无肿痛，手背皮疹已消退，有时仍感心悸烦躁，余无不适，舌淡红，苔薄白，脉弦。

中药按初诊方去白芍，加五味子10g，服法同前。西药醋酸泼尼松已减至10mg/d。

2011年12月10日复诊：体温正常，易疲劳，大便干结，无心悸，无烦躁，舌淡红，苔白，脉弦。

复查：WBC 11.93×10⁹/L，ESR 28mm/h，心肌酶谱值均正常，SF 347μg/mL。

中药处方调整：金银花20g，白花蛇舌草20g，半枝莲20g，连翘20g，沙参15g，石斛10g，麦冬10g，五味子10g，丹参20g，吴茱萸5g，甘草6g。水煎服，服法同前。

西药醋酸泼尼松减至5mg/d，余药同前。

2012年2月18日复诊：体温正常，自觉无任何不适，舌脉同上。

复查：WBC 8.42×10⁹/L，ESR 14mm/h，心肌酶谱、肝肾功能均无异常，SF 51.7μg/mL。

中药按12月10日处方继服，每日1剂，连服2日，停药1日。西药醋酸泼尼松隔日服用5mg，余药同前。

病例二

秦某，女，40岁，已婚，铁路员工，山东济南籍。

初诊：2014年1月16日。

病史：反复高热，多关节疼痛2个月，发热时体温高达39～40℃，伴有胸背部粟粒样皮疹。曾在某省级医院住院，诊为成人斯蒂尔病，给予抗生素及甲强龙等静脉注射治疗。目前体温已正常，仍有两手指节胀痛及两肩膝关节痛。现仍服用醋酸泼尼松（每日30mg）、布洛芬及钙尔奇D等药物。

查体：T 36.5℃，颜面潮红，两腕关节轻肿，有按压痛，颈项及两上臂可见散在浅红色粟粒样皮疹,心肺无异常,肝脾无肿大,舌质红,苔薄白,脉滑数。

实验室检查:WBC 12.27×10^9/L,ESR 86mm/h,ANA、ENA、抗 ds-DNA 均(一),肝功能、心肌酶谱均正常,SF 1142μg/mL。

西医诊断:成人斯蒂尔病。

中医诊断:伏邪温病。

病机:感受风热邪毒,稽留日久,邪伏腠理营血,时隐时现,缠绵不解。

治则:清热解毒,清营凉血,祛风胜湿。

处方:白花蛇舌草 20g,半枝莲 20g,连翘 20g,牡丹皮 20g,金银花 20g,水牛角粉 15g(包煎),生地榆 20g,羌活 15g,川芎 12g,蝉蜕 10g,白蒺藜 15g,荜澄茄 12g。水煎服,每日 1 剂,连服 6 日,停药 1 日。

西药醋酸泼尼松仍按每日 30mg 服用。

2014 年 2 月 13 日复诊:体温正常,两手指节轻胀痛,全身皮疹仍有轻起,苔白,脉缓滑。

复查:血常规正常,ESR 51mm/h,SF 202μg/mL,肝肾功正常。

中药按原方继续服用,服法同前。

西药醋酸泼尼松减量,改为每日 25mg;如病情稳定,嘱每 2 周减 2.5mg。

2014 年 4 月 17 日复诊:体温正常,全身皮疹已消退,右腕肿痛,屈曲受限,两膝轻痛,舌淡红,苔白,脉缓滑。

复查:血常规正常,ESR 7mm/h,CRP 1.41mg/L。

中药处方调整:金银花 20g,白花蛇舌草 20g,半枝莲 20g,连翘 20g,牡丹皮 20g,大血藤 20g,羌活 15g,独活 15g,土茯苓 20g,川牛膝 15g,荜澄茄 12g,甘草 6g。水煎服,服法同前。

醋酸泼尼松已减至每日 15mg。

2014 年 7 月 30 日复诊：症状消失，自觉无不适，舌淡红，苔薄白，脉沉缓。

复查：血常规正常，ESR 5mm/h，SF 9.15μg/mL。

中药处方调整：金银花 20g，白花蛇舌草 20g，半枝莲 20g，连翘 20g，牡丹皮 20g，猫眼草 15g，土茯苓 20g，羌活 15g，川牛膝 15g，荜澄茄 12g，甘草 6g。水煎服，每日 1 剂，连服 2 日，停服 1 日。

西药醋酸泼尼松每日 5mg，并逐渐减至每 2 日服用 5mg。

2014 年 10 月 30 日复诊：病情稳定无不适，西药激素已停服 20 天。

嘱停药观察，如病情反复，需前来复诊。

病例三

张某，女，35 岁，已婚，某商场营业员，河北邢台籍。

初诊：2014 年 5 月 10 日。

病史：反复出现高热并伴有全身多关节疼痛 6 年。发热突然，体温可达 40℃ 左右，发热时躯干、四肢可出现一过性散在浅红色粟粒状丘疹，轻痒，热退后皮疹随之消失。曾在当地及北京某医院检查确诊为成人斯蒂尔病，给予醋酸泼尼松等治疗，有暂效。1 年前出现双侧髋关节痛，屈伸活动受限，影像学检查确诊为双侧股骨头缺血性坏死。现仍服用泼尼松（每日 15mg）及羟氯喹、白芍总苷、钙片等治疗。目前体温正常，无皮疹，全身乏力，双腕、双髋痛，两侧腰眼酸痛，时有心烦，呃逆。

查体：激素面容，颜面多发痤疮样皮疹，两踝轻肿，双髋屈曲受限，"4"字试验阳性，不能下蹲，走路不稳，舌尖红，苔薄黄，脉滑略数。

实验室检查：WBC 11.86×10⁹/L，PLT 381×10⁹/L，ESR 44mm/h，CRP 24.6mg/L，SF 57.6μg/mL，肝肾功 （－），尿常规（－）。

X线检查：双侧股骨头可见小片状骨质缺损，外形尚完整。

西医诊断：成人斯蒂尔病。

中医诊断：伏邪温病；骨蚀。

病机：感受温毒时邪，邪伏募原，反复新感，引动伏邪，痹阻经脉，蚀骨伤筋。

治则：清热解毒，清营凉血，活血化瘀，补肾壮骨。

处方：金银花20g，大血藤20g，连翘20g，牡丹皮20g，银柴胡15g，知母15g，栀子10g，川牛膝15g，水蛭6g，红花10g，骨碎补15g，荜澄茄12g，羚羊角粉0.6g（冲服）。水煎服，每日1剂，连服6日，停药1日。

嘱患者如出现发热，体温超过38℃以上时，上方去银柴胡、知母，加柴胡根20g、生石膏30g，每日连续服用。西药继续服用醋酸泼尼松，剂量减为每日10mg，同时服用阿法骨化醇、钙尔奇D每日各1片。

2014年7月12日复诊：初诊后1周曾一度发热，体温达39.2℃，中药按前医嘱加减服用，同时加服双氯芬酸钠75mg，清开灵注射液30mL加入5％葡萄糖溶液250mL静滴，次日即降至正常。刻下苔白，脉沉缓。

中药按原方继续服用，服法同前。西药醋酸泼尼松改为每日7.5mg，钙剂同前。

2014年9月12日复诊：病情稳定，未再发热，双髋疼痛续有减轻，活动较前灵活，舌脉同前。

复查：血常规正常，ESR 26mm/h，CRP 11.8mg/L，SF 18.6μg/mL。

中药处方调整：金银花20g，大血藤20g，板蓝根20g，连翘20g，牡丹皮20g，水蛭6g，红花10g，川牛膝15g，骨碎补15g，补骨脂12g，荜澄茄12g。水煎服，服法同前。

西药泼尼松改为每日5mg，钙剂同前。

2014年11月12日复诊：病情稳定无不适，双髋痛止，活动无障碍，勉强能蹲下，面容正常，无痤疮，舌脉同前。

复查：血常规正常，ESR 6mm/h，CRP 3.26mg/L。

X线检查：双侧股骨头骨质破坏程度较前明显好转。

中药按9月12日复诊方每2日服用1剂，巩固疗效。西药泼尼松减至每日2.5mg，钙剂同前。

病例四

秦某，女，40岁，已婚，公务员，山东泰安籍。

初诊：2014年9月20日。

病史：主诉反复出现高热3月余。患者于3个月前无明显诱因出现多次高热，发热时体温均在39～40℃，无恶寒或汗出症状，同时前胸、颈后、两上臂有散在浅红色粟粒样斑丘疹、轻痒，四肢大关节有不固定疼痛。在当地医院未明确诊断，每次发热使用地塞米松及头孢类抗生素静脉滴注可退热。现仍服用醋酸泼尼松每日30mg，稍稍减量即发热反弹。过去无重要发病史。

查体：T 36.6℃，颜面潮红，有散在痤疮样皮疹，两肩臂可见少许浅红色斑丘疹，心肺无异常，舌质尖红，苔薄白，脉象弦略数。

实验室检查：WBC 12.9×10^9/L，PLT 287×10^9/L，ESR 23mm/h，CRP 73.3mg/L，SF 1124μg/L，ANA 1∶100，ds-DNA（－），肝肾功（－），心肌酶谱（－），尿常规（－）。

西医诊断：成人斯蒂尔病。

中医诊断：伏邪温病。

病机：正气亏虚，感受温毒，邪伏募原。

治则：清热解毒，清气凉营，祛风胜湿。

处方：白花蛇舌草20g，半枝莲20g，连翘20g，牡丹皮20g，水牛角15g，生石膏30g，生地黄20g，羌活15g，蝉蜕10g，川芎10g，荜澄茄12g，羚羊角粉1g（冲服）。水煎服，每日1剂，连服6日，停药1日。

西药醋酸泼尼松仍按每日 30mg 继续服用，同时服用补钙药。

此次初诊同时采用经络段伏针长"线"灌注疗法，选取 T1→C5、T5→T1、T9→T5、T12→T9 共 4 个经络段于督脉两侧旁开 1.5 寸，经常规皮肤消毒后，用封闭针头自下而上刺入皮下，沿经络段留针，然后退针线形注射玻璃酸钠，每经络段注射 0.5mL，结束治疗。

2014 年 10 月 24 日复诊：体温正常，关节无疼痛，颈后仍有少许红色粟粒样斑丘疹，舌质正常，苔白，脉象弦。

复查：WBC 10.67×10^9/L，ESR 20mm/h，CRP 26.3mg/L，SF 508μg/L，肝肾功（－）。

效不更方，中药仍按初诊方继续服用，服法同前。西药醋酸泼尼松改为每日 20mg。同时进行经络段伏针长线灌注治疗 1 次。

2014 年 12 月 6 日复诊：体温正常，全身皮疹完全消退，左髋关节走路活动时有疼痛感，"4"字试验阳性，舌脉同前。

CT 检查：左侧股骨头边缘有小囊状骨质缺损。

复查：WBC 8.28×10^9/L，ESR 22mm/h，CRP 12.6mg/L，SF 206μg/L，肝肾功（－）。

中药处方改以清热解毒、清热凉营、活血壮骨为治则。

处方：白花蛇舌草 20g，半枝莲 20g，连翘 20g，牡丹皮 20g，大血藤 20g，虎杖 20g，川牛膝 15g，鬼箭羽 15g，赤芍 20g，红花 10g，骨碎朴 15g，荜澄茄 15g。水煎服，服法同前。

西药醋酸泼尼松改为每日 10mg，骨化三醇及钙尔奇 D 每日各 1 片。同时再次进行经络段伏针长线灌注治疗 1 次。

2015 年 1 月 12 日复诊：体温正常，关节痛止，无任何不适，舌质正常，苔薄白，脉弦。

复查：WBC 76.42×10^9/L，ESR 16mm/h，CRP 6.06mg/L，SF 84μg/L，肝肾功（－）。

中药按 12 月 6 日复诊方继续每 2 日服用 1 剂，巩固疗效。西药醋酸泼尼松改为每日 5mg，补钙药同前。

【临证备要】

由于成人斯蒂尔病的病因与发病机理不明，西医尚缺乏根治的手段，但我们不能完全拒绝使用西药，特别是使用肾上腺皮质激素对控制该病急性发作的有效作用，使我们能够争取充足的时间来使用中药治疗。我们采取伏气温病的理论进行辨证论治，实践证明是行之有效的，是有望取得根治的。有证据证明本病与病毒、细菌感染以及自身抗体的产生有一定的联系，这也与伏邪热毒致病的理论吻合。因此采用清热解毒的法则是正确的，而且应该贯穿于本病治疗的全过程，常用的清热解毒药有金银花、连翘、大血藤、贯众、蒲公英等。在急性发作出现高热时，应采取清营凉血的治疗原则，常用药物有白花蛇舌草、半枝莲、牡丹皮、水牛角、柴胡、生石膏、羚羊角等。在本病相对稳定、体温正常或时有低热出现时，应采用养阴清热的治疗法则，常用药物有银柴胡、胡黄连、白薇、知母、栀子等。如有斑疹出现时，应适当采用疏风除疹的药物，如蝉蜕、白蒺藜、荆芥、地肤子、徐长卿等。如有关节肌肉疼痛症状时，采用祛风胜湿药物，如羌活、独活、威灵仙等。必须指出，本病伏邪深邃，稽留日久，欲深挖除邪绝非一日之功。如病例三病程竟长达 6 年之久，欲求根治必须耐心细致。实验室检查如血沉、血清铁蛋白对本病的活动程度有一定的参考价值。在激素减量时，必须加以参考，如血沉、血清铁蛋白未见改善，贸然撤减激素势必会造成病情反复难愈。病例三能够顺利撤减激素的过程值得参考借鉴。

经络段伏针长线灌注疗法是张立亭教授独创的新型治疗手段，该疗法能持续性刺激经络段，起到类似于皮下埋羊肠线的作用。该疗法由多个穴位同时刺激替代了常规单个穴位刺激，由点到面，治疗效果被层层放大，具有快速、双向及整体调整机体功能的特点。该疗法还集合针灸疗法、穴位注射和皮下埋线的优点于一身，因此疗效有了质的飞跃，病例四可供参考。

第十节 结节性红斑

【临证心法】

结节性红斑是一种皮下组织的炎症性疾病。其临床表现为对称性鲜红色或紫红色结节性损害，结节大小不等，常侵犯两小腿的伸侧面，愈后不留瘢痕。本病在古代中医文献中没有相应的病名，不少医家认为其临床特点类似于"瓜藤缠"或"湿毒流注"。如《医宗金鉴·外科心法》中记载称："此证生于腿胫，流行不定，或一二处，疮顶形如牛眼，根脚漫肿…若绕胫而发，即名瓜藤缠，结核数枚，日久肿痛。"《中国医学大辞典·瓜藤缠》中有记载称："湿毒流注之绕胫而发者，此证由暴风疾雨、寒湿暑火侵入腠理而成。生于腿胫，流行不定，或发一二处，疮顶形如牛眼，根脚漫肿，轻则色紫，重则色黑，溃破则脓水浸渍，好肉破烂，日久不敛。"因为结节性红斑不会出现破溃而有脓水浸渍或好肉破烂的情况，因此作者认为本病很难与"瓜藤缠"或"湿毒流注"相提并论。作者提议本病中医病名可称为"热毒丹核"。其主要病因病机是病者素体阳盛，内有蕴热，复感热毒病邪，内外合邪，热入营血，凝滞血脉，痹阻经络所致。具体分型论治如下：

1. 热毒炽盛型

主症：发病突然，两侧下肢多发红斑结节，皮色鲜红，结节硕大，甚则融合成片，局部灼热，触压痛明显，或有低热，舌质红，苔黄，脉象弦数。

病机：内有蕴热，外感热毒，热入营血，凝滞血脉，痹阻经络，热毒瘀纠结为患。

治则：清热解毒，清营凉血，软坚活血。

处方：金银花 20g，板蓝根 20g，白花蛇舌草 20g，半枝莲 20g，连翘 20g，牡丹皮 20g，紫草 15g，莪术 15g，桃仁

10g，红花 10g，甘草 6g。

方解：金银花、连翘、板蓝根清热解毒为君药；白花蛇舌草、半枝莲、紫草、牡丹皮清营凉血为臣药；莪术、桃仁、红花软坚活血为佐药；甘草调和诸药为使药。共奏除热毒、祛结核之功效。

2. 湿热瘀滞型

主症：两侧下肢红斑结节反复发作，结节散发，零星细小，皮色紫褐，触压痛轻微，肢体沉重，下肢酸胀不适，脚踝浮肿，舌质尖红，苔白厚，脉象沉缓。

病机：脾虚湿盛，感受热毒，痹阻经络，瘀阻血脉，化生结核。

治则：清热解毒，健脾燥湿，软坚活血。

处方：金银花 20g，连翘 20g，白花蛇舌草 20g，白术 20g，黄柏 12g，土茯苓 20g，莪术 12g，桃仁 10g，红花 10g，甘草 6g。

方解：金银花、连翘、白花蛇舌草清热解毒为君药；白术、黄柏、土茯苓健脾燥湿为臣药；莪术、桃仁、红花软坚活血为佐药；甘草调和诸药为使药。共奏清热化湿、祛除结核之功效。

【验案举例】

病例一

秦某，女，33 岁，已婚，个体经营者，山东济南籍。

初诊：2010 年 9 月 1 日。

病史：四肢反复出现红斑结节已 5 年，无季节性变化，此起彼伏，长年不断。过去曾应用糖皮质激素，有暂效。近半年来右髋关节疼痛，CT 检查发现右侧股骨头坏死。现在停用激素，改用中药汤剂治疗，效果不显。目前仍见四肢红斑结节，局部有灼痛，五心烦热，右髋及两脚掌疼痛，纳眠欠佳。

查体：四肢均见红斑结节，直径 1～3cm 不等，表皮鲜红，下肢尤为密集，有轻度触压痛，余无异常改变，体温正常，舌质尖红，苔薄白，脉象滑数。

实验室检查：HGB 118g/L，WBC 10.6×10^9/L，RBC 4.06×10^9/L，ESR 19mm/h。

西医诊断：结节性红斑。

中医诊断：热毒丹核。

病机：内有蕴热，复感热毒，热入营血，侵扰血脉，搏结腠理，酿成红斑结节。

治则：清热解毒，清营凉血，软坚活血。

处方：白花蛇舌草20g，半枝莲20g，连翘20g，牡丹皮20g，生地榆20g，熟大黄10g，青黛10g（包煎），山慈菇15g，桃仁10g，红花10g，莪术15g，荜澄茄12g，白芥子10g。水煎服，每日1剂，连服6日，停药1日。

西药鲑降钙素注射液每支50U，肌肉注射，隔日注射1次；阿法骨化醇0.25g，每日1次；钙尔奇D，每日1片。

2010年10月14日复诊：结节红斑部分消减，两小腿仍有少数新起红斑结节，如蚕豆粒大小，自觉有低热，但体温不高，两脚掌疼痛，舌质红，苔薄白，脉象缓滑。中药按原方继续服用，服法同前。

西药停用鲑降钙素注射液，余药同前。

2010年12月22日复诊：结节红斑已大部消退，两小腿偶有零星新起红斑，结节可自行消退，关节无疼痛，舌质正常，苔薄白，脉象沉缓。

效不更方，仍按原方继续服用，服法同上。西药同10月14日用药。

2011年2月23日复诊：红斑结节已完全消退，遗留色素沉着，未有新起红斑结节，药后大便稀溏，日2~3次，舌脉同前。

中药处方调整：白花蛇舌草20g，半枝莲20g，连翘20g，牡丹皮20g，生地榆20g，赤芍20g，桃仁10g，红花10g，莪术15g，王不留行15g，荜澄茄12g，白芥子10g。水煎服，每日1剂，连服3日，停药1日。

西药服用同前。

2011年4月23日复诊：病情稳定，无特殊不适，大便正常，红斑结节消退，未再复发，舌脉同上。

复查：血象正常，ESR 4mm/h。

双髋X线正位复查仅见双侧股骨头骨质疏松，未见骨质破坏。

中药按2月23日处方，隔日服用1剂，巩固疗效。西药继服钙尔奇D，每日1片。

病例二

崔某，女，32岁，已婚，农民，山东烟台籍。

初诊：2010年10月19日。

病史：两下肢发生红斑结节1月余，局部沉重酸胀不适，两膝、踝关节疼痛。曾在当地使用糖皮质激素治疗，有暂效，但停药即易反复加重。现仍服用醋酸泼尼松，每日10mg。

查体：舌质正常，苔薄白，脉象沉缓，两下肢膝关节以下可见散在红斑结节，大者如山楂，小者如玉米粒，皮色紫红，有轻压痛，两脚踝轻肿，余无异常改变。

实验室检查：HGB 89g/L，WBC $5.6×10^9$/L，RBC $3.76×10^9$/L，ESR 34mm/h，ASO 336U/mL，CRP<1mg/L。

西医诊断：结节性红斑。

中医诊断：热毒丹核。

病机：素有湿邪，复感热毒，湿热下注，凝滞血脉，积聚成块。

治则：清热解毒，健脾化湿，祛风通络。

处方：白花蛇舌草20g，半枝莲20g，白术20g，黄柏12g，熟大黄10g，羌活15g，川芎12g，桃仁10g，红花10g，莪术15g，荜澄茄12g。水煎服，每日1剂，连服6日，停药1日。

西药醋酸泼尼松每日 5mg，钙尔奇 D 每日 1 片。

2010 年 11 月 16 日复诊：症状减轻，部分红斑结节有所消减，但仍有零星红斑结节出现，如玉米粒大小，关节疼痛减轻，下肢消肿，舌脉同前。

中药按原方去羌活、川芎，加水蛭 6g、王不留行 15g，服法同前。

西药醋酸泼尼松改为 2.5mg/d。

2010 年 12 月 14 日复诊：症状续有好转，红斑结节大部消退，未有新起红斑结节，全身乏力，关节无疼痛，苔白，脉象沉缓。

中药仍按 11 月 16 日加减方服用，服法同前。西药完全停用。

2011 年 3 月 15 日复诊：红斑结节已完全消退，遗留色素沉着，自觉无何不适，舌脉同前。

复查：HGB 115g/L，WBC 4.35×10^9/L，RBC 4.24×10^9/L，ESR 13mm/h。

中药处方调整：白花蛇舌草 20g，半枝莲 20g，白术 20g，黄柏 12g，赤芍 20g，桃仁 10g，红花 10g，山慈菇 15g，莪术 12g，王不留行 15g，荜澄茄 12g，甘草 6g。水煎服，每日 1 剂，连服 2 日，停药 1 日。

2011 年 4 月 19 日复诊：病情稳定，红斑结节未再出现，自觉无何不适，舌脉同前。

嘱按 3 月 15 日处方每周服用 2 剂，连服 2 个月，巩固疗效。

病例三

赵某，女，34 岁，已婚，商贸经营者，贵州贵阳籍。

初诊：2013 年 8 月 14 日。

病史：两下肢反复发生红斑结节已 2 年，一年四季均有发作，以春、夏季节加重尤为明显。曾应用多种抗生素及甲氨蝶吟、白芍总苷、甘草酸铵等，均无效。服用泼尼松症状有所减轻，但不能完全消除。近期服用中成药清热散结片，局部红斑结节皮色由鲜红转化为紫黑色，局部胀痛明显。月经正常，曾育一子，体健。

查体：两膝以下均见广泛紫黑色红斑结节，如樱桃大，部分融合成片，局部轻肿有轻压痛，舌质暗红，苔白厚，脉象缓滑。

实验室检查：血常规正常，ESR 12mm/h，ANA、ENA、抗 ds-DNA 均（－），肝肾功（－），尿常规（－）。

西医诊断：结节性红斑。

中医诊断：热毒丹核。

病机：内有湿热，复感热毒，浸淫血脉，痹阻脉络，湿热毒瘀，互结为患。

治则：清热解毒，清营化湿，软坚活血。

处方：金银花 20g，白花蛇舌草 20g，连翘 20g，牡丹皮 20g，山慈菇 12g，青蒿 12g，白术 20g，土茯苓 20g，莪术 15g，桃仁 10g，红花 10g，荜澄茄 12g。水煎服，每日 1 剂，连服 6 日，停药 1 日。

2013 年 11 月 30 日复诊：两下肢红斑结节部分消减，无新起结节，但大片结块未见缩小，且结块周围出现红晕，舌质暗红，苔白，脉沉缓。

中药处方调整：白花蛇舌草 20g，半枝莲 20g，连翘 20g，牡丹皮 20g，山慈菇 12g，莪术 15g，水蛭 6g，桃仁 10g，红花 10g，紫草 15g，生地榆 20g，荜澄茄 12g。水煎服，服法同上。

2014 年 4 月 12 日复诊：两下肢红斑结节大部消减，融合结块亦见缩小，但仍有零星新起红斑结节出现，如玉米粒大，舌脉同上。

中药处方按 11 月 20 日复诊方去紫草、生地榆，加虎杖 20g、青黛 10g（包煎）。水煎服，服法同前。

2014 年 9 月 6 日复诊：两下肢红斑结节完全消除，未再出现新起结节或红斑，融合结块亦见明显缩小，舌脉同上。

嘱按 4 月 12 日处方每 2 日服用 1 剂，巩固疗效。

2015 年 4 月 2 日电话随访，告知红斑结节完全消除无新起，现已停药 2 个月，无复发。

病例四

苏某，女，40 岁，已婚，公司职员，山东泰安籍。

初诊：2012 年 8 月 4 日。

病史：颜面红斑，两下肢反复出现红斑结节 5 年，时有低热，口腔溃疡，但无会阴部溃疡，两膝轻痛，曾服用甲氨蝶呤及强的松有暂效，但停药后又复发。现在当地服用中药，效果不显。

查体：两侧颜面有浅红斑，两小腿均有红斑结节，如山楂大，左小腿部分红斑结节融合成片，约 6cm×4cm 大小，局部轻肿，有按压痛，舌质暗红，苔白，脉弦缓。

实验室检查：血常规正常，ESR 51mm/h，CRP 33.1mg/L，ANA、ENA、抗 ds-DNA 均（－），肝肾功（－）。

西医诊断：结节性红斑。

中医诊断：热毒丹核。

病机：素有湿热，复感热毒，攻注脉络，瘀阻经隧，湿热毒瘀，纠结为患。

治则：清热解毒，清营化湿，软坚活血。

处方：白花蛇舌草 20g，灯盏花 10g，半枝莲 20g，牡丹皮 20g，连翘 20g，虎杖 20g，土茯苓 20g，莪术 15g，水蛭 6g，红花 10g，荜澄茄 12g。水煎服，每日 1 剂，连服 6 日，停药 1 日。

2012 年 9 月 29 日复诊：症状明显减轻，红斑结节大部消减，偶有新起红斑结节，可自行消退，颜面红斑消退，但口腔溃疡时有发生，舌质暗红，苔白厚稍腻，脉象沉缓。

中药按上方加熟大黄 10g、小茴香 6g。水煎服，服法同前。

2013年5月25日复诊：上次复诊后服药40天红斑结节消退，但左腿融合结块仍未消退即自行停药；最近半月两下肢红斑结节又有崩发，不仅两小腿密布樱桃大小红斑结节，两侧股部亦有散发，且两脚掌出现小脓疱样皮疹，舌质暗红，苔白，脉滑略数。

中药处方调整：金钱草20g，苦参15g，龙胆草12g，熟大黄10g，白术20g，黄柏12g，莪术15g，水蛭6g，桃仁10g，红花10g，王不留行15g，荜澄茄12g。水煎服，服法同上。

2013年7月14日复诊：两下肢红斑结节大部消退，但仍有零星新起红斑结节，两脚掌脓疱样皮疹完全消退，口腔溃疡未再出现，舌质暗红，苔白，脉象缓滑。

中药按5月25日复诊处方去金钱草、苦参、龙胆草，加白花蛇舌草20g、连翘20g、牡丹皮20g。水煎服，服法同上。

2013年10月12日复诊：两下肢红斑结节完全消退，无新起皮损，左小腿融合性红斑结节亦有明显缩小，舌脉同上。

嘱按7月14日复诊时加减方每2日服用1剂。

2014年4月14日电话随访，告知两小腿红斑结节已完全消退，现已停药2个月，未复发。

【临证备要】

结节性红斑在风湿门诊上颇为常见，且多发于女性，病程可持续多年，反复发作，缠绵难愈。中药对该病的治疗有确切疗效，只要辨证准确是完全可以治愈的。作者认为该病的治疗应针对热、毒、湿、瘀辨证施治，只是根据每个患者的不同特点针对四邪的轻重不同有所侧重而已。如结节红斑多发，斑色鲜红，或有低热症状，说明热毒较为炽盛；如红斑色泽紫暗，结节硕大且融合成片，说明瘀毒深重。

结节性红斑为什么多发生在下肢呢？答曰："伤于湿者，病始于下。"本病的发病机理中就潜藏着湿热的因素，如见下肢浮肿，且有脓疱样皮疹出现，如例四所见湿热较重，因此如何应对以上病情的变化也就不言而喻了。

本病容易反复发作，即使通过中药治疗达到症状完全消失以后也需要一个巩固治疗的阶段。所举例四的治疗过程中，虽然所有红斑结节已经完全消退，但融合性结块尚未完全消散，骤然停药即又出现严重反弹，应引为教训。那么，究竟需要巩固多长时间？作者认为需要根据每个患者的病程来决定，如病例二，该病例发病仅仅只有 1 个月，其巩固时间也只需 1～2 个月；又如病例一、病例四病程都长达 5 年之久，其巩固时间至少应有半年甚或 1 年。

第十一节 硬 皮 病

【临证心法】

硬皮病是以小血管病变、纤维化以及自身免疫异常为特点的自身免疫性疾病。本病有局限性硬皮病和系统性硬皮病之分。多数硬皮病患者均可有指端缺血，出现苍白、发绀、潮红三相颜色反应的雷诺现象。硬皮病的皮肤改变可分为三期，即水肿期、硬化期和萎缩期。硬皮病患者也可同时出现关节炎或炎性肌病。诸多硬皮病患者尤其是系统性硬皮病患者可发生内脏病变，如食道病变引起的食道运动障碍；肺部病变可发生肺间质纤维化或肺动脉高压；肾脏受累可出现蛋白尿、氮质血症及肾性高血压。

国内医家普遍认为本病与中医的"皮痹"极为相似，古代文献中有关皮痹的论述颇有参考价值。《诸病源候论》指出："风湿痹之状或皮肤顽厚。"《素问•痹论》指出："风寒湿三气杂至，合而为痹也……以秋遇此者为皮痹。""痹在于皮则寒"说明本病的病因多与感受风寒有关。《素问•五脏生成篇》又指出："卧出而风吹之，血凝于肤者为痹。""病久入深，荣卫之行涩，经络时疏，故不通，皮肤不营，故为不仁。"这又说明本病的病机与经络瘀阻有关。《素问·痹论》还指出："皮痹不已，复感于邪，内舍于肺。"《素问·四时逆从论》曰："少阴有余，病皮痹瘾疹，不足，病肺痹。"这更说明本病迁延日久可合并有肺部的病变。

作者认为本病之病因病机主要是病者素体禀赋不足，肾阳亏虚不能温煦四末，卫气根于下焦，肾气虚则卫阳不固，感受风寒湿邪，留于肌肤，血脉凝滞而发病。具体辨证论治如下：

1. 风寒湿痹型

主症：四肢远端皮肤肿胀绷紧，畏寒肢冷，皮色苍白，关节或肌肉疼痛，屈伸不利，舌质淡苔白，脉沉缓。

病机：卫气不固，感受风寒湿邪，客于皮表肢节，脉络痹阻，阳气不达。

治则：祛风胜湿，温经散寒，活血通络。

处方：麻黄 6g，桂枝 10g，羌活 15g，川芎 12g，制川乌 6g，党参 20g，白术 15g，猪苓 20g，茯苓 20g，甘草 6g，鬼箭羽 15g，红花 10g。

方解：麻黄、羌活、川芎、猪苓、茯苓祛风胜湿为君药；制川乌、桂枝温经散寒为臣药；鬼箭羽、红花活血通络为佐药；甘草调和诸药为使药。共奏祛邪温通之功效。

2. 气虚血瘀型

主症：皮肤僵硬光亮，捏之不起，皮色暗褐或有皮下结块，汗毛脱失，全身乏力，形体羸瘦，舌质干红，或有瘀斑，肌肤甲错，苔少，脉象沉细涩。

病机：皮痹日久，气血亏虚，无力鼓动血脉运行，愈虚愈瘀，凝成瘀血结块。

治则：益气养血，软坚活血，温经散寒。

处方：黄芪 15g，党参 20g，熟地黄 20g，当归 15g，莪术 12g，水蛭 6g，红花 10g，制川乌 6g，桂枝 10g，甘草 6g。

方解：黄芪、党参、熟地黄、当归益气养血为君药，莪术、水蛭、红花软坚活血为臣药；制川乌、桂枝温经散寒为佐药；甘草调和诸药为使药。共奏扶正祛邪、温经活血之功效。

3. 脾肾两虚型

主症：全身皮肤广泛僵硬，皮色暗褐加深，肌肉萎缩消瘦，手指变细，指端变尖，面容绷紧，蜡样改变，呆滞无表情，口唇变薄，胸闷气短，腰酸脚软，肢体畏寒，性欲淡漠，男子阳痿，女子月经短少或闭经，舌质细小，苔少，脉象细弱。

病机：素体肾元亏虚，病久益甚，阴阳俱损，脾失温煦，肺失治节，肌肤失养。

治则：益气温阳，补肾填精，活血化瘀。

处方：黄芪 20g，党参 20g，熟地黄 20g，山茱萸 12g，熟附子 6g，桂枝 10g，水蛭 6g，红花 10g，甘草 6g，鹿角胶 12g（烊化），蛤蚧粉 6g（冲服）。

方解：黄芪、党参、熟附子、桂枝益气温阳为君药；熟地黄、山茱萸、鹿角胶、蛤蚧粉滋阴填精、补肾纳气为臣药；水蛭、红花活血化瘀为佐药；甘草调和诸药为使药。共奏补益气血、肺脾肾同治之功效。

【验案举例】

病例一

徐某，女，40 岁，已婚，国税局职工，济南济阳籍。

初诊：2011 年 7 月 21 日。

病史：前胸、四肢皮肤僵硬 8 个月，同时颜面皮肤有绷紧感，两手指节僵硬，接触凉水时，手指苍白青紫，两手脚发麻，两肩臂痛，腰痛，多汗怕冷，全身乏力，月经周期超前或错后。过去曾使用甲氨蝶呤、羟氯喹、薄芝片等治疗，现已停药 1 个月。

查体：颜面皮肤光亮，绷紧无表情，两手指节僵硬，握不住，部分端有膜样变，两前臂及小腿皮肤僵硬光亮，前胸皮肤僵硬，呈暗红色，两手掌充血，有雷诺现象，舌质暗红，苔白，脉象沉缓。

实验室检查：血象正常，ESR 32mm/h，ANA 1：100，抗 Scl-70 抗体（＋＋＋），抗 ds-DNA（－）。

病理检查：皮肤活检符合硬皮病。

西医诊断：硬皮病。

中医诊断：皮痹。

病机：素体亏虚，卫阳不固，感受寒邪，攻注肌肤关节，脉络痹阻。

治则：益气固表，祛风散寒，活血通络。

处方：葛根20g，黄芪20g，楮实子15g，绞股蓝15g，水蛭6g，红花10g，制川乌6g，桂枝10g，羌活15g，川芎12g。

2012年1月12日复诊：颜面、四肢及皮肤较前松软，两侧肩臂疼痛，两手胀痛，两手指僵紧握不住，两手部分指端有膜样变，有雷诺现象，舌脉同前。

中药按前方改制川乌10g，服法同上。

2012年6月10日复诊：症状明显改善，颜面、四肢皮肤较前松软，颜面、前胸皮肤潮红，两手掌充血，两手手指仍僵紧握不住，指端膜样变消失，脱发多，两肩痛，腰痛，月经期错后，全身乏力，多睡，有雷诺现象，舌脉同上。

按初诊方加熟地黄20g、何首乌20g，服法同前方。

2012年10月20日复诊：颜面、四肢皮肤松软，基本恢复正常，两手指节僵紧亦有改善，勉强能握，脱发止，体力有增进，月经正常，已无雷诺现象，舌质正常，苔薄白，脉象沉缓。

复查：血常规正常，ESR 18mm/h，ANA 1：80，ENA（－），抗 ds-DNA（－）。

嘱按初诊方继续服用，每2日服用1剂，巩固疗效。

病例二

王某，女，17岁，未婚，学生，天津籍。

初诊：2012年8月25日。

病史：间断性低热，下肢乏力4年，两股后侧出现皮下硬性结块2年，腰骶部及右股内侧出现皮肤溃疡半年。发热时体温最高达37.8℃，服用解热药可退热。汗出多，怕风，两手发凉，手指苍白。曾在天津、北京就医，病理报告为硬皮病，一直服用西药治疗。现仍服用美卓乐（12mg/qod）以及甲氨蝶呤、沙利度胺、邦特林等。过去有皮肤白癜风发病史5年。

查体：T 36.8℃，形体消瘦，颜面及两下肢轻肿，两眼眶周色黑如熊猫眼，两手手指苍白，有雷诺现象，部分手指末端有膜样改变，两前臂皮肤较坚硬，下腰部可见约8cm×5cm大小的溃疡面，表面有渗出，右腹股沟也有大片溃疡，两股后侧均有条带状皮下坚硬块状物，分别为左侧3cm×6cm，右侧4cm×7cm，表皮萎缩呈紫褐色，走路晃动不稳，舌质淡红，苔白，脉象缓滑。

实验室检查：血常规正常，血沉11mm/h，肌酶谱正常，ANA 1：160，ENA（—），抗ds-DNA（—），尿常规（—）。

西医诊断：硬皮病。

中医诊断：皮痹。

病机：先天禀赋不足，气血亏虚，脾虚湿盛，感受热毒，侵扰肌肤脉络，血瘀痰凝。

治则：清热解毒，生肌敛疮，软坚活血，补益气血。

处方：白花蛇舌草20g，灯盏花10g，半枝莲20g，连翘20g，黄芪15g，当归15g，白蔹10g，炮山甲6g，莪术15g，桃仁10g，红花10g，白芥子10g。水煎服，每日1剂，连服6日，停药1日。

西药美卓乐改为8mg/d，钙尔奇D每日1片，余药停用。

2012年11月17日复诊：颜面及下肢浮肿明显减轻，仍时有低热，体温不超过37.4℃全身乏力，胸闷气短，下腰部仍有溃疡，溃疡面较干燥，有薄层结痂，右腹股沟周围溃疡面渗出已止，有新生肉芽组织高出皮表，舌脉同上。

中药按上方去半枝莲、炮山甲，加牡丹皮20g、栀子10g。水煎服，服法同上。

西药美卓乐改为4mg/d

2013年1月19日复诊：体温正常，体力有增进，下腰部及右腹股沟周围溃疡面明显缩小，颜面消肿，下肢仍有轻度浮肿，停经已半年，两股后侧皮下硬性结块同前，舌质淡，苔白，脉象沉缓。

中药处方调整：白花蛇舌草20g，半枝莲20g，连翘20g，黄芪15g，熟地黄20g，当归15g，黄精15g，白蔹10g，莪术15g，桃仁10g，红花10g，桂枝10g。水煎服，服法同上。

西药完全停用。

2013年6月8日复诊：体温正常，阵发心慌，头晕，曾多次出现鼻衄，月经已正常，两臂皮肤较前明显变软，两手指端膜样变消失，下腰部溃疡面大部分愈合，右腹沟周围溃疡也见缩小，舌质正常，苔薄白，脉象沉缓，两手转温，无雷诺现象。

中药按1月19日处方去黄精，加牡丹皮20g。水煎服，服法同上。

2013年10月9日复诊：体温正常，心烦不宁，下肢乏力，时有胃痛，视物模糊，下腰部溃疡已愈合，右腹股沟周围溃疡已大部愈合，两前臂皮肤已松软如常，两股后侧皮下硬性结块明显缩小变软，苔白，脉象沉缓。

复查：血象正常，ESR 11mm/h，ANA 140，ENA（－），抗ds-DNA（－），肌酶谱正常，尿常规（－）。

中药处方调整：贯众15g，半枝莲20g，连翘20g，黄芪15g，当归15g，楮实子15g，水蛭6g，莪术15g，红花10g，白芍20g，甘草6g。水煎服，服法同上。

2014年3月27日复诊：自觉无不适，下腰部右侧腹股沟周围溃疡均已愈合，无瘢痕，两眼眶周黑色明显消退，两股后侧皮下硬性结块大部消退柔软，舌脉同前。

嘱按 10 月 9 日处方去白芍，加桂枝 6g。每 2 日服用 1 剂，巩固疗效。

病例三

苏某，女，41 岁，已婚，农民，山东海阳籍。

初诊：2013 年 3 月 4 日。

病史：主诉面部及四肢皮肤僵紧已 8 年患者于 8 年前开始感觉全身怕风怕冷，两手发凉，苍白，颜面及四肢皮肤僵紧，逐年加重，且感全身乏力，口鼻发干，吞咽缓慢，胸闷气短，两膝关节疼痛，已停经 2 年。

查体：形体消瘦，面容呆滞，无表情，颜面、两前臂、两小腿皮肤光亮绷紧，呈棕褐色，前胸、两手背、两前臂、两小腿皮肤僵硬不能捏起，两手部分末端指节萎缩，有凹陷性瘢痕，口唇变薄，舌体瘦小，两手指节僵硬，伸不直，握不住，苔薄白，脉象沉细，雷诺征（＋）。

实验室检查：HGB 86g/L，RBC 3.86×10^9/L，ESR 34mm/h，肝肾功（一）

CT 检查：双肺间质纤维化。

西医诊断：系统性硬化。

中医诊断：皮痹。

病机：素体气血亏虚，血行迟缓，感受风寒，痹阻肌肤血脉，凝滞为患。

治则：补益气血，祛风散寒，活血化瘀。

处方：黄芪 15g，熟地黄 20g，当归 15g，葛根 20g，水蛭 6g，红花 10g，制川乌 6g，桂枝 10g，党参 15g，沙参 12g，川牛膝 15g，阿胶 15g（烊化）。水煎服，每日 1 剂，连服 6 日，停药 1 日。

2013 年 5 月 3 日复诊：全身风冷感减轻，两膝疼痛也轻，仍感全身乏力，胸闷气短，全身皮肤僵紧同前，舌质暗红，苔薄白，脉沉缓。

仍按上方，加人参蛤蚧散6g（分2次冲服）。

2013年7月3日复诊：体力有增进，胸闷气短减轻，两前臂、两小腿皮肤较前松软，全身风冷感已除，两膝疼痛已轻微，舌脉同前，雷诺征（一）。

复查：HGB 108g/L，RBC 4.02×10^9/L，ESR 22mm/h。

中药处方调整：黄芪15g，党参15g，熟地黄20g，当归15g，水蛭6g，红花10g，厚朴10g，瓜蒌15g，炙款冬花10g，沙参12g，桂枝10g，人参蛤蚧散6g（分2次冲服）。水煎服，每日1剂，连服2日，停药1日。

2013年10月3日复诊：症状续有好转，两前臂、两小腿皮肤明显较前松软，两手指节僵硬也有改善，平时活动无不适，仅在上台阶或上楼时稍有胸闷气短，舌质暗红，少苔，脉象沉缓。

嘱按7月3日复诊时处方，每2日服用1剂，巩固疗效。

病例四

潘某，女，28岁，已婚，农民，山东新泰籍。

初诊：2014年6月26日。

病史：躯干多处出现皮下硬性包块，左臂皮肤僵硬3年，无痛痒不适，两手指节僵硬，发凉苍白，遇冷加重。曾在当地医院诊为硬皮病，给予甲氨蝶呤及强的松治疗，效果不显，现已停药3个月。

查体：两侧颜面有浅红色斑，左腋下可扪及皮下硬性包块约8cm×10cm大小，右胁肋下腹壁可扪及约6cm×8cm大小皮下硬块，右髂部可扪及约10cm×6cm大小皮下硬块，硬块与皮肤均有明显粘连，局部皮肤呈暗褐色，无触压痛，右前臂皮肤僵硬，不易捏起，两手指节僵硬苍白，握不紧，雷诺征（＋），舌质淡红，苔白，脉象沉缓。

实验室检查：血常规正常，ANA 1∶80，ENA（一），抗

ds-DNA（一），肝功（一）。

病理检查：符合硬皮病。

西医诊断：硬皮病。

中医诊断：皮痹。

病机：先天禀赋不足，肾阳亏虚，卫气不固，感受寒邪，稽留肌肤，经脉凝滞而发病。

治则：益气固表，温经通络，软坚散结。

处方：黄芪20g，半枝莲20g，连翘20g，绞股蓝15g，水蛭6g，莪术15g，鬼箭羽15g，红花10g，制川乌6g，桂枝10g。水煎服，每日1剂，连服6日，停药1日。

2014年10月21日复诊：左臂皮肤明显变软，右髂部皮下硬块变软缩小，但左腋下及右腹部皮下硬块没有变化，两手接触凉水易苍白变色，舌脉同前。

中药按初诊方，加葛根20g、三棱10g，服法同前。

2015年1月19日复诊：症状已有明显改善，左臂皮肤已柔润正常，右髂部皮下硬块已完全吸收，左腋下、右上腹壁皮下结块明显变软缩小。

效不更方，中药按10月21日加减方继续服用，服法同前。

2015年9月20日复诊：左腋下、右上腹壁皮下硬块大部消散，仅遗留蚕豆大皮下硬结各1枚，局部皮肤遗留色素沉着，两手指皮色正常，雷诺现象已消退。

嘱按原方隔日服用1剂，巩固疗效。

【临证备要】

皮痹的病因病机多由气血亏虚，脾肾阳虚，肺失治节，感受风寒，经脉瘀阻所致；但也有少数病例，由于脾虚湿盛，感受热毒，侵扰肌肤脉络，以致血瘀痰凝。病例二可引以为鉴，该病例不仅两前臂皮肤出现坚硬，两股后侧有条带状皮下硬性结块，而且下腰部以下及右侧腹股沟周围皮肤发生糜烂而形成溃疡，体温增高，实属少见。作者采用白花蛇舌草、灯盏花、半枝莲、连翘清热解毒；黄芪、当归益气养血；炮山甲、莪术、桃仁、红花活血化瘀；白蔹生肌敛疮；白芥子祛痰化湿。标本兼治，取得良好效果，说明对本病的治疗需要机动灵活，药随症变，定能取效。

硬皮病合并肺间质纤维化颇为常见，这符合中医对皮痹病机演变规律"皮痹不已，复感于邪，内舍于肺"的认识。肺间质纤维化的常见症状即动则胸闷气短，如病例三。作者在使用活血化瘀药的基础上，配伍沙参、阿胶、炙款冬花、瓜蒌，厚朴以润肺利气；人参蛤蚧散以补肺益肾、纳气定喘、助阳益精，使患者胸闷气短症状得以明显消减。这是否有助于肺间质纤维化的改善，有待更多的病例加以论证研究。作者认为有条件的患者，可适当服用冬虫夏草，效果更佳。

以上所举病例说明，早期的硬皮病患者使用中医中药是完全有可能治愈的；对于晚期的患者也可以改善症状，提高生活质量。

第十二节　结节性脂膜炎

【临证心法】

结节性脂膜炎又称复发性发热性结节性非化脓性脂膜炎，是一种原发于脂肪小叶的非化脓性炎症。其主要症状多见反复发热，全身可成批出现皮下结节，结节大小形态各异，或呈圆形，大者如梅李，小者如豆粒，也可如莲藕状，发生于上臂或股内侧；或痛或不痛，日久皮下结节可自行缩小或消散，局部皮下组织萎缩而出现凹陷，但不留瘢痕。少数皮下结节也可液化或破溃流出棕黄色油状液体，数日或数周后可被吸收而自行消散。

在古代中医文献中本病相当于"湿毒流注"或"恶核"。《中国医学大辞典·湿毒流注》指出："此证由暴风疾雨，寒湿暑火侵入腠理而成，生于腿胫，流行不定，或发一二处，疮顶形如牛眼，脚根漫肿，轻则色紫，重则色黑，溃破则脓水浸渍或好肉破烂，日久不敛。"《诸病源候论·恶核候》指出："恶核者，肉里忽有核，累累如梅李，小如豆粒，皮肉燥痛，左右走身中，卒然而起，此风邪挟毒所成，初得无常处，多恻恻痛，不即治，毒入腹，烦闷恶寒即杀人。"作者认为前述较为贴切。

本病的病因病机乃是病者素体脾虚湿盛，脂质堆积，聚湿生痰，复感热毒，内外合邪，痹阻经络，痰、湿、热、毒、瘀互相纠结而成湿毒流注。具体分型论治如下：

1. 热毒痰湿型

主症：反复发热，神疲乏力，皮下结节成批出现，大如梅李，表皮焮红灼热，有触压痛，舌质红，苔黄厚而腻，脉象弦数。

病机：素体脾虚湿盛，聚湿生痰，复感热毒，内外合邪，痹阻经络，热毒痰瘀，纠结为患。

治则：清热解毒，祛湿除痰，软坚散结，活血化瘀。

处方：金银花20g，连翘20g，蚤休20g，山慈菇12g，白术20g，黄柏12g，莪术15g，桃仁10g，红花10g，白芥子12g，甘草6g。

方解：金银花、连翘、蚤休清热解毒为君药；白术、黄柏、白芥子燥湿化痰为臣药；山慈菇、莪术、桃仁、红花软坚散结、活血化瘀为佐药；甘草调和诸药为使药。共奏清热毒、散瘀结之功效。

2. 湿热痰瘀型

主症：皮下结节反复出现，或大或小，表皮不红或淡红，神疲乏力，纳呆，下肢沉重酸胀不适，或有浮肿，或有结节液化破溃渗出，舌质淡红，苔白厚，脉象濡缓。

病机：素体脾虚湿盛，聚湿生痰，郁久化热，湿热痰瘀，痹阻经络，纠结为患。

治则：清热化湿，健脾除湿，软坚散结，活血化瘀。

处方：金钱草20g，龙胆草12g，白术20g，黄柏12g，苦参 15g，天竺黄 10g，胆南星 6g，莪术 15g，桃仁 10g，红花 10g，白芥子 12g，甘草 6g。

方解：金钱草、龙胆草、黄柏、苦参清热燥湿为君药；白术、天竺黄、胆南星、白芥子健脾化痰为臣药；莪术、桃仁、红花软坚活血为佐药；甘草调和诸药为使药。共奏除痰湿、散瘀结之功效。

【验案举例】

病例一

弓某，女，25 岁，未婚，西安某大学研究生，四川成都籍。

初诊：2010 年 6 月 8 日。

病史：四肢皮肤反复出现红斑结节 4 年余。自觉全身乏力，四肢肌肉有酸痛感，体温正常。结节可自行消退，消退后局部皮肤出现凹陷萎缩，曾作皮下结节病理检查，诊断为结节性脂膜炎，一直使用沙利度胺及羟氯喹口服治疗，但效果不显。

查体：舌质正常，苔白厚，脉象濡缓。体型并不肥胖，心肺无异常，肝脾无肿大，四肢可见散在暗红色圆形红斑，可扪及皮下结节，大者如山楂，小者如樱桃，与表皮有粘连，无触压痛，两小腿分布较为密集，结节较为坚硬，部分已经消散，无结节处可见明显皮肤凹陷。

实验室检查：HGB 125g/L，WBC 3.76×10^9/L，RBC 3.67×10^9/L，PLT 141×10^9/L，ESR 18mm/h，肝肾功正常。

病理检查：皮下结节活检结果示真皮浅层皮下脂肪组织细胞变性，血管周围淋巴细胞成斑片状浸润，考虑为狼疮性脂膜炎。

西医诊断：结节性脂膜炎。

中医诊断：湿毒流注。

病机：内有蕴热，中土失运，聚湿生痰，痰湿流注，积聚腠理，形成痰核。

治则：清热燥湿，健脾益气，软坚散结。

处方：苍术10g，白术20g，黄柏12g，连翘20g，牡丹皮20g，土茯苓20g，赤芍20g，水蛭6g，红花10g，山慈菇15g，莪术15g，王不留行15g，荜澄茄12g，甘草6g。水煎服，每日1剂，连服6日，停药1日。

2010年6月29日复诊：自觉体力增进，四肢肌肉无酸痛不适，四肢皮下结节仍时起时消，但新起结节较小，频率亦减，舌脉同前。

中药仍按原方继续服用。所有西药均已全部停用。

2010年9月14日复诊：结节红斑明显消减，未再出现新起红斑结节，自觉无不适，皮肤红斑已消失，皮下结节明显缩小，舌质正常，苔薄白，脉象沉缓。

原方去连翘、牡丹皮，加两头尖10g、薏苡仁20g，服用方法同前。

2011年1月6日复诊：自觉无何不适，四肢红斑结节已完全消失，未再出现新起红斑结节，但平时容易感冒，舌苔薄白，脉象沉缓。

中药处方调整：贯众15g，黄芪15g，党参20g，白术20g，黄柏12g，炒山药15g，水蛭6g，赤芍20g，红花10g，半夏9g，白芥子12g，甘草6g。水煎服，嘱隔日服用1剂，巩固疗效。

病例二

蒋某，女，27岁，已婚，个体经营者，黑龙江哈尔滨籍。

初诊：2011年10月27日。

病史：四肢出现红斑结节6年余，红斑结节发生不受季节影响，两下肢部分皮下结节破溃结痂，无痛痒感觉，全身乏力，时有低热，体温一般不超过37.6℃。曾在当地诊为结节性红斑，使用泼尼松及雷公藤多苷片，效果不显。现在未用药。

查体：T 37.1℃，舌质淡，苔白稍腻，脉象缓滑，四肢均可触及山楂大小皮下结节，两下肢小腿部较为密集，无触压痛，表面皮色暗红，结节较为松软，部分结节破溃结痂，两下肢轻度浮肿。

实验室检查：HGB 116g/L，WBC 3.75×10^9/L，RBC 4.12×10^9/L，ESR 46mm/h，肝肾功正常，尿常规（－）。

西医诊断：结节性脂膜炎。

中医诊断：湿毒流注。

病机：脾虚湿盛，聚湿生痰，痰湿流注，酿生痰核。

治则：健脾除湿，清热化痰，软坚散结。

处方：金钱草20g，黄柏12g，苦参15g，龙胆草12g，熟大黄10g，猪苓20g，土茯苓20g，桃仁10g，红花10g，莪术15g，王不留行15g，荜澄茄12g，白芥子10g。水煎服，每日1剂，连服6日，停药1日。

2011年12月20日复诊：体温正常，结节红斑部分消减，但仍有少数新起皮下结节零星出现，如樱桃大小，皮色不红，原有破溃结节痂皮脱落，愈合良好，局部皮下组织略显凹陷，苔白，脉象沉缓。

按初诊方去苍术、龙胆草，加田基黄20g，服药方法同上。

2012年2月21日复诊：结节红斑大部消减，遗留色素沉着，无新起红斑结节，舌质正常，苔薄白，脉象沉缓。

中药处方调整：党参20g，白术20g，黄柏12g，田基黄20g，土茯苓20g，三棱10g，莪术15g，桃仁10g，红花10g，王不留行15g，荜澄茄12g，白芥子12g。水煎服，每日1剂，连服3日，停药1日。

2012年4月5日复诊：皮下结节消失殆尽，未有新起红斑结节，舌脉同前。

嘱按2月21日处方每2日服用1剂巩固疗效，2个月后停药。

病例三

宋某，女，36岁，已婚，物业公司员工，内蒙古呼和浩特籍。

初诊：2013年6月10日。

病史：腰背部、四肢连续出现红斑结节4年。患者近3个月来反复出现持续高热，体温可达39～40℃，使用地塞米松静滴可退热，曾在北京某医院病理检查确诊为结节性脂膜炎。现服用美卓乐（每日16mg）及沙利度胺，激素减量迅即出现反弹发热，全身乏力，颜面、四肢均有烧灼感。

查体：颜面潮红，两上臂及两股内侧均可扪及莲藕状巨大皮下结节，表皮呈浅红色，结节与表皮稍有粘连，无压痛，心肺无异常，肝脾无肿大，舌质尖红，苔白厚，脉象略数。

西医诊断：结节性脂膜炎。

中医诊断：湿毒流注。

病机：素体脾虚湿盛，酿湿生痰，复感热毒，攻注腠理，热、毒、痰、湿、瘀纠结为患。

治则：清热解毒，清气凉营，祛痰化湿，软坚活血。

处方：金银花20g，连翘20g，板蓝根20g，水牛角粉20g（包煎），牡丹皮20g，生石膏30g，青蒿15g，栀子12g，猪苓20g，土茯苓20g，白芥子12g，羚羊角粉0.6g（冲服）。水煎服，每日1剂，连服6日，停药1日。

西药继续服用美卓乐每日16mg，维D钙每日0.6g。

2013年7月22日复诊：病情稳定未再发热，1周前将美卓乐试减2mg，未出现发热反弹。

嘱按原方继续服用，每隔2周美卓乐减量2mg。

2013年9月20日复诊：美卓乐已减至每日4mg，未再出现发热反弹，但四肢皮下结节未见消减，且两侧小腿有新起樱桃大红斑结节数枚，四肢酸胀乏力，有烧灼感，舌质暗红，苔白稍腻，脉滑略数。

中药处方调整：白术 20g，黄柏 12g，金钱草 20g，苦参 15g，龙胆草 12g，土茯苓 20g，莪术 15g，水蛭 6g，红花 10g，胆南星 10g，天竺黄 10g，白芥子 12g。水煎服，服法同上。

西药美卓乐每日 4mg，暂时不再减量。

2013 年 12 月 20 日复诊：体温正常，四肢皮下结节明显消减，但仍有新起玉米粒大皮下结节，体力有增进，四肢无烧灼感，舌质正常，苔白，脉象缓滑。

中药按 9 月 20 日方继续服用，服法同前。

西药美卓乐减为每日 2mg。

2014 年 3 月 16 日复诊：体温正常，四肢皮下结节续有消减，两臂及股部均有残存核桃大至山楂大皮下结节数枚，无按压痛，未再出现新起皮下结节，舌脉同上。

效不更方，继续按原方继续服用，每日 1 剂，连服 3 日，停药 1 日。

西药完全停用。

2014 年 6 月 30 日复诊：自觉无何不适，四肢皮下结节续有缩小，无新起皮下结节，舌脉同前。

嘱按原方继续服用，每 2 日服用 1 剂，巩固疗效。

病例四

裴某，女，39 岁，已婚，会计师，河北涿州籍。

初诊：2014 年 7 月 9 日。

病史：全身出现红斑结节 2 年，现在头面、后背、四肢仍有多数红斑结节，部分皮下结节消退后局部出现凹陷萎缩，两侧颜面皮下组织显示萎缩变形，两肩、肘、膝关节游走性疼痛。曾经使用甲氨蝶呤、泼尼松、白芍总苷等治疗，效果不显。

查体：两侧耳后、背部、四肢均见多个皮下结节，大者如山楂，小者如蚕豆，表面皮色浅红，结节较坚硬，两侧颜面呈凹陷状，心肺无异常，舌质正常，苔白，脉象沉缓。

实验室检查：血常规正常，ESR 14mm/h，肝肾功（－）。

西医诊断：结节性脂膜炎。

中医诊断：湿毒流注。

病机：素体脾虚湿盛，聚湿生痰，复感风热，随风走窜，攻注脉络，瘀结而成痰核。

治则：清热燥湿，祛风化痰，软坚散结

处方：白术20g，黄柏12g，胆南星10g，熟大黄10g，半枝莲20g，连翘20g，羌活15g，川芎12g，莪术15g，桃仁10g，红花10g，天竺黄10g，白芥子12g。水煎服，每日1剂，连服6日，停药1日。

2015年1月14日复诊：全身皮下结节大部分消退，耳后、后背、右臂仍有残余如玉米粒大小的皮下结节，表面皮色正常，偶有新起黄豆粒大小皮下结节，舌脉同上。

中药处方调整：白术20g，黄柏12g，熟大黄10g，土茯苓20g，胆南星6g，天竺黄10g，半夏9g，桃仁10g，莪术15g，红花10g，羌活15g，白芥子10g。水煎服，服法同上。

2015年4月16日复诊：全身皮下结节续有消减，仅后背、右臂残存少数黄豆大小皮下结节，无新起红斑结节，苔白，脉沉缓。

按1月14日方去羌活、半夏，加金钱草20g、党参15g。水煎服，每日1剂，连服3日，停药1日。

2015年6月28日复诊：全身皮下结节完全消退，无新起结节，舌脉同上。

嘱按4月16日复诊加减方继续服用，每2日服用1剂，巩固疗效。

【临证备要】

结节性脂膜炎好发于中青年，女性明显多于男性。该病病程冗长，可持续多年。皮下结节以四肢较为多见，但全身其他部位也可发生。皮下结节可自行消散吸收，但消散后局部容易出现塌陷。如果皮下结节发生在面部则可以导致容貌变形，难以修复，所举病例四可以作为借鉴，发病后应及早治疗以防止该病向面部发展。

中医治疗该病有其优势，治疗主要针对热、毒、痰、湿、瘀进行辨证施治，但痰、湿、热、毒各有偏重，应区别对待。如病例一四肢皮下结节多与皮肤粘连，结节质地较硬；病例二则皮下结节与皮肤无粘连，质地较软，且部分结节有液化破溃结痂，下肢浮肿。这说明前者病机侧重于痰核结聚，应以清热化痰为主，重用黄柏、大黄、南星、天竺黄、白芥子等药味；而后者病机则以湿热蕴积为主，应以清热化湿药为主，重用金钱草、苦参、龙胆草、猪苓、土茯苓等。病例三的病情更特殊，患者反复出现高热持续不退，病机应是热毒深重，应以清热解毒、清气凉营为先导，药用金银花、连翘、板蓝根清热解毒；水牛角、牡丹皮、生石膏、青蒿、栀子、羚羊角清气凉营急则治其标，待热毒得以控制，热势趋于稳定之后改以清热化湿、祛痰逐瘀、软坚活血治本，病情很快获得转机，平稳过渡而逐渐得以康复。

第十三节　干燥综合征

【临证心法】

干燥综合征（简称SS）是以全身外分泌腺损害为主的自身免疫性疾病。据蒋明教授等统计该病的发病率在我国约为1/1250。本病常见于40～60岁的中年女性，男女之比为1：9。该病缠绵难愈，中医药对此有较好的疗效，可以明显遏止病情的进展并缓解症状。SS有原发性和继发性的区别，本文只对原发性SS进行讨论；继发性SS当以治疗原发病为主，与本病有关的临床症状也可参考本文进行治疗。

SS的主要症状是口眼干燥、唾液腺肿大，或有干咳或关节疼痛。参阅中医古代文献，该病属于中医的"燥证"范畴。《素问·至真要大论》指出："燥化于天，热反胜之，治以辛寒，佐以甘苦。"《素问·五常政大论》又指出："燥盛不已，蕴酿成毒，煎灼津液，阴损益燥。"《伤寒论本旨》曰："干燥者，邪热伤津也。"清代俞根初在《通俗伤寒论》中写道："《内经》之'燥热在上'……先伤肺津，次伤胃液，终伤肝肾阴，故口鼻眼干。"不仅指出燥证的主要症状有口鼻眼干，而且也指明了燥证的病因与热毒有关，而其治法应以甘寒濡润为主。明代李梴在《医学入门》中指出："燥分内外，外因时值阳明燥令……内因七情火燥，或大便失利，亡津，或金石燥血，或房室竭精，或饥饱劳逸损胃……皆能偏助火邪，消烁血液。"清代林珮琴在《类证治裁》中亦指出："燥有外因，有内因，因乎外者，天气肃而燥胜，或风热致伤气分，则津液不腾，宜甘润以滋肺胃，佐以气味辛通，因乎内者，精血夺而燥生，或服饵偏助阳火，则化源日涸，宜柔腻以养肾肝，尤资血肉填补。""凡诸燥症，皆火灼真阴，血液衰少，故其脉皆细微而涩也。"以上对本病的病因病机以及治法方药的论述较为详尽，颇有参考价值。据此推测 SS 的主要病机是素体阳盛，内有蕴热，或过食辛辣炙煿食品，滋生内热；或因外感风热、热毒，内外合邪劫夺阴精而致病。现将作者在临床中对本病的经验体会分述如下：

1. 清热解毒药的选用

从现代医学的角度看，SS 的主要病变在于唾液腺或泪腺受到破坏，致使腺体分泌严重减少或停止分泌。腺体的破坏或是由于自身抗体的产生，结合补体激活后所产生的炎症；或是由于腺体本身感染某些病原体而产生的炎症。这些致病因素都可以视为"邪毒"致病而采取清热解毒的方法加以化解。通常腮腺或泪腺所感染的病原体应以病毒为多见，而颌下腺感染的病原体多为化脓性细菌，因此我们所选用的清热解毒药也应有所区别。针对病毒感染的常用药物有贯众、大青叶、板蓝根、蚤休、鱼腥草、龙胆草、白花蛇舌草、半枝莲、牡丹皮、山豆根等；针对化脓性感染的常用药物有蒲公英、紫花地丁、鱼腥草、金银花、大血藤、射干、大黄、黄芩、黄连、黄柏等。以上药物不仅有很好的抗病毒或抗菌作用，并且根据研究证明金银花、大血藤、白花蛇舌草、大黄、山豆根等还具有良好的抑制自身免疫所引发炎症的作用。

在外分泌腺炎症不明显的情况下，清热解毒药可以少用或不用而改用清热泻火的药物，如栀子、黄连、生石膏、莲子心、玄参、知母、竹叶等以减轻劫夺阴液的压力。

2. 养阴药的使用

尽管 SS 患者的外分泌腺受到了严重破坏，但总是还会有一些腺体没有受到破坏，这就需要我们采用清热解毒的方法来阻止腺体继续遭到破坏，同时也要设法挖掘这些残存的腺体，使它们得到保护和利用，促使它们能够代偿和增殖。《三国演义》中不是有一段"望梅止渴"的故事吗？这确实是一种有实践经验的说法，通过神经体液反射的原理，使得脑细胞的活力和神经反射促使唾液分泌增加。既然望梅能够止渴，那么食梅岂不是能更有效的止渴？因此选择一些酸性的药物不仅具有滋阴的作用，更有着深层的治疗意义。常用的药物有乌梅、白芍、山楂、五味子、香橼皮、佛手等。不仅如此，我们在用药的同时也应提倡食疗，一方面患者要禁用一些辛辣煎炸的食品或烈性酒类；另一方面也提倡食用一些凉拌菜如凉拌海蜇、凉拌藕、凉拌芦笋之类，或糖醋排骨、糖醋鱼等菜肴。当然，在这些方面还应请教一些专业的营养师或厨师，他们一定更有妙招。

养阴药物的应用是解决口眼干燥的对症药物，必须按照患者的症状参考脏腑辨证的规律来选用。

（1）阴虚肺燥：症见干咳，痰少而黏稠，或带血丝，咯吐不爽，口鼻干燥，咽痛或痒，舌质干红，苔薄白或薄黄，脉象弦细而数。常用的药物有沙参、炙杷叶、紫菀、款冬花、百部、西洋参、天门冬、黄精、瓜蒌、冬虫夏草等。

（2）胃阴不足：症见烦热，口干渴，喜冷饮，唇干裂，舌质红，光剥无苔或少苔，脉象细数。常用药物有沙参、麦冬、玉竹、石斛、芦根、荸荠、天花粉等。

（3）肝阴不足：症见两眼干涩，视物不清，筋惕肉𥆧，面部烘热，午后颧红，舌质干红，苔少，脉弦数。常用药物有枸杞子、沙参、麦冬、白芍、石斛、乌梅、山萸肉等。

（4）肾阴亏虚：症见头晕耳鸣，失眠健忘，腰膝酸软，口干，遗精，舌红少苔，脉象沉细或沉缓，常用药物有生地黄、熟地黄、山茱萸、枸杞子、桑椹子、龟板、鳖甲、鹿角胶、龟板胶等。

3. 辨证分型论治

SS 最主要的症状是口干，没有口干的症状就难以诊断为 SS，因此无论怎样分型，没有胃阴不足的证型就完全脱离实际。实际上口干、眼干同时存在的情况较多，因此肝胃同病是最常见的类型，必须熟悉这一证型的辨治。

（1）肝胃同病型

主症：口干，干甚时进干食需喝汤水送下，饮不解渴，两眼干涩，干甚时欲哭无泪，视物模糊，腮腺或颌下腺肿大。

病机：内有蕴热，感受热毒，灼伤肝胃，劫夺阴液。

治则：清热解毒，养阴明目。

处方：贯众 15g，大青叶 20g，沙参 20g，麦冬 10g，玉竹 15g，乌梅 10g，石斛 12g，五味子 10g，野菊花 10g，山茱萸 12g。

如有持续低热者，加知母 15g、生石膏 30g；如有目赤肿痛者，加龙胆草 12g、熟大黄 10g。

（2）胃热肺燥型

主症：口鼻干燥，饮不解渴，咽痒咳嗽，痰液黏稠，咯吐不爽，声音嘶哑，舌质干红，苔少，脉弦细或数。

病机：内有蕴热，外感风热，灼伤肺胃，土不生金。

治则：发散风热，养胃生津，润肺止咳。

处方：鱼腥草 20g，蚤休 20g，生桑叶 10g，生石膏 30g，炙百部 15g，沙参 15g，麦冬 10g，炒杏仁 6g，炙杷叶 12g，玄参 10g。

如有咯痰带血者，加血余炭 6g、炙百合 12g、炙款冬花 12g、川贝母 3g（冲服）；如有胸闷喘促者，加炙麻黄 6～9g、全瓜蒌 15g；如有关节疼痛者，加羌活 15g、川牛膝 15g。

（3）胃病及肾型

主症：口干舌燥，烦热不宁，头晕耳鸣，牙齿时有碎落，失眠健忘，腰膝酸软，舌红少苔，脉象沉细，或沉缓。

病机：胃热深重，迁延日久，穷必及肾。

治则：清热养阴，补肾填精。

处方：栀子 10g，沙参 20g，麦冬 10g，玉竹 15g，乌梅 10g，生地黄 20g，山茱萸 12g，桑椹子 20g，枸杞子 15g，鹿角胶 9g（兑服），生龙骨 30g，炒枣仁 30g。

如有两眼干涩者，加石斛 12g、野菊花 10g；如因肾水亏虚，导致心火偏盛出现心悸、怔忡者，加黄连 6g、五味子 10g、柏子仁 10g。

【验案举例】

病例一

胡某，女，44 岁，已婚，中学教师，山东海阳籍。

初诊：1997 年 7 月 29 日。

病史：口鼻干燥 3 年，加重并有味觉减退 3 个月。目前口干舌燥，讲话 3～5 分钟后必须喝水方能伸动舌头再讲话，无法坚持讲课，饮汤水才能下咽；牙齿渐黑，易小块状碎裂，咽痒，轻咳，有时眼干，心烦易怒，大便干秘。曾在当地服用泼尼松、甲氨蝶呤、维生素 C、B 族维生素等药物治疗 3 月余，效果不显。

查体：舌质干红，无苔，有数条深裂纹，脉象细数，四肢有散在的浅红色斑，肌肤甲错。

实验室检查：WBC 9.5×10^9/L，HGB 120g/L，RBC 4.28×10^9/L，ESR 55mm/h，RF 160U/mL，CRP 12.9mg/L，抗 SS-A（＋＋）。

放射学检查：腮腺造影，两侧主导管增粗，粗细不均匀，多数末梢导管状扩张，以右侧明显。

西医诊断：原发性干燥综合征。

中医诊断：燥证。

病机：素体阴虚，复感燥毒，耗伤阴津。

治则：清热解毒，养阴生津。

处方：蒲公英20g，连翘20g，沙参15g，麦冬10g，玉竹12g，乌梅10g，石斛10g，生地黄20g，天花粉12g，甘草6g。水煎服，每日1剂，连服6日，停药1日。

1997年9月30日复诊：口鼻干燥减轻，无干咳，喝水较前减少，心情较前稳定，大便较前通畅，进食半流质饮食无困难，舌质干红，稍有薄苔，脉象沉细。

中药按初诊时处方去天花粉、甘草，加知母15g、玄参12g。水煎服，服法同前。

1997年12月24日复诊：口鼻干燥明显减轻，味觉基本恢复，说话较前流畅，无眼干，牙齿未再出现碎裂，心情好转，烦热现象消退，舌质干红，苔薄白，脉沉缓。

复查：血象正常，ESR 32mm/h，RF 220U/mL，CRP 3.06mg/L，抗 SS-A（＋）。

中药按9月30日加减方继续服用，服法同前。

1998年3月20日复诊：鼻干消失，口咽干燥明显好转，说话时无须连续喝水，已能恢复讲课，舌脉同前。

嘱按原方继续每2日服用1剂，巩固疗效。

病例二

郭某，女，55岁，已婚，商场营业员，山东肥城籍。

初诊：2011年3月16日。

病史：主诉口眼干燥8年。患者8年来一直感觉口鼻眼干症状逐渐加重，一直服西药泼尼松、甲氨蝶呤、白芍总苷等治疗，效果不显。近半年来，两下肢又出现紫红色瘀斑持续不断，全身乏力，牙齿易碎裂，饮食无味，两眼干涩无眼泪，有异物感，视物模糊，闭经已5年。

查体：舌质干红，苔少而燥，巩膜充血无光泽，两眼眶周呈青紫色，两下肢均见密集紫红色瘀斑，部分融合成片，两侧足背动脉搏动减弱；双足背皮温低，两侧寸口脉沉细无力。

放射学检查：腮腺造影符合干燥综合征。

实验室检查：血常规正常，ANA 1∶320，ESR 40mm/h，RF 291IU/mL，CRP 9.2mg/L，抗 SS-A（＋），抗 SS-B（＋）

西医诊断：原发性干燥综合征合并过敏性紫癜。

中医诊断：燥证；肌衄。

病机：素体阴虚，任脉亏虚，复感燥毒火邪，劫夺阴津，血热妄行，血不归经。

治则：清热解毒，清营凉血，和血止血。

处方：蒲公英20g，大蓟15g，小蓟15g，连翘20g，仙鹤草15g，茜草20g，侧柏叶10g，石斛10g，西洋参6g，生地榆20g，生地黄20g，三七粉6g（冲服）。水煎服，每日1剂，连服6日，停药1日。

2011年4月18日复诊：两下肢出血性紫癜明显减轻，无大片瘀斑出现，仅见散在瘀血斑点，口眼干燥同前，舌质干红无苔，脉象沉细数。

中药处方调整：白花蛇舌草20g，半枝莲20g，连翘20g，牡丹皮20g，茜草20g，生地黄20g，沙参15g，石斛10g，西洋参6g，知母15g，生地榆20g，三七粉6g（冲服）。水煎服，服法同前。

2011年6月12日复诊：两下肢出血性紫癜基本消退，仅见少许斑点状瘀血，口眼干燥略有好转，舌质干红，稍有薄苔，脉象沉细。

中药处方调整：白花蛇舌草 20g，蒲公英 20g，连翘 20g，牡丹皮 20g，知母 15g，茜草 20g，生地黄 20g，沙参 15g，石斛 10g，麦冬 10g，乌梅 10g，玄参 12g。水煎服，服法同上。

2011 年 8 月 15 日复诊：两下肢出血性紫癜消退，未再反复，口眼干燥有好转，两眼干涩减轻，异物感消失，舌质边尖干红，有薄白苔，脉象沉缓。

复查：血常规正常，ESR 28mm/h，ANA 1：100，RF 246U/mL，CRP 3.09mg/L，抗 SS-A（＋）。

中药处方按 6 月 12 日处方去牡丹皮、茜草，加玉竹 12g、千里光 12g。服法同前。

2011 年 11 月 10 日复诊：口眼干燥明显减轻，饮水量较前减少，进食吞咽较前顺畅，两眼干涩明显好转，有分泌物，两眼眶周青紫明显消退，舌质稍有光泽，苔薄白，脉象沉缓。

嘱按 8 月 15 日加减方继续服用，连服 2 日，停药 1 日。

病例三

田某，女，56 岁，已婚，司法员工，山东济南籍。

初诊：2011 年 6 月 15 日。

病史：口眼干燥 6 年，逐年加重，说话、进食需频频喝水，两眼无泪，有砂磨感，视物模糊，心烦易怒，健忘，严重失眠，时有低热，体温不超过 37.5℃。曾在某省立医院行涎腺活检，诊断为干燥综合征，给予雷公藤多苷片、羟氯喹、帕夫林等治疗效果不显。现在又改服中成药，每晚需服用安眠药勉强能睡 2～3 小时，夜尿频起。

查体：舌质干红无苔，部分牙齿干黄松动，两眼闭合不愿睁开，两眼眶周呈青黑色，两手手指不自主颤动，脉象沉细数。

实验室检查：血常规正常，ESR 28mm/h，ANA 1：100，抗 SS-A（＋），抗 SS-B（＋），RF165U/mL，CRP 3.45mg/L，

肝肾功（一）。

西医诊断：原发性干燥综合征。

中医诊断：燥证。

病机：素体亏虚，感受燥毒，耗伤阴津，肝肾阴虚，阴虚血燥。

治则：清热解毒，滋补肝肾，清心安神。

处方：蒲公英20g，连翘20g，黄连6g，莲子心10g，栀子10g，沙参15g，石斛10g，山茱萸12g，生地黄20g，紫石英20g，合欢皮15g，炒枣仁30g。水煎服，每日1剂，连服6日，停药1日。

2011年8月15日复诊：自觉症状有好转，口眼干燥减轻，心情较前平静，睡眠有改善，每晚能睡5～6小时，但仍需服用安眠药，中成药已停用，舌质干红，脉象沉细略数。

中药按原方继续服用，服法同前。

2011年10月20日复诊：口眼干燥续有减轻，睡眠较前明显改善，不服安眠药也能安然入睡，舌质较前润泽，有薄苔，脉象沉细。

复查：HGB 108g/L，RBC 5.06×10^9/L，ESR 12mm/h，ANA 1∶100，抗 SS-A（＋＋），抗 SS-B（＋＋），RF 88U/mL，CRP 0.68mg/L。

中药处方调整：蒲公英20g，连翘20g，栀子10g，知母15g，牡丹皮15g，沙参15g，麦冬10g，石斛10g，生地黄20g，乌梅10g，玉竹12g，炒枣仁30g。水煎服，服法同前。

2011年12月20日复诊：口干减轻，喝水量较前减少，两眼干涩减轻，无异物感，两眼时有分泌物，视力有改善，失眠症状基本消失，两眼眶周青黑色明显减轻，舌质光润，有薄白苔，脉象沉缓。

嘱按10月20日处方，每日1剂，连服2日，停药1日，巩固疗效。

病例四

韦某，女，42岁，已婚，农民，山东济南章丘籍。

初诊：2012年3月27日。

病史：主诉口干、眼干2年患者近2年来无明显诱因出现口眼干燥，逐渐加重，频频喝水，但不能解燥，口苦，饮食无味，两眼干涩，有砂磨感，两肩膝踝关节游走性疼痛，气候变化无影响。曾服用泼尼松、白芍总苷、甲氨蝶呤等药物，效果不显。现已停药3个月。

查体：舌质干红无苔，唇干有裂痕，两眼巩膜轻度充血，左颈部可扪及绿豆大淋巴结两枚，无压痛，无粘连，脉象沉细略数。

实验室检查：血常规正常，ESR 28mm/h，ANA 1：100，抗SS-A（＋），抗SS-B（＋），RF 56.1U/mL，CRP 3.07mg/L。

放射学检查：腮腺造影符合干燥综合征。

西医诊断：原发性干燥综合征。

中医诊断：燥证。

病机：正气亏虚，感受燥毒，耗伤阴津，损伤骨节。

治则：清热解毒，养阴生津，祛风通络。

处方：蒲公英20g，栀子10g，大血藤20g，沙参15g，知母15g，麦冬10g，玉竹12g，乌梅10g，石斛10g，羌活15g，川牛膝15g，络石藤20g。水煎服，每日1剂，连服6日，停药1日。

2012年5月25日复诊：关节疼痛明显减轻，口干症状略有好转，两眼干涩仍明显，大便干秘。胃镜检查为慢性萎缩性胃炎，舌质干红无苔，脉象沉细。

中药处方调整：蒲公英20g，栀子10g，沙参15g，玉竹12g，知母15g，麦冬10g，石斛10g，生地黄20g，白芍20g，半夏9g，延胡索12g，甘草6g。水煎服，服法同上。

2012年8月20日复诊：口眼干燥均有明显好转，胃脘较前舒适，饮食有增进，无呃逆，无胃痛，大便较前通畅，舌质稍有光泽，稍有薄苔，脉象沉缓。

复查：血象正常，ESR 12mm/h，抗 SS-A（＋），抗 SS-B（＋），RF 68U/mL，CRP 0.86mg/L。

中药按 5 月 25 日处方去半夏、延胡索，加乌梅 10g、玄参 10g。服法同前。

2012 年 11 月 15 日复诊：口眼干燥续有改善，少有唾液分泌，饮水量较前明显减少，两眼干涩已轻微，胃内无不适，舌质略干，苔薄白，脉象沉细。

嘱按 8 月 20 日加减方连服 2 日，停药 1 日，巩固疗效。

病例五

朱某，女，43 岁，已婚，建材厂工人，山东淄川籍。

初诊：2012 年 6 月 28 日。

病史：主诉口眼干燥 2 年。患者于 2 年前开始感觉口鼻干燥，两眼干涩，视物模糊，症状逐渐加重，喝水不能解渴，一直服用泼尼松、帕夫林、维生素等治疗，效果不显，现已停药 1 个月。半年前因与家人琐事争吵后病情加重，频频干咳，影响睡眠，胸闷气短，眼干无泪，进食难以下咽，需用汤水引导。

查体：舌质干红，无苔，脉象细数，咽部干红充血，扁桃体无肿大，语音嘶哑，两眼巩膜充血，两眼眶周肤色青紫如"熊猫眼"，心肺无异常，两下肢皮肤干燥如鱼鳞状。

实验室检查：WBC 3.65×10^9/L，HGB 114g/L，RBC 3.97×10^9/L，ESR 7mm/h，RF 98U/mL，CRP 10.09mg/L，肝肾功（－），抗 SS-A（＋＋＋），抗 SS-B（±）。

西医诊断：原发性干燥综合征。

中医诊断：燥证。

病机：素体阴虚阳亢，复感燥毒，灼伤阴津。

治则：清热解毒，养阴生津，润喉止咳。

处方：蒲公英 20g，栀子 10g，沙参 15g，麦冬 10g，金果榄 10g，玄参 12g，胖大海 6g，桔梗 10g，知母 15g，生地黄 20g，款冬花 10g，川贝粉 3g（冲服）。水煎服，每日 1 剂，连服 6 日，停药 1 日。

2012 年 8 月 28 日复诊：口眼干燥减轻，喝水量减少，饮食较前顺畅，两眼仍干涩，干咳仍频繁，舌质干红无苔，脉象沉细。

中药按上方去栀子，加石斛 12g、炙杷叶 12g、生石膏 30g。水煎服，服法同前。

2012 年 10 月 26 日复诊：口眼干燥明显减轻，进食半流质食物无障碍，两眼无异物感，干咳减轻，语音稍有嘶哑，舌质较前湿润，有厚白苔，脉象沉缓。

嘱按 8 月 28 日加减方继续服用，服法同前。

2012 年 12 月 28 日复诊：口眼干燥续有好转，两眼视物较前清晰，干咳症状明显减轻，声音无嘶哑，两眼眶周皮色青紫明显减退，舌质正常，苔薄白，脉象沉缓。

复查：血常规正常，ESR 10mm/h，RF 48U/mL，CRP 0.84mg/L，抗 SS-A（＋＋），抗 SS-B（－）。

中药处方调整：蒲公英 20g，栀子 10g，知母 12g，沙参 15g，麦冬 10g，玄参 12g，乌梅 10g，玉竹 12g，石斛 10g，生地黄 15g，山茱萸 10g，枸杞子 15g。水煎服，每日 1 剂，连服 3 日，停药 1 日。

2013 年 3 月 10 日复诊：口眼干燥续有改善，干咳症状基本消除，舌脉同前。

效不更方，嘱按 2012 年 12 月 28 日处方继续每 2 日服用 1 剂，巩固疗效。

【临证备要】

SS 患者绝大多数为女性，而且发病年龄均在 40～60 岁，此时正是更年期，生理功能发生急剧变化的阶段。《素问·上古天真论》指出："女子……六七三阳脉衰于上，面皆焦，发始白；七七任脉虚，太冲脉衰少，天癸竭，地道不通，故形坏而无子也。"正是由于冲任脉衰少，肾阴亏虚，肾水不能上承，容易出现心火偏旺，引发诸多临床症状，如潮热盗汗、心烦易怒、健忘失眠、心悸目眩。所举病例三出现的病情与此极为相似，由于长期烦热失眠更易耗伤阴津，与干燥症形成恶性循环。因此首当着重滋补肝肾，清心安神，药用连翘、黄连、莲子心、栀子清心降火；沙参、生地黄、石斛、山茱萸滋补肝肾；紫石英、合欢皮、炒枣仁镇静安神。果然收到良好效果，病者逐渐能够平心静气，安然入眠，消除了内耗，随后再以清热降火。养阴生津专治燥证，病情渐臻康复。《类证治裁·燥症论治》指出："凡诸燥症，多火灼真阴，血液衰少。"有火有热不仅可以化燥伤阴，也可以热入营分血分，而造成血热妄行出现紫癜。SS合并过敏性紫癜并不少见，病例二为一实例，正是由于火热炽盛才会导致血热妄行。因此治疗首当治疗紫癜为优先，药用白花蛇舌草、半枝莲、连翘、牡丹皮、生地榆、生地黄清热凉血；沙参、西洋参、石斛、知母益气养阴；茜草、三七粉和血止血。果然收到立竿见影的效果，紫癜迅速得以消除，于是又把精力集中在治疗燥证上。燥证的治疗，当以清热降火治本，滋阴润燥治标，标本兼治定能取效，贵在坚持，不可能在短期内完全治愈。

燥证的临床表现多种多样，病例五则以燥咳为突出症状。《景岳全书·咳嗽》指出："凡水亏于下，火炎于上，以致火烁真阴，而为干咳……若兼内热有火者，须保真阴，故必先壮水，自能制火，宜一阴煎，或加减一阴煎，兼贝母丸之类。"《类证治裁·燥症论治》又指出："燥在上，必乘肺，为燥嗽。喻氏清燥救肺汤加减。肺中有火，为干咳。申先生琼玉膏主之。"其中一阴煎乃以滋补肾阴为主，清燥救肺汤则以润肺止咳为主，二者各有侧重。作者则采用清热解毒、养阴生津、润肺止咳、利咽开音为治则，药用蒲公英、金果榄、栀子清热解毒；生地黄、石膏、石斛养阴生津；沙参、款冬花、炙杷叶、川贝母润肺止咳；桔梗、玄参、胖大海、知母利咽开音，促使

燥咳症状逐步消退。继则集中药力专注清热解毒、养阴生津以
除燥证。

SS 患者也会经常出现关节疼痛的症状，而且化验类风湿
因子多呈强阳性，这很可能是出现交叉反应所致。不能据此诊
断为类风湿关节炎，此类关节疼痛症状，一般并不严重，不会
出现关节肿胀或关节强直畸形；部分患者可能合并有骨关节
炎，一般可以适当加入清热解毒药如大血藤、虎杖之类，同时
掺杂一些祛风胜湿以及疏通经络药物，如羌活、独活、川牛
膝、络石藤等均可奏效，如病例四可供参考。

作者曾注意到 SS 患者有出现两眼眶周肤色青黑的体征，
且往往是 SS 的重症患者，以上所举病例中竟然有三例出现此
类情况。《景岳全书·眼目》云："肝病者眥青。"《类证治裁·
目症论治》指出："目不因火则不病。""生晕变色，皆阴精亏
也，驻景丸（熟地黄、当归、枸杞子、车前、五味、楮实、椒
红、菟丝饼、蜜丸）。"由此看来，眶周色青，其病因一是火
热，一是肝病，阴精亏虚，这与燥证的病因完全一致。驻景
丸所用药味，皆属补益肝肾之品，盖肝肾同源，肝阴不足，
肾精必然亏虚。因此在治疗燥症后期作者有意加入熟地黄、
枸杞子、五味子、楮实子等药味，果然能使此类体征获得明
显改观，不仅有利于口眼干燥的治疗，也使病者的容貌得以
改善。

第十四节　过敏性紫癜

【临证心法】

过敏性紫癜是一种由免疫复合物介导的系统性小血管炎，
也是非血小板减少性紫癜，是指血液渗出血管外，表现为皮下
或黏膜下出血。在中医古代文献中有关"肌衄""葡萄疫""斑
毒"等病的论述与本病极为相似。《类证治裁》指出："肌衄，
血出肤孔，属卫气不固，血乘阳分，脉洪，当归六黄汤；脉

弱，保元汤。"《诸病源候论》谓："斑毒之病，是热气入胃，而胃主肌肉，其热夹毒蕴积于胃，毒气蒸发于肌肉，状如蚊蚤所啮，齿斑起，周匝遍体。"《外科正宗》云："葡萄疫，其多生于小儿，感受四时不正之气，郁于皮肤不散，结成大小青紫斑点，色若葡萄，发在遍体头面，乃为腑症。"本病的主要病机多由素体阳盛，内有蕴热，兼以外感风热，内外合邪，热搏营血，迫血妄行，外溢肌肤而成。或由饮食不节，损伤脾胃，气血亏虚，脾不统血，血溢肌肤，发为肌衄。其具体分型论治如下：

1. 热毒炽盛型

主症：发病突然，四肢皮肤可见出血性斑点，斑点密集、鲜红，可融合成片，甚则可遍及全身，局部瘙痒，或有发热，烦躁不宁，或有关节疼，或有腹痛，恶心呕吐，舌质红，苔薄黄，脉象弦数。

病机：内有蕴热，外感风热毒邪，内外合邪，燔灼营血，迫血妄行。

治则：清热解毒，清营凉血，散风止血。

处方：白花蛇舌草 20g，半枝莲 20g，连翘 20g，牡丹皮 20g，水牛角粉 15g（先煎），茜草 20g，生地榆 20g，蝉蜕 10g，地肤子 20g，荜澄茄 12g。

方解：白花蛇舌草、半枝莲、连翘清热解毒为君药；水牛角粉、牡丹皮、生地榆清营凉血为臣药；蝉蜕、地肤子、茜草散风止血为佐药；荜澄茄温中和胃，反佐君臣药之苦寒为使药。共奏清热毒、止血溢之功效。

加减法：如有高热者，加生石膏 30g、栀子 10g；如有关节疼痛者，加大血藤 20g、羌活 15g；如有腹痛者，加白芍 20g、延胡索 15g、甘草 6g；如有恶心呕吐者，加半夏 9g、竹茹 10g。

2. 脾虚失统型

主症：臀部、下肢皮肤紫癜反复发作，癜色紫暗，全身乏力，嗳气纳呆，脘腹痞满，心烦不寐，舌质淡，苔白厚，脉象沉缓。

病机：先天禀赋不足，中气亏虚，饮食不节，损伤脾胃，脾不统血，血不归经，血离经脉。

治则：健脾益气，消导养胃，和血止血。

处方：黄芪 15g，党参 20g，白术 15g，茯苓 15g，山楂 15g，鸡内金 6g，熟地黄 20g，当归 15g，茜草 20g，甘草 6g，三七粉 6g（冲服）。

方解：黄芪、党参、白术、茯苓健脾益气为君药；山楂、鸡内金消导养胃为臣药；熟地黄、当归、茜草、三七粉和血止血为佐药；甘草补气和中为使药。共奏健脾统血之功效。

3. 肾失固摄型

主症：皮肤紫癜反复发作，癜色紫暗，腰膝酸软，下肢水肿，尿多泡沫，或有血尿，舌质淡，苔薄白，脉象沉缓。

病机：素体亏虚，复感热毒，热伤血络，血溢肌肤，热毒伤肾，肾失固摄。

治则：清热解毒，和血止血，补肾固摄。

处方：大蓟 20g，小蓟 20g，连翘 20g，牡丹皮 20g，茜草 20g，熟地黄 20g，覆盆子 20g，桑螵蛸 12g，莲须 6g，芡实 20g，甘草 6g，三七粉 6g（冲服）。

方解：大蓟、小蓟、连翘、牡丹皮清热解毒为君药；茜草、三七和血止血为臣药；熟地黄、覆盆子、桑螵蛸、莲须、芡实补肾固摄为佐药；甘草调和诸药为使药。共奏清热止血、补肾固摄之功效。

【验案举例】

病例一

贾某，女，41 岁，已婚，农民，山东滨州籍。

初诊：2011 年 7 月 23 日。

病史：四肢反复出现出血性紫癜 17 年，病初曾使用泼尼松等药物治疗，1 月余告愈。8 年后不明原因病又复发，继续使用泼尼松等药物治疗，症状有所改善，但紫癜仍时隐时现并未彻底消失。近半年来症状突然加重，紫癜遍及躯干四肢，自觉全身乏力，眠差，无发热、腹痛或关节疼痛。现仍服用甲基泼尼松龙，每日 20mg，同时服用白芍总苷、复方芦丁、维生素 C、骨化三醇；静脉注射环磷酰胺 0.6g，半月 1 次，总量已达 4.8g。

过去有高血压病多年，现仍每日服用缬沙坦，每日 80mg。月经正常，曾育二子，均体健。

查体：BP 140/86mmHg，舌质尖红，苔薄白，脉象弦，心肺无异常，肝脾无肿大，躯干四肢均见出血性紫癜，按压不褪色，以腹壁及双下肢较为密集，下肢无浮肿。

实验室检查：HGB 106g/L，WBC 13.14×10^9/L，RBC 3.62×10^9/L，PLT 264×10^9/L，ESR 24mm/h，ANA 1：100，抗 SS-A（＋），ACA（＋），PRO（＋＋），BLD（＋＋），肝肾功（－）。

西医诊断：过敏性紫癜合并紫癜性肾炎。

中医诊断：肌衄。

病机：感受热毒，热入营血，迫血妄行；热毒伤肾，肾失固摄。

治则：清热解毒，凉血止血，补肾固摄。

处方：白花蛇舌草 20g，半枝莲 20g，连翘 20g，牡丹皮 20g，茜草 20g，山茱萸 12g，菟丝子 20g，五味子 10g，覆盆子 20g，金樱子 15g，莲须 6g，荜澄茄 12g。水煎服，每日 1 剂，连服 6 日，停药 1 日。

西药改服甲基泼尼松龙 12mg/d，维生素 C、骨化三醇继服，其余全部停用。

2011 年 10 月 8 日复诊：自觉体力较前增进，无其他不适，全身紫癜明显减少，腹壁及上肢紫癜基本消失，两下肢紫癜稀布，舌质正常，苔白，脉象弦。

复查：HGB 112g/L，WBC $10.64×10^9$/L，RBC $4.18×10^9$/L，PLT $214×10^9$/L，PRO（＋＋），BLD（＋）。

中药按初诊方加芡实 20g，继续服用，服法同前。

西药改服醋酸泼尼松，每日 10mg，同时加服碳酸钙 D_3。

2011 年 12 月 12 日复诊：体力基本恢复正常，无其他不适，紫癜基本消退，偶尔两小腿有零星紫癜出现，舌质正常，苔薄白，脉弦。

复查尿常规：PRO（＋），BLD（＋＋）。

中药方调整：白花蛇舌草 20g，半枝莲 20g，连翘 20g，茜草 20g，党参 20g，白术 20g，覆盆子 20g，金樱子 15g，桑螵蛸 12g，莲须 6g，芡实 20g，高良姜 5g。水煎服，服法同前。

西药醋酸泼尼松减至 5mg/d。

2012 年 3 月 14 日复诊：病情稳定好转，自觉无何不适，全身紫癜消退，无新起，舌脉同前。

复查尿常规：PRO（－），BLD（＋）。

中药按 12 月 12 日时处方继续服用，每日 1 剂，连服 3 日，休息 1 日。西药激素已停用。

2012 年 4 月 14 日复诊：病情续有好转，无任何不适，紫癜消退无反复，舌苔薄白，脉象弦。

多次尿常规复查示 BLD（±/－）

中药按 12 月 12 日处方继续隔日服用 1 剂，巩固疗效。

病例二

张某，男，27 岁，已婚，银行职员，山东济南籍。

初诊：2011 年 10 月 19 日。

病史：两下肢反复出现瘀血斑点 1 年半，下肢皮肤有痒感，经常腰痛，口内有烧灼样感觉，舌尖灼痛，无腹痛或关节痛。曾服用激素及多种维生素有暂效，但停用后症又加重。现在未用药。

查体：舌质尖红，苔少，脉象滑而略数，两眼眶周围发黑，腰椎活动不受限，无压痛、叩击痛，心肺无异常，肝脾无肿大，两下肢膝关节以下可见密集紫红色瘀血斑点，双侧股部亦有零星出血斑点散在，压之不变色，下肢无浮肿。

实验室检查：HGB 89.8g/L，WBC $9.53×10^9$/L，PLT $299×10^9$/L，ESR 18mm/h，肝肾功（－），PRO（＋），BLD（＋＋）。

辅助检查：腰椎及双侧骶髂关节摄片均无异常发现。

西医诊断：过敏性紫癜合并紫癜性肾炎；低血色素性贫血。

中医诊断：肌衄。

病机：先天禀赋不足，脾肾亏虚，阴虚血热，感受热毒，内外合邪，在外攻注肌肤血脉，在内损伤脾肾。

治则：清热解毒，凉血止血，健脾补肾，收敛固摄。

处方：白花蛇舌草20g，茜草20g，白茅根20g，生地榆20g，栀子10g，党参20g，白术20g，覆盆子20g，山茱萸12g，桑螵蛸12g，莲须6g，甘草6g，三七粉6g（冲服）。水煎服，每日1剂，连服6日，停药1日。

西药未服用。

2011年12月21日复诊：下肢瘀血斑点明显减少，劳累时仍感两侧腰痛，双眼干涩，眼肌易疲劳，眶周仍发黑，舌质正常，苔白，脉象缓滑。

复查尿常规：BLD（＋＋）。

中药处方调整：白花蛇舌草20g，半枝莲20g，茜草20g，生地榆20g，连翘20g，党参20g，白术20g，覆盆子20g，山茱萸12g，桑螵蛸12g，莲须6g，芡实20g，干姜6g。水煎服，服法同上。

2012年2月11日复诊：症状明显好转，下肢瘀血斑点偶有轻起，两眼无不适，眶周青黑明显减轻，偶有腰痛不适，舌质淡红，边有齿痕，脉象缓滑，两小腿隐约可见散在瘀血斑点。

复查尿常规：BLD（＋）。

效不更方，中药按12月21日处方继续服用。

2012年3月24日复诊：病情续有好转，紫癜未再出现，自觉无何不适，舌质正常，苔薄白，脉象缓滑。

复查尿常规：BLD（±）。

中药按原处方继续隔日服用1剂，巩固疗效。

病例三

尚某，男，32岁，已婚，理发师，济南济阳籍。

初诊：2014年9月3日。

病史：两下肢反复出现瘀斑3个月，瘀斑出现时局部有痒感，脱发多，口干，全身乏力，余无不适。曾服用复方甘草酸苷胶囊、芦丁、双嘧达莫以及中草药等治疗，效果不显。

查体：两膝以下可见密集紫红色斑，双股内侧亦有散在紫红色斑点状紫癜，舌质暗红，苔厚白，脉象沉缓。

实验室检查：HGB 126g/L，WBC 9.5×10^9/L，RBC 4.59×10^9/L，PLT 283×10^9/L，ESR 12mm/h。肝肾功（－），尿常规（－）。

西医诊断：过敏性紫癜。

中医诊断：肌衄。

病机：气阴不足，感受风热毒邪，热伤血络，脾不统血。

治则：清热解毒，凉血止血，健脾益气，疏风养血。

处方：白花蛇舌草20g，半枝莲20g，连翘20g，牡丹皮20g，茜草20g，党参20g，白术20g，生熟地黄各15g，蝉蜕10g，地肤子20g，荜澄茄12g，甘草10g。水煎服，每日1剂，连服6日，停药1日。

2014年10月15日复诊：症状明显好转，紫癜虽有反复，但仅见两小腿浅红色散在瘀斑，无痒感，仍有脱发，易疲劳，舌质正常，苔白，脉象沉缓。

中药处方调整：白花蛇舌草20g，半枝莲20g，连翘20g，牡丹皮20g，生地榆20g，茜草15g，党参20g，白术15g，黄芪15g，熟地黄20g，何首乌15g，荜澄茄12g。水煎服，服法同前。

2014年12月10日复诊：病情稳定，下肢紫癜消失，无新起，脱发少，两下肢酸软乏力，舌脉同上。

按上方连服2日，停药1日。

2015年2月4日复诊：病情稳定无不适，紫癜未再出现，舌脉同上。

嘱停服中药观察后效。

病例四

黄某，男，22岁，未婚，电焊工人，济南商河籍。

初诊：2014年10月22日。

病史：两下肢反复出现紫癜并有泡沫尿2年，过去一直服用雷公藤多苷及中成药黄葵胶囊、肾安胶囊、参芪地黄颗粒等；近期又服用中药汤剂，但效果不显。目前仅感口干，全身乏力，下肢皮肤出现紫癜时轻时重，小便多有泡沫。

查体：两膝以下可见斑点状紫红色紫癜，部分融合成片状，舌质暗红，苔白，脉象沉缓，

实验室检查：HGB 111g/L，WBC 4.18×10^9/L，RBC 4.22×10^9/L，ESR 9mm/h，肝肾功（一）。尿常规 PRO（＋＋），BLD（＋＋），RBC（＋＋）。

西医诊断：过敏性紫癜合并紫癜性肾炎。

中医诊断：肌衄；尿浊。

病机：脾肾亏虚，复感热毒，血热妄行，脾不统血，肾失固摄。

治则：清热解毒，凉血止血，补益脾肾。

处方：金银花20g，连翘20g，白花蛇舌草20g，牡丹皮20g，茜草20g，白茅根20g，地榆炭20g，生地黄20g，党参20g，白术20g，杜仲12g，三七粉6g（冲服）。水煎服，每日

1剂，连服6日，停药1日。

2014年12月11日复诊：口干已轻微，体力有增进，两小腿紫癜消退，但有时仍有零星小斑点状紫癜出现，舌脉同前。

复查尿常规：PRO（＋＋），BLD（＋＋）。

中药处方调整：白花蛇舌草20g，半枝莲20g，连翘20g，牡丹皮20g，茜草20g，党参20g，白术20g，覆盆子20g，金樱子15g，桑螵蛸12g，莲须6g，芡实20g，荜澄茄12g。水煎服，服法同上。

2015年1月14日复诊：自觉无不适，两小腿紫癜未再出现，舌质正常，脉象沉缓。

复查尿常规：PRO（±），BLD（＋）。

中药按12月11日处方继续服用，每日1剂，连服2日，停药1日。

2015年3月复诊：病情稳定无不适，舌脉同上。多次复查尿常规，偶有BLD（±）。

中药按原方每2日服用1剂，巩固疗效。

【临证备要】

过敏性紫癜容易反复发作，病程迁延，如病例一病程长达17年之久，难以彻底治愈。本病更易造成肾脏的实质性损害而出现血尿或蛋白尿，其病理机制尚不完全清楚。中医中药对本病的治疗具有独特的优势。作者认为本病多由病者素体脾肾亏虚，内有蕴热，复感风热毒邪，外攻肌肤脉络，内伤脾肾所致。治当祛邪扶正，攻补兼施，以清热解毒、凉血止血为先导。清热解毒常选用金银花、连翘、大蓟、小蓟等；凉血止血常选用白花蛇舌草、半枝莲、牡丹皮、生地榆、茜草、白茅根等。如病者有皮肤瘙痒症状者常选用蝉蜕、白蒺藜、地肤子有利于疏风透邪；待紫癜逐渐消减或消除后再把重点转向健脾益气、补肾固摄以清除血尿或蛋白尿，实践证明是行之有效的。

第十五节 骨关节炎

【临证心法】

骨关节炎又称退行性关节病或增生性关节炎，该病是由多种因素引起的关节软骨变性、破坏，软骨下骨赘形成，以及滑膜炎症所造成的关节病。其致病原因与年龄增大、遗传、关节过度磨损、肥胖以及骨密度降低、骨质疏松等因素有关。其临床表现主要以关节疼痛、僵硬、肿胀、变形及功能障碍为主要特征。根据受累关节的不同，本病可分为膝骨关节炎、手指骨关节炎、颈椎病、腰椎病等类型。

中医对该病的认识一般都归属于骨痹的范畴。《素问·痹论》指出："风寒湿三气杂至，合而为痹也……以冬遇此者为骨痹……骨痹不已，复感于邪，内舍于肾。"《素问·长刺节论》："病在骨，骨重不可举，骨髓酸痛，寒气至，名曰骨痹。"《素问·气穴论》曰："积寒留舍，荣卫不居，卷肉缩筋，肋肘不得伸，内为骨痹，外为不仁，命曰不足，大寒留于溪谷也。"以上的论述说明骨痹的内因主要是肾虚，外因主要是感受寒邪。《中藏经》对骨痹的论述虽然也强调肾虚为本，但感邪却各有不同，风、寒、湿、热、虚均可致病，其中指出："骨痹者，乃嗜欲不节，伤于肾也。肾气内消则不能关禁，不能关禁则中上俱乱……寒在中则脉迟，热在中则脉数，风在中则脉浮，湿在中则脉濡，虚在中则脉滑，其证不一，要在详明耳。"作者认为本病虽有肾虚的因素，但不是重点，主要的病机在于病者年事已高，气血亏虚不能鼓动血脉的运行，兼以感受风寒湿热之邪，痹阻经络，瘀滞骨节而致病。具体分型如下：

1. 颈椎病（颈脊痹）

主症：颈椎僵紧疼痛，转动不利，一侧臂肘或手指麻木不适，握力减退，时有头晕昏蒙，甚则一侧下肢有麻木不适，走路不稳，舌质正常，苔白，脉象沉缓。

病机：气血亏虚，血脉运行不畅，感受风热毒邪，瘀阻颈脊而发病。

治则：清热解毒，柔痉强督，软坚活血。

处方：金银花 20g，大血藤 20g，虎杖 20g，葛根 20g，狗脊 15g，莪术 12g，土鳖虫 10g，红花 10g，荜澄茄 10g，桂枝 10g。

方解：金银花、大血藤、虎杖清热解毒为君药；莪术、土鳖虫、红花软坚活血为臣药；葛根、狗脊柔痉强督为佐药；荜澄茄、桂枝温经通络、调和营卫为使药。共奏邪去络通之功效。

2. 腰椎病（腰脊痹）

主症：腰脊疼痛，俯仰受阻，一侧臀股部疼痛，痛引胫踵，或有麻木不适，行动不稳。舌质正常，苔薄黄，脉弦紧。

病机：气血不足，肾元亏虚，感受热毒，血运不畅，瘀阻腰脊而发病。

治则：清热解毒，补肾强督，活血化瘀。

处方：金银花 20g，大血藤 20g，虎杖 20g，续断 15g，杜仲 12g，水蛭 6g，红花 10g，川牛膝 15g，荜澄茄 10g，桂枝 10g。

方解：金银花、大血藤、虎杖清热解毒为君药；水蛭、红花活血化瘀为臣药；续断、杜仲补肾强督为佐药；荜澄茄、桂枝温经通络、调和营卫为使药。共奏邪去络通之功效。

3. 手骨关节炎（肢端痹）

主症：两手指节僵硬，屈伸受限，两手远端指间关节红肿疼痛，两脚蹈趾根部红肿疼痛，甚或指趾变形，舌质尖红，苔薄白，脉象沉缓。

病机：气血亏虚，血运不畅，感受热毒，瘀阻肢端而发病。

治则：清热解毒，益气通脉，活血化瘀。

处方：金银花 20g，大血藤 20g，虎杖 20g，黄芪 15g，党参 15g，土鳖虫 10g，桃仁 10g，红花 10g，荜澄茄 10g，皂角刺 6g。

方解：金银花、大血藤、虎杖清热解毒为君药；土鳖虫、桃仁、红花活血化瘀为臣药；黄芪、党参益气扶正为佐药；荜澄茄温中和胃，反佐君药之苦寒为使药。共奏邪去络通、消肿通络之功效。皂角刺作为引经药，可引导诸药直达病所。

4. 膝骨关节病（膝骨痹）

（1）风湿热型

主症：两膝关节肿痛，或有积液，不能下蹲，小腿酸胀沉重不适，阴雨天易加重，舌质尖红，苔黄腻，脉象滑数。

病机：感受风湿之邪，郁久化热，攻注膝胫。

治则：清热解毒，祛风利湿，温经通络。

处方：金银花 20g，大血藤 20g，板蓝根 20g，猫爪草 20g，独活 20g，猪苓 20g，泽泻 20g，川牛膝 15g，海桐皮 20g，桂枝 12g。

方解：金银花、大血藤、板蓝根、猫爪草清热解毒为君药；独活、桂枝祛风胜湿为臣药；猪苓、泽泻健脾利湿为佐药；川牛膝、海桐皮活血通络为使药。共奏祛湿除痹之功效。

（2）寒热错杂型

主症：双膝疼痛，屈伸不利，压痛明显，下肢有风冷感，遇冷加重，得温则舒，舌质淡，苔白，脉弦。

病机：感受风湿之邪，郁久化热，复感寒邪，寒热错杂。

治则：清热解毒，祛风胜湿，温经散寒，活血通络。

处方：金银花 20g，大血藤 20g，虎杖 20g，独活 20g，地风皮 12g，制川乌 6g，桂枝 10g，川牛膝 15g，红花 10g，王不留行 12g。

方解：金银花、大血藤、虎杖清热解毒为君药；制川乌、桂枝温经散寒为臣药；独活、地风皮祛风胜湿为佐药；川牛膝、红花、王不留行活血通络为使药。共奏祛邪除痹之功效。

（3）肾虚血瘀型

主症：双膝疼痛，腰背酸痛，脚跟痛，伴有僵硬感，膝骨粗大，甚或变形，行动艰难，舌质暗红或有瘀斑，苔白，脉象沉缓。

病机：肾元亏虚，骨弱髓空，血运乏力，瘀血阻络。

治则：补肾壮骨，活血化瘀，祛风胜湿。

处方：熟地黄20g，续断15g，杜仲12g，川牛膝15g，土鳖虫10g，红花10g，独活20g，桂枝10g，制没药10g，甘草6g。

方解：熟地黄、续断、杜仲补益肾元为君药；土鳖虫、川牛膝、制没药、红花活血化瘀为臣药；独活、桂枝祛风胜湿、温经通络为佐药；甘草解毒和中为使药。共奏标本兼治之功效。

【验案举例】

病例一

钱某，男，64岁，已婚，退休工人，山东肥城籍。

初诊：2011年4月6日。

病史：经常腰脊疼痛，伴有僵硬感1年。20天前腰脊疼痛突然加重，同时伴有左侧臀股部以下放射性疼痛，难以忍受。近1周来不能下地行动，曾在济南市某医院检查确诊为"腰椎间盘突出症"，给予腰椎硬膜外注射地塞米松及利多卡因2次，症状略有减轻。

查体：患者勉强能站立，腰背前倾不能完全挺直，左下肢直腿抬高试验阳性，左脚踇趾抬伸受限，舌质正常，苔白，脉象弦。

实验室检查：血常规正常，ESR、CRP、肝功均正常。

X线检查：腰椎椎体前侧面骨质增生，骨赘形成，$T_1 \sim T_2$ 骨桥形成。

CT检查：L4/5、L5/S1间盘突出并椎管狭窄。

西医诊断：腰椎病。

中医诊断：腰脊痹。

病机：老年体虚，肾虚骨弱，内有蕴热，郁久化生热毒，攻注筋腱，痹阻经络。

治则：清热解毒，活血通络，补肾壮骨。

处方：金银花20g，大血藤20g，虎杖20g，续断15g，杜仲12g，水蛭6g，赤芍20g，红花10g，荜澄茄10g，桂枝10g。水煎服，每日1剂，连服6日，停药1日。

2011年4月26日复诊：症状明显好转，腰痛已止，左下肢疼痛明显减轻，已能下地缓步走动，腰背能挺直，左下肢直腿抬高试验阴性，舌苔薄白，脉象弦。

效不更方，按原方续服，服法同前。

2011年5月20日复诊：腰腿疼痛完全消失，弯腰不受限，行动如常，右下肢外侧仍有轻度麻木感，左脚屈伸活动不受限，舌脉同前。

嘱停药观察，如有病情反复，随时前来复诊。

病例二

益某，女，62岁，已婚，退休职工，山东临清籍。

初诊：2012年3月30日。

病史：关节疼痛4年，两手远指关节疼痛、麻木，两手拇指、两脚蹈趾肿痛，两膝、踝均痛，行动不稳，阴雨天易加重，过去一直服用中成药，效不显，现在只服止痛药。

查体：两手远指关节均有红肿，部分指节屈曲变形，两脚蹈趾根部肿胀，且呈外侧偏斜变形，两脚掌明显按压痛，行动艰难，舌质暗红，苔白，脉象弦。

实验室检查：血常规正常，ESR 9mm/h，ASO 35.9U/mL，RF 20U/mL，CRP 1.30mg/L。

西医诊断：骨关节炎。

中医诊断：骨痹。

病机：年老体虚，血运不畅，感受风湿热毒，攻注骨节，脉络瘀阻。

治则：清热解毒，祛风胜湿，活血化瘀。

处方：金银花20g，大血藤20g，虎杖20g，连翘20g，板蓝根20g，羌活15g，独活15g，土鳖虫10g，红花10g，荜澄茄10g，桂枝10g。水煎服，每日1剂，连服6日，停药1日。

2012年5月30日复诊：两膝、踝痛止，两手指节肿痛减轻，两脚蹈趾、两脚掌肿痛加重，行动受限，舌脉同上。

中药按上方去连翘、板蓝根，加骨碎补15g、皂角刺6g。水煎服，服法同上。

2012年7月30日复诊：两脚掌疼痛明显减轻，行动较前明显改善，两脚蹈趾、两手远指关节肿痛亦有好转，屈伸活动不受限，舌质正常，苔薄白，脉象沉缓。

中药按5月30日加减方继续服用，服法同上。

2012年9月30日复诊：两脚掌痛止，行动自如，两手远指关节，两脚蹈趾完全消肿，疼痛轻微，舌脉同前。

效不更方，按上方每2日服用1剂，巩固疗效。

病例三

王某，女，59岁，已婚，粮食局职工，山东德州齐河籍。

初诊：2013年3月12日。

病史：双膝疼痛5个月，两膝坐卧后起动时，或上下楼疼痛尤重，气候无影响。曾多次关节腔内注射玻璃酸钠，现口服氨基酸葡萄糖，效果不显。

查体：体质肥胖，两膝轻肿，无关节积液，无压痛，两膝活动时有摩擦音，两膝蹲下后起来需扶持，舌质淡红，苔白稍腻，脉象濡缓。

实验室检查：血象正常，ESR 14mm/h，肝功正常。

X线检查：两膝髁间隆突变尖，胫骨边缘有赘生物，两膝关节间隙无狭窄。

西医诊断：膝骨关节炎。

中医诊断：骨痹。

病机：素体脾虚湿盛，复感风湿热毒，攻注膝骨，痹阻经络。

治则：清热解毒，祛风化湿，活血通络。

处方：金银花20g，大血藤20g，虎杖20g，黄柏12g，独活20g，川牛膝15g，土茯苓20g，土鳖虫10g，红花10g，海桐皮20g，海风藤20g，地风皮12g，桂枝10g。水煎服，每日1剂，连服6日，停药1日。

2013年5月12日复诊：两膝疼痛减轻，但药后大便稀溏，日2～3次，无腹痛，舌质淡，苔白厚，脉象沉缓。

上方去黄柏、虎杖，加猫爪草20g、党参20g、白术20g。水煎服，服法同上。

2013年7月12日复诊：大便正常，两膝疼痛已轻微，无浮肿，蹲起活动不受限，舌脉同前。

按5月12日加减方继续服用，每2日服1剂，巩固疗效。

病例四

朱某，女，62岁，已婚，退休职工，山东兖州籍。

初诊：2013年10月23日。

病史：两膝疼痛4年，左膝尤甚，症状逐年加重，上下楼困难，需扶持，两小腿亦感沉重酸胀疼痛，气候无影响。曾服用氨基葡萄糖、尼美舒利、仙灵骨葆等治疗，效果不显，近期又改用针灸等疗法。过去有高血压、糖尿病病史，一直服用降压药及降糖药，病情尚稳定。

查体：形体较肥胖，两膝轻肿，无积液，活动时有骨擦音，不能下蹲，两腘窝可扪及鸽蛋大小囊肿，无触压痛，舌质正常，苔黄稍腻，脉象缓滑。

实验室检查：血常规正常，ESR 16mm/h，ASO、CRP均正常，肝功能正常。

X线检查：双膝关节退行性变，间隙略窄。

西医诊断：骨关节炎。

中医诊断：骨痹。

病机：素体痰湿蕴积，复感风湿毒邪，侵扰膝胫，经络痹阻。

治则：清热解毒，祛风除湿，化痰通络。

处方：金银花20g，大血藤20g，黄柏12g，田基黄20g，猫爪草20g，独活20g，猪苓20g，泽泻30g，车前草15g，川牛膝15g，海风藤20g，白芥子12g。水煎服，每日1剂，连服6日，停药1日。

2013年11月20日复诊：两膝关节疼痛明显减轻，两侧腘窝囊肿亦见明显缩小，两膝关节屈伸活动较前灵活，但两小腿感觉沉重酸胀乏力，舌苔白厚，脉象缓滑。

中药按上方去车前草，加土茯苓20g。水煎服，服法同前。

2013年12月23日复诊：症状续有好转，两膝关节疼痛已轻微，两侧腘窝囊肿完全消退，两小腿酸胀感亦已轻微，两膝屈伸活动自如，能下蹲，但蹲起活动较费力，舌脉同上。

嘱按11月20日加减方继续每2日服用1剂，巩固疗效。

病例五

韩某，女71岁，已婚，退休职工，山东济南籍。

初诊：2014年4月10日。

病史：多关节痛2年，两手部分远指间关节肿痛，两侧腰背酸痛，两膝痛，右膝尤重，两脚跟痛，上下楼困难，两侧下肢有风冷感。过去一直服用双氯芬酸钠及中成药，效果不显，现已停用。过去有糖尿病病史，一直服用降糖药，病情稳定。

查体：两手部分远指间关节红肿，右膝粗大变形，不能下蹲，两脚跟明显压痛，跛行，舌质暗红，苔白，脉象沉迟。

实验室检查：血常规正常，ESR 20mm/h，ASO、RF、

CRP 均正常，肝功能正常。

X 线检查：腰椎椎体骨质增生，呈侧弯畸形，两膝关节退行性改变，右膝间隙变窄，两脚脚跟有骨刺。

西医诊断：骨关节炎。

中医诊断：骨痹。

病机：肾元亏虚，血运不畅，瘀血阻络，复感风寒湿邪，侵扰骨节，寒热错杂。

治则：清热解毒，祛风胜湿，补肾壮骨，活血通络，温经散寒。

处方：金银花 20g，大血藤 20g，虎杖 20g，羌活 15g，独活 20g，续断 15g，杜仲 12g，土鳖虫 10g，红花 10g，川牛膝 15g，制川乌 6g，桂枝 10g。水煎服，每日 1 剂，连服 6 日，停药 1 日。

西药服用扶他林 75mg/d。

2014 年 6 月 4 日复诊：两手指节肿痛明显减轻，左膝痛轻，右膝及两脚跟疼痛仍较重，影响走路，风冷感消失，舌质略红，苔薄白，脉象沉缓。

中药处方调整：金银花 20g，大血藤 20g，虎杖 20g，羌活 15g，独活 15g，川牛膝 15g，土鳖虫 10g，莪术 15g，红花 10g，续断 15g，骨碎补 15g，皂角刺 6g，荜澄茄 12g。水煎服，服法同前。

西药扶他林继服。

2014 年 8 月 4 日复诊：两手指节肿痛消除，腰背无酸痛，左膝痛止，右膝、两脚跟疼痛明显减轻，走路较平稳，舌脉同前。

效不更方，仍按 6 月 4 日处方继续服用，服法同前。西药扶他林停服。

2014 年 10 月 4 日复诊：症状续轻，两脚跟痛止，右膝轻痛，走路平稳，上下楼仍需扶持，不能下蹲，舌脉同前。

X 线复查：两脚跟骨刺已消失。

嘱按原方继续每 2 日服用 1 剂，巩固疗效。

病例六

洪某，女，54 岁，已婚，某超市职员，山东陵县籍。

初诊：2014 年 4 月 20 日。

病史：颈椎拘紧疼痛 2 个月，阵发性眩晕、恶心，两侧腰眼酸痛，右手麻木不适，右下肢软弱无力，走路不稳，曾于省某医院检查诊断为颈椎病，给予颈复康等中成药治疗，效果不显，现已停药 1 周。过去有桥本甲状腺炎 1 年，现服用优甲乐 1 片/日。

查体：两侧甲状腺轻度肿大，转颈范围约 45°，超过此范围易引起剧烈眩晕，心肺无异常，病理反射未引出，舌质暗红，苔薄白，脉象沉缓。

CT 检查：$C_3 \sim C_4$、$C_4 \sim C_5$ 间盘突出并椎管狭窄。

肌电图检查：右上肢神经元病变。

西医诊断：颈椎病。

中医诊断：颈脊痹。

病机：肾元亏虚，督脉空疏，感受热毒，痹阻脉络，清阳不升，浊阴失降。

治则：清热解毒，补肾壮督，活血化瘀，升清化浊。

方药：蒲公英 20g，大血藤 20g，虎杖 20g，葛根 20g，杜仲 12g，续断 15g，石菖蒲 6g，水蛭 6g，红花 10g，莪术 12g，半夏 9g，桂枝 10g。水煎服，每日 1 剂，连服 6 日，停药 1 日。

2014 年 5 月 20 日复诊：症状明显减轻，目前仅感右手稍有麻木不适，右下肢软弱无力，无其他不适，舌脉同上。

上方去石菖蒲、半夏，加黄芪 15g、炒地龙 6g。水煎服，服法同前。

2014 年 6 月 20 日复诊：病情续有好转，自觉无何不适，舌脉同前。

嘱按 5 月 20 日复诊加减方继续每 2 日服用 1 剂，巩固疗效。

【临证备要】

骨关节炎尤其是膝骨关节炎，一定要争取早期治疗。如果放射线检查膝关节间隙完全消失，说明软骨已经完全退化丧失，这时药物治疗是难以奏效的。两手远指关节、两手拇指或两脚踇趾跖趾关节虽然可以出现侧弯变形，但这些关节出现的肿胀疼痛症状还是可以使用药物加以控制的。所有骨关节炎，无论是膝、指、趾、颈、腰椎病变，其发病机理都是由于年老体衰、血运不畅，复感风湿热邪所致，因此治疗法则都应选择清热解毒、活血化瘀，只有在骨赘增多，或有跟骨刺的情况下需要增加软坚散结的药物，如莪术、三棱等。一般常用的清热解毒药物有金银花、大血藤、虎杖、连翘、猫爪草、板蓝根等；活血化瘀的药物常用的有土鳖虫、水蛭、红花、刘寄奴、乳香、没药等。膝骨关节炎的患者经常合并腘窝囊肿，这也是造成膝关节功能障碍的重要原因，治疗时必须加以兼顾，如病例四所示。说明其病机有痰湿郁积之处，故必须在清热解毒的基础上加上健脾祛湿化痰之品，才能使病情获得全面好转，颈椎的退行性变必须辅以补肾强督的药物，如葛根、狗脊等；腰椎的退行性变必须辅以壮腰健肾的药物，如续断、杜仲等。

第十六节　炎性肠病性关节炎

【临证心法】

炎性肠病性关节炎是指炎性肠病，包括溃疡性结肠炎或克罗恩病所伴发的关节炎。该病的主要临床特征为腹痛、腹泻，伴有外周关节炎或脊柱关节炎。关节炎通常为非破坏性的，肠道外和关节外表现比较少见。

在中医古代文献中本病与痹病中的"肠痹"极为相似，但缺乏详细的论述。《素问·痹论》曰："肠痹者，数饮而出不得，中气喘争，时作飧泄。"《证治准绳·痹》曰："肠痹者，数饮而小便不通，中气喘争，时作飧泄，宜五苓散加桑皮、木通、麦门冬，或吴茱萸散。"由于该病都具有腹泻的症状，因此其病因病机和辨证论治还应参考中医的"泄泻"加以探讨。《金匮要略·呕吐哕下利病脉证治》指出："下利腹胀满，身体疼痛者，先温其里，乃攻其表。温里宜四逆汤；攻表宜桂枝汤。"《医学入门·泄泻》指出："寒泻，恶寒身痛，腹胀切痛雷鸣，鸭溏清冷，完谷不化，甚则脾败肢冷，理中汤倍加茯苓、厚朴，治中汤加砂仁或大已寒丸。""凡泻皆兼湿…风湿相搏者，曲芎丸。"

《景岳全书·泄泻》谓："泄泻之本，无不由于脾胃。盖胃为水谷之海，而脾主运化，使脾健胃和，则水谷腐熟而化气化血，以行营卫。"《杂病源流犀烛·泄泻源流》又指出："是泄虽有风、寒、热、虚之不同，要未有不原于湿者也。其湿兼风者，飧泄也，肝受风邪，煽而贼土……宜平胃散加羌、独、升、柴。其湿兼寒者，鸭溏也，湿为水气，又感寒邪，则寒水之气合从而化，故脉沉迟，溲清白，所以澄澈清冷，如鸭屎，宜附子理中汤加肉果……又有火泄，即热泄。脉数实，腹痛肠鸣，口干喜冷烦渴，小便赤涩，后重如滞，泻水，痛一阵，泻一阵，泻后尚觉涩滞，仲景谓之协热自利是也，宜黄芩芍药汤。"

由此可知，该病的论治风湿是共性的，辨证的要点在于泄泻的性质不同。作者认为该病的辨证论治如下：

1. 湿热壅滞型

主症：腹痛腹泻，泻下急迫，泻而不爽，肛门灼热，或有便血，大便臭秽，腰痛，关节疼痛，或有关节积液，小便赤涩，舌质红，苔黄厚腻，脉象滑数。

病机：感受湿热毒邪，伤及胃肠，传化失常，发为泄泻；湿热之邪，攻注骨节，关节灼痛、肿胀。

治则：清热解毒，健脾消导，祛风胜湿。

处方：白头翁 20g，秦皮 20g，黄柏 12g，焦山楂 20g，木香 10g，槟榔 10g，白术 20g，独活 20g，川牛膝 20g，白芍 20g，甘草 6g。

加减：如有便血者，加花蕊石 15g、地榆炭 20g；如关节肿胀或有关节积液者，加猪苓 20g、泽泻 20g；腰痛者，加续断 15g、杜仲 12g。

方解：白头翁、秦皮、黄柏清热解毒燥湿为君药；白术、焦山楂、木香、槟榔健脾消导为臣药；独活、川牛膝祛风通络为佐药；白芍、甘草缓急止痛、调和诸药为使药。共奏除湿热、祛痹痛之功效。

2. 寒湿凝滞型

主症：泄泻清稀如鸭溏，或完谷不化，或黎明泄泻，脘闷腹胀，手足逆冷，身痛肢节痛，舌质淡，苔白，脉象沉迟或濡缓。

病机：外感寒湿或风寒侵及胃肠，升降失职，传导失司，发为泄泻；寒湿之邪浸淫骨节，痹阻经络，肢节冷痛。

治则：温中散寒，健脾消导，祛风胜湿。

处方：熟附子 6g，桂枝 10g，党参 20g，白术 20g，焦山楂 20g，神曲 10g，羌活 15g，独活 20g，吴茱萸 6g，补骨脂 15g，甘草 6g。

加减：如有腹胀、腹痛者，加枳实 12g、延胡索 12g；如有腰痛者，加续断 12g、狗脊 15g。

方解：熟附子、吴茱萸、补骨脂温补脾肾为君药；党参、白术、焦山楂、神曲健脾消导为臣药；羌活、独活、桂枝祛风胜湿、温经通络为佐药；甘草益气调中为使药。共奏祛寒湿、除痹痛之功效。

【验案举例】

病例一

陈某，男，44 岁，已婚，百货批发商，山东日照籍。

初诊：2012 年 5 月 7 日。

病史：主诉腹泻 10 年，多关节痛 5 年余。患者 10 年前不明原因出现腹泻，症状逐年加重。目前仍感阵发性脐周围腹痛，大便稀薄，每日达 5～6 次之多，两肩、肘、膝、踝关节游走性疼痛，全身乏力，时有低热，体温一般不超过 37.5℃，心情烦躁，易激动，食欲不振。曾使用柳氮磺胺吡啶以及氧氟沙星等抗生素治疗，效果不佳，现仅服用中成药治疗。

查体：T 37.2℃，形体消瘦，精神不振，两膝关节轻度肿胀，无积液，腹壁软，脐周及右下腹部有轻压痛，无反跳痛，肠鸣音亢进，舌质淡，苔淡黄稍腻，脉沉略数。

实验室检查：WBC 3.26×10^9/L，HGB 108g/L，RBC 3.46×10^9/L，ESR 58mm/h，CRP 9.06mg/L，肝肾功（－），大便潜血试验阳性。

放射学检查：钡餐透视可见回肠末端与邻近结肠呈阶段性黏膜皱襞粗乱、水肿，部分有斑点状溃疡。

西医诊断：炎性肠病性关节炎。

中医诊断：肠痹。

病机：脾胃虚弱，复感湿热毒邪，胃失腐熟，脾失运化，传导失司，发为泄泻，湿热浸淫骨节，重着痹痛。

治则：清热解毒，祛风除湿，健脾固摄。

处方：败酱草 20g，马齿苋 20g，黄柏 12g，焦山楂 20g，党参 20g，白术 20g，羌活 15g，独活 20g，猪苓 20g，川牛膝 15g，石榴皮 15g，芡实 20g。水煎服，每日 1 剂，连服 6 日，停药 1 日。

2012 年 7 月 7 日复诊：症状有好转，稍有低热，体温不超过 37.2℃，腹痛已轻微，但仍腹泻如前，关节疼痛减轻，两膝稍肿，舌脉同前。

中药按上方去猪苓，加神曲 10g、鸡内金 6g。水煎服，服法同前。

2012 年 9 月 6 日复诊：体温正常，关节痛已轻微，但感腹胀、纳呆，腹泻如前，日 5～6 次，大便清稀如鸭溏，有腥臭味，苔白，脉象沉缓。

中药处方调整：败酱草 20g，苦参 12g，黄柏 12g，党参20g，白术 20g，猪苓 20g，泽泻 20g，茯苓 20g，焦山楂 20g，石榴皮 15g，炒山药 15g，芡实 20g。水煎服，服法同前。

2012 年 9 月 20 日患者家属来电咨询：患者于当天中午进食海参及海蛤肉后不久即感腹痛持续，频繁水样泄泻不止，当地医生检查排除了急性阑尾炎及急性肠穿孔导致的腹膜炎等。嘱其肌内注射硫酸阿托品 0.5mg，口服左氧氟沙星 0.2g，每日 2 次。

同时口述中药处方：党参 20g，白芍 30g，罂粟壳 6g，神曲 15g，焦山楂 20g，鸡内金 6g，炒山药 15g，延胡索 15g，甘草 6g。水煎 400mL，分 2 次，每 2 小时服用 1 次。

患者于当天夜间病情缓解，已停止腹痛水泻。

2012 年 12 月 20 日复诊：病情好转，关节痛止，腹泻亦有好转，日 3～4 次，大便性质较前黏稠，无腹痛，苔白，脉象沉缓。

中药处方调整：败酱草 20g，焦山楂 20g，党参 20g，白术 20g，神曲 12g，炒山药 15g，石榴皮 15g，猪苓 20g，茯苓20g，肉豆蔻 6g，白芍 20g，芡实 20g。水煎服，每日 1 剂，连服 3 日，停药 1 日。

另嘱用人参 10g、大枣 30 枚，水煎多次，代茶饮；同时食用大枣，每周 1 次。

2013 年 4 月 15 日复诊：病情已有明显好转，大便基本正常，但不成形，日 2～3 次，无腹痛，无关节痛，舌质正常，苔白，脉象沉缓。

复查：血常规正常，ESR 18mm/h，ASO、RF、CRP 均正常。

嘱按 12 月 20 日处方每 2 日服用 1 剂，巩固疗效，人参大枣汤停用。

病例二

石某，男，30岁，已婚，装修工人，山东济宁籍。

初诊：2013年7月6日。

病史：长期腹痛、腹泻6年，腰痛、双髋痛4年，每次腹痛即欲如厕，水泻清稀，有时完谷不化，有时泻下血水，日3～4次，不敢进食生冷食物，两侧骶髂部痛，双髋及两侧腹股沟痛，走路不稳，腰背脊僵紧不易挺直。曾在当地检查诊为强直性脊柱炎，给予泼尼松、柳氮磺胺吡啶及扶他林治疗。半年前发现左侧股骨头缺血性坏死，已停用泼尼松，改用来氟米特每日200mg至今。

查体：形体消瘦，走路左右晃动不稳，轻度驼背，弯腰受限，指地距约20cm，左髋屈曲受限，"4"字试验（＋），腹壁软，无压痛，肠鸣音亢进，舌质淡，苔白，脉象濡缓。

实验室检查：血常规正常，ESR 56mm/h，ASO（－），RF 23.4U/L，CRP 18.6mg/L，HLA-B27（＋），肝肾功（－）。

肠镜检查：直肠及乙状结肠黏膜广泛充血水肿，有散在斑点状小溃疡及出血点。

放射学检查：CT检查示双侧骶髂关节符合强直性脊柱炎改变；X线检查左股骨头可见小囊状骨质缺损，外形尚完整，左髋关节间隙变窄。

西医诊断：炎性肠病性关节炎。

中医诊断：肠痹。

病机：素体脾肾亏虚，感受寒湿之邪，脾胃受损，传化失司，发为泄泻，寒湿困扰腰膝，痹阻经络，督脉空疏。

治则：温补脾肾，健脾消导，祛风胜湿，活血化瘀。

处方：熟附子6g，肉桂6g，党参20g，白术20g，葛根20g，独活20g，续断15g，川牛膝15g，焦山楂20g，水蛭6g，红花10g，桂枝10g。水煎服，每日1剂，连服6日，停药1日。

2013年9月6日复诊：泄泻较前好转，无血水样便，大便较前黏稠，日3～4次，无腹痛，无里急后重，腰痛，左髋痛，苔白，脉象沉缓。

中药按上方去葛根、焦山楂，加吴茱萸6g、补骨脂15g。水煎服，服法同前。西药口服补钙药同前。

2013年11月6日复诊：大便仍稀溏，日3～4次，无腹痛，腰髋痛明显减轻，走路较前稳健，无晃动，弯腰、左髋屈伸均有改善，舌脉同上。

复查：血常规正常，ESR 36mm/h，ASO（－），RF（－），CRP 3.6mg/L。

中药处方调整：熟附子6g，肉桂6g，党参20g，白术20g，续断15g，杜仲12g，川牛膝15g，肉豆蔻6g，水蛭6g，红花10g，吴茱萸6g，补骨脂15g。水煎服，服法同前。

补钙药继续服用同前。

2014年1月6日复诊：泄泻明显好转，大便基本正常，但不成形，日1～2次，腰痛止，左髋走路多时轻痛，舌质正常，苔厚白，脉象沉缓。

X线复查：左侧股骨头骨质较稀疏。

效不更方，按11月6日方继续每2日服用1剂，巩固疗效。补钙药继续服用同前。

病例三

刘某，男，37岁，已婚，某宾馆厨师，山东莱芜籍。

初诊：2015年4月6日。

病史：主诉常年腹泻并间歇性便血8年，腰痛、两膝疼痛2年，大便稀溏，日3～4次，无里急后重，无肛门灼热感，每次便血无先兆，便血量多呈暗红色，稍有腹痛，能忍耐，腰痛伴有僵硬感，两膝酸胀疼痛，不耐久站，以至影响工作。过去曾使用醋酸泼尼松、柳氮磺胺吡啶、甲氨蝶呤等治疗，但效果不显，现已停药3个月。

查体：腹壁软，胀气，叩诊呈鼓音，左下腹有轻压痛，无反跳痛，弯腰不受限，两膝轻肿，无积液，无压痛，舌质尖红，苔淡黄厚腻，脉象滑数。

实验室检查：WBC $11.20 \times 10^9/L$，HGB 102g/L，RBC $3.46 \times 10^9/L$，ESR 68mm/h，CRP 3.06mg/L，HLA-B27（－）。

肠镜检查：乙状结肠黏膜充血水肿，可见多个黄豆大溃疡，表面有腐状物覆盖，触之易出血。

放射学检查：CT 检查示双侧骶髂关节髂骨面可见骨质破坏。

西医诊断：炎性肠病性关节炎。

中医诊断：肠痹。

病机：感受湿热毒邪，内蚀肠道，传导失司，引发泄泻、便血，湿热侵扰腰肾骨节，导致重着痹痛。

治则：清热解毒，健脾化湿，收敛止血。

处方：大蓟 20g，小蓟 20g，秦皮 20g，虎杖 20g，独活 20g，续断 15g，川牛膝 15g，花蕊石 15g，地榆炭 20g，浙贝母 10g，白及 10g，荜澄茄 12g，三七粉 6g（冲服）。水煎服，每日 1 剂，连服 6 日，停药 1 日。

同时使用苦参 12g、仙鹤草 12g、代赭石 20g、五倍子 10g，水煎成 200mL，保留灌肠，每日 1 剂。

2015 年 6 月 6 日复诊：腰膝疼痛明显减轻，两膝消肿，腰脊僵硬感好转，站立较前稳健，能坚持工作，大便仍稀溏，便血较前减少减轻，间隔时间延长，舌质正常，苔白稍腻，脉象缓滑。

中药按上方去虎杖、荜澄茄，加党参 20g、石榴皮 15g。水煎服，服法同前。

保留灌肠改为每 2 日 1 剂。

2015 年 8 月 6 日复诊：腰膝疼痛续有减轻，便血已止，大便偏稀，日 1～2 次，舌质正常，苔白，脉象沉缓。

复查：血常规正常，ESR 22mm/h，ASO（－），RF

（一），CRP 3.26mg/L，肝肾功（一）。

效不更方，嘱按 6 月 6 日加减方继服，每日 1 剂，连服 2 日，停药 1 日。保留灌肠停用。

2015 年 12 月 6 日复诊：自觉无何不适，大便不成形，日 1～2 次，未再便血，舌脉同前。

嘱按原方每 2 日服用 1 剂，巩固疗效。

【临证备要】

以上所举 3 个病例，病例一临床症状及放射学检查均符合克罗恩病诊断；例二、例三症状以及肠镜检查均符合溃疡性结肠炎诊断。3 例均有关节炎性病变，因此可确诊为炎性肠病性关节炎。炎性肠病性关节炎合并有骶髂关节损害的概率很高，此类病例实际上也可以认为是炎性肠病合并强直性脊柱炎。强直性脊柱炎容易出现髋关节的炎性改变；使用糖皮质激素容易引起股骨头的无菌性缺血性坏死，所举病例二应引为教训。

此类病例往往病程长久，以上所举 3 例均在 4 年、8 年、10 年之久，而且往往是以慢性腹泻为主要症状，而关节症状多很轻微，没有明显的关节肿胀，更没有关节的强直或变形，所以治疗的重点必须放在慢性泄泻上。治疗慢性泄泻有其共性，即脾虚湿胜，关键在于区分热泄还是寒泄。典型的病例，热泄往往多有腹痛，里急后重，肛门灼热，泻下急迫，便下脓血，兼有恶臭；寒泄的症状多有腹痛肠鸣，泻下清稀，或呈水样稀便，甚则完谷不化，喜温怕冷。但具体到临床实践并非那样简单，如病例一大便性质并没有热泄那样典型，而只是患者时有低热、舌苔淡黄而腻、脉象沉而略数，据此我们辨其为热泄。例三也是根据其舌苔黄厚而腻、脉象滑数而诊断其为热泄。病例二则根据其泻下清稀、完谷不化、不敢进食生冷、脉象濡缓等症而确定其为寒泄的。所有的病例各有各的特点，如病例三，不仅有大便泄泻，而且有大量便血，肠镜检查示乙状结肠有多数大而深的溃疡面，因此除了需要清热解毒、健脾化湿等治疗外，还需要收敛止血。如方中使用花蕊石、地榆炭、三七粉以和血止血；又有浙贝母、白及以生肌敛疮、祛瘀生新，不仅可以止血，还有望达到溃疡愈合的目的。然后在此基础上进行健脾化湿、祛风通络、固摄止泻等治疗而达到满意的疗效。使用中药水煎剂口服与保留灌肠并举，相得益彰，共奏佳效。

克罗恩病有时会出现突然的病情暴发，如病例一，在不当进食的情况下突然出现急性腹痛剧烈，暴泻如注，我们在排除外科急症的情况下，给予注射硫酸阿托品以解痉止痛；中药则用芍药甘草汤加党参、山药、神曲、罂粟壳以缓急止痛、健脾消导。罂粟壳既能镇静止痛，又有很好的收涩止泻作用，属于毒性管控药品，容易成瘾，但在急症情况下使用可以发挥很好的协同作用。果然如此应急处理收到了立竿见影的效果，使病情得以迅速缓解。该病例也提示我们炎性肠病性关节炎，虽然没有什么饮食禁忌，但由于其脾胃功能受损，消化功能下降，因此必须注意饮食宜清淡、易消化，不能进食有刺激性的食物或饮料。

既然炎性肠病性关节炎是个长期慢性消耗性疾病，不可能在短期内求其速愈，尤其是慢性泄泻，只要治疗正确有效，就要长期坚持才有可能获取最佳的疗效。

第十七节　风湿症候群

【临证心法】

我们在临床诊疗中经常会遇到一些风湿症状，如全身有风冷感、关节肌肉不固定疼痛或两手冰冷出现苍白、发绀、潮红三相颜色反应体征，但实验室或其他特殊检查均无阳性发现的患者。这会使我们感到十分尴尬，因为我们无法告诉这些患者得的是什么病，但是又不能告诉他们没有病而不给他们治疗。为此作者建议将此类患者统统归纳为"风湿症候群"。其实在中医学领域里对此类患者早就有所认识，而且把它统一归纳为

"寒痹""痛痹"或"热痹"等范畴。如《素问·痹论》中指出:"风寒湿三气杂至,合而为痹也。其风气胜者为行痹,寒气胜者为痛痹……其热者,阳气多,阴气少,病气胜,阳遭阴,故为痹热。"《中藏经·五痹》中指出:"痹者,风寒暑湿之气中于人脏腑之为也……而有风痹,有寒痹,有热痹。"对于其发病机理,《素问·痹论》又指出:"其寒者,阳气少,阴气多,与病相益,故寒也。"《济生方·五痹》也指出:"皆因体虚,腠理空疏,受风寒湿气而成痹也。"对于治疗法则,《类证治裁》中指出:"治痛痹温寒为主,兼疏风渗湿,参以益火,辛温解凝寒也。"《奇效良方》中指出:"蠲痹饮治冷痹,手足腰痛沉重及身体烦疼,背项拘急……升麻汤治热痹,肌肉热极,体上如鼠走,唇口反纵,筋脉挛急……乌头汤治风寒湿痹,留于经脉,拘挛不能转侧。"

综上所述,作者认为其具体辨证论治如下:

1. 肾虚寒凝型

主症:病者多为女性,整日形寒怕冷,汗出尤甚,虽炎夏酷暑亦需穿着厚实,居室不敢开启门窗,足不出户,腰膝酸软,形疲乏力,关节不痛,舌质淡,苔白,脉象沉迟。

病机:素体气血亏虚,阴盛阳衰,肾阳衰微,腠理空疏,感受寒邪,寒凝益甚。

治则:补益气血,散寒固表,温补命门。

处方:黄芪 20g,党参 20g,熟地黄 20g,当归 15g,熟附子 10g(先煎),肉桂 6g,白术 20g,防风 10g,仙茅 12g,仙灵脾 12g,炙甘草 10g。

方解:黄芪、党参、熟地黄、当归补益气血为君药;黄芪、白术、防风散寒固表为臣药;附子、仙茅、仙灵脾温补命门为佐药;炙甘草补中益气为使药;如汗出频繁加白芍 20g、生牡蛎 30g 以敛汗固表。共奏温肾散寒之功效。

2. 风寒湿痹型

主症:全身关节肌肉游走性疼痛,汗出益甚,形寒怕冷,下肢酸软，易抽筋，舌质淡，苔白，脉象沉缓。

病机：病者素体亏虚，腠理空疏，感受风寒湿邪，痹阻经络而发病。

治则：祛风胜湿，温经散寒，益气固表。

处方：黄芪 15g，白术 20g，防风 10g，羌活 15g，独活 20g，川芎 12g，制川乌 6g，桂枝 10g，肉桂 6g，桑寄生 20g。

方解：羌活、独活、川芎祛风胜湿为君药；制川乌、肉桂、桂枝温经散寒为臣药；黄芪、白术、防风益气固表为佐药；桑寄生疏通经络为使药；如汗出频甚者去桂枝，加白芍 20g、五味子 10g 以敛汗柔筋。共奏温散除痹之功效。

3. 寒阻血脉型

主症：两手发凉，出现苍白、发绀、潮红三相颜色反应，遇情绪激动、紧张，或遇寒冷、凉水浸渍更甚，关节不痛，舌质淡，苔白，脉象沉迟。

病机：病者素体亏虚，腠理空疏，感受寒邪，痹阻肌肤血脉而发病。

治则：温经散寒，活血化瘀，益气通络，缓急柔筋。

处方：制川乌 6g，桂枝 10g，鬼箭羽 15g，土鳖虫 10g，红花 10g，葛根 20g，白芍 20g，黄芪 15g，桑寄生 20g。

方解：制川乌、桂枝温经散寒为君药；土鳖虫、红花、鬼箭羽活血化瘀为臣药；葛根、白芍缓急柔筋为佐药；黄芪、桑寄生益气通络为使药。共奏温通散瘀之功效。

【验案举例】

病例一

宁某，女，36 岁，已婚，个体经营者，山东济南籍。

初诊：2012 年 4 月 27 日。

病史：关节疼痛 1 年，两手指节、两膝踝痛，全身乏力，易感冒，遇风寒易加重。过去一直服用祖师麻片、小活络丸等中成药，效果不明显，现已停药 3 个月。

查体：两手发凉，两手指端皮色青紫，雷诺征阳性，舌质淡，苔薄白，脉象弦。

实验室检查：血常规正常，ESR 9mm/h，ASO 19U/mL，RF＜10.1U/mL，CRP 0.21mg/L，ANA 1∶160，抗 ds-DNA（－），ENA（－），肝功能（－）。

西医诊断：风湿症候群。

中医诊断：风寒湿痹。

病机：卫气不固，感受风寒湿邪，脉络凝滞。

治则：益气固表，温经散寒，活血通络。

处方：黄芪 15g，防风 10g，绞股蓝 15g，羌活 15g，川牛膝 15g，川芎 12g，白芍 20g，葛根 20g，鬼箭羽 15g，红花 10g，制川乌 6g，桂枝 10g。水煎服，每日 1 剂，连服 6 日，停药 1 日。

2012 年 7 月 4 日复诊：症状明显减轻，体力增进，无感冒，关节疼痛减轻，但仍有不固定关节游走性疼痛，双手偏凉但无指端青紫，遇情绪激动或两手接触凉水仍易出现苍白、发绀、潮红三相颜色反应，舌质暗红，苔薄白，脉象沉缓。

中药按原方去川芎、川牛膝，加白术 20g、赤芍 20g。水煎服，服法同前。

同时嘱咐患者不要使用空调、风扇，尽量避免接触凉水。

2012 年 10 月 6 日复诊：关节疼痛续有减轻，偶有手指轻痛，雷诺现象已轻微，舌脉同前。

中药按 7 月 4 日加减方再加肉桂 6g。水煎服，每日 1 剂，连服 2 日，停药 1 日。

2012 年 12 月 1 日复诊：关节痛止，自觉无不适，雷诺现象基本消失。

嘱按上方每 2 日服用 1 剂，巩固疗效。

病例二

王某，女，51 岁，农民，山东德州籍。

初诊：2014 年 3 月 21 日。

病史：全身怕风怕冷5年，无季节性差异，虽盛夏酷热亦足不出户，不敢开启门窗，更惧怕空调、电扇，虽穿着棉毛衣裤仍无暖意，伴有腰痛，两腕、两膝轻痛，纳可，乏力，大便不成形，日2行。曾服金匮肾气丸半年，效不显。

曾育2胎，均健在，闭经已1年。

查体：形体瘦小，面色㿠白，两手脚凉，两脚踝轻肿，心肺无异常，舌质淡，苔白，脉象沉迟。

实验室检查：血常规正常，ESR 9mm/h，ASO、RF、CRP均正常。

西医诊断：风湿症候群。

中医诊断：风寒湿痹。

病机：素体瘦弱，脾肾亏虚，卫气不固，复感风寒湿邪，留滞经络骨节。

治则：益气固表，祛风胜湿，温补脾肾。

处方：黄芪15g，白术20g，防风10g，羌活15g，独活20g，熟附子6g，肉桂6g，党参20g，仙茅12g，仙灵脾12g。水煎服，每日1剂，连服6日，停药1日。

2014年5月20日复诊：关节痛轻，仍有腰痛，两膝轻痛，全身风冷感同前，大便稀溏，日2行，舌体胖大，苔白，脉象沉迟。

中药按初诊方加吴茱萸6g、补骨脂15g。水煎服，服法同前。

2014年7月16日复诊：腰膝痛已轻微，大便不成形，日2行，全身风冷感同前，舌体胖，苔白，脉象沉缓。

中药按5月20日加减方改熟附子10g（先煎）。水煎服，服法同前。

2014年9月20日复诊：关节痛止，饮食有改善，体力亦有增进，但全身风冷感无改善，舌脉同前。

中药按5月20日加减方改熟附子15g（先煎）。水煎服，服法同前。

2014 年 11 月 20 日复诊：关节无疼痛，晨起便溏，日 1行，全身风冷感略有改善，舌脉同前。

中药按 5 月 20 日加减方改熟附子 20g（先煎）、黄芪 30g。水煎服，服法同前。

2015 年 3 月 4 日复诊：关节无疼痛，大便基本正常，全身风冷感已有明显改善，可以参加室外活动，舌质正常，苔薄白，脉弦沉缓。

嘱按原方每 2 日服用 1 剂，巩固疗效。

病例三

王某，男，19 岁，学生，山西交口籍。

初诊：2014 年 8 月 13 日。

病史：关节疼痛 14 个月。目前感两侧腰痛，右髋痛，两脚跟痛，两脚跟腱肿痛，走路不稳，遇阴雨天气症状易加重，无怕风怕冷。曾使用柳氮磺胺吡啶及沙利度胺治疗半年，效果不显，现已停药。

家族无强直性脊柱炎病史。

查体：转颈、弯腰活动不受限，两脚跟腱轻肿，有轻压痛，舌质正常，苔薄白，脉象弦。

实验室检查：ESR 40mm/h，ASO 55.2U/mL，RF 24.4U/mL，CRP 33.2mg/L，HLA-B27（－），CCP（－），肝功能（－）。

X 线及 CT 检查：双侧骶髂关节未见异常，双侧脚跟骨质无异常改变。

西医诊断：风湿症候群。

中医诊断：风湿热痹。

病机：青年阳气偏胜，复感风湿热毒，攻注关节筋腱，经络痹阻。

治则：清热解毒，祛风胜湿，活血通络。

处方：金银花 20g，大血藤 20g，虎杖 20g，独活 20g，续断 15g，川牛膝 15g，鬼箭羽 15g，红花 10g，骨碎补 15g，荜澄茄 10g，桂枝 10g。水煎服，每日 1 剂，连服 6 日，停药 1 日。

2014 年 10 月 14 日复诊：症状明显好转，两侧髂腰部轻痛，右髋膝时痛时止，两脚跟腱消肿、轻痛，走路较前平稳有耐力，舌脉同前。

复查：血常规正常，ESR 28mm/h，ASO 30U/mL，RF 3.28U/mL，CRP 11.8mg/L。

中药按原方继续服用，服法同前。

2014 年 12 月 18 日复诊：症状续有好转，两脚跟腱肿痛已除，仅感两脚踝、脚跟轻痛，苔白，脉弦。

复查：ESR 14mm/h，ASO、RF、CRP 均正常。

效不更方，嘱按原方继续每 2 日服用 1 剂，巩固疗效。

病例四

杜某，女，32 岁，县水利局职工，山东宁阳籍。

初诊：2015 年 6 月 15 日。

病史：产后发生关节、肌肉疼痛已 4 个月，四肢大关节及肌肉游走性疼痛，汗出多，怕风，产程出血量较多，现在哺乳中，未用药。

查体：形体瘦小，心肺无异常，关节无肿胀，舌质淡，苔薄白，脉沉缓。

实验室检查：HGB 94g/L，WBC 3.95×10^9/L，RBC 3.27×10^9/L，ESR 7mm/h，ASO、RF、CRP 均正常。

西医诊断：风湿症候群。

中医诊断：产后痹。

病机：产后气血亏虚，腠理空疏，感受风寒湿邪，侵扰关节肌腠。

治则：补益气血，祛风胜湿，温经散寒。

处方：黄芪 20g，熟地黄 20g，当归 20g，绞股蓝 15g，羌活 15g, 独活 20g, 川芎 12g, 白芍 20g, 制川乌 6g, 地风皮 12g, 桂枝 10g, 鸡血藤 20g。水煎服, 每日 1 剂, 连服 6 日, 停药 1 日。

2015 年 8 月 10 日复诊: 体力有增进, 全身关节、肌肉疼痛减轻, 汗出多, 怕风, 脱发减少, 舌质正常, 苔白, 脉象沉缓。

中药按初诊方去桂枝, 加麻黄根 10g、肉桂 6g。水煎服, 服法同前。

2015 年 10 月 5 日复诊: 关节、肌肉疼痛轻微, 汗出减少, 风冷感明显减轻, 舌脉同上。

复查: HGB 116g/L, WBC 6.35×10^9/L, RBC 4.20×10^9/L, ESR 12mm/h, ASO、RF、CRP 均正常。

嘱按 8 月 10 日复诊时加减方每 2 日服用 1 剂, 巩固疗效。

2015 年 11 月 15 日复诊: 关节、肌肉痛止, 偶有汗出, 风冷感已轻微。

嘱停药观察。

【临证备要】

以上所举病例, 病情各异, 很难纳入某一风湿类疾病。雷诺现象经常在系统性红斑狼疮或系统性硬化等疾病中伴发, 但单独出现在某一病例亦属常见。就其发病机理, 常由情绪激动或寒冷刺激, 引起两手脚局部血管痉挛缺血所致。从中西医结合的观点来加以辨证, 其机理应该是卫阳不固, 寒邪侵袭, 血脉瘀阻, 因此采用益气固表、解痉通络、祛风散寒、活血通络的治则较为适宜。方中选用黄芪、白术、防风、绞股蓝仿玉屏风散以益气固表; 葛根、白芍、川芎解痉通络; 羌活、川乌、桂枝祛风散寒; 鬼箭羽、赤芍、红花活血化瘀。用药后病情明显好转。按照一般规律, 雷诺现象在盛夏季节, 天气炎热, 症状也会得到改善, 应该抓紧这一有利时机, 不能放松治疗, 在转入秋冬季节之前增加一味肉桂温补命门, 收效更为显著。

　　病例二病情比较特殊，其突出的症状是全身怕风怕冷，大便稀溏，且病程已达 5 年之久。病机属卫气不固，脾肾阳虚。命门火衰已是根深蒂固，即使辨证确切、用药对症，一般剂量也难起沉疴。必须明确本病治疗重点在于益气固表，温补命门，因此，逐渐增加黄芪以及附子的用量，病情才逐渐有所好转。附子的用量最后达到 20g 之多，此乃特殊病例特殊处理。

　　病例三主要症状为腰骶疼痛、两脚跟痛、两脚跟腱肿痛，虽然实验室检查血沉、C 反应蛋白明显增加，但 X 线及 CT 检查均无阳性发现，故很难纳入某一风湿类疾病。然而该项检查却说明本病例炎症反应比较突出，提示应该采取清热解毒法以抑制炎症反应。腰痛、脚跟痛、跟腱肿痛则提示肾脏受损，盖"腰为肾之府"，"肾足少阴之脉，起于小趾之下，斜走足心，出于然谷之下，循内踝之后，别入跟中，以上踹内"。说明脚心、脚跟、脚踝、跟腱疼痛者，选用骨碎补、续断、补骨脂等多能奏效。方中选用金银花、大血藤、虎杖以清热解毒；续断、骨碎补以补肾壮骨；鬼箭羽、川牛膝、红花活血通络；独活、荜澄茄、桂枝祛风胜湿。共奏邪去正复之功效。

　　病例四是一位产后风湿患者，此类患者在临床诊疗中颇为常见。由于产后病者气血亏虚，极易感受风寒湿邪，误用发汗之剂，更使毛窍开泄，腠理空疏，引邪入里，加重病情。麻桂之类必须慎用；如汗出过多，更需加入白芍、五味子、浮小麦、麻黄根等敛汗收涩。此例应引以为戒。